四川省社科联科研课题
重庆金阳集团热情支持

巴蜀名医遗珍系列丛书

主编 马烈光

廖蓂阶

时病纲要十七论

廖蓂阶 著

廖祥祯 刘亚峰 马洁 逢梅 整理

中国中医药出版社

·北 京·

图书在版编目（CIP）数据

廖蓂阶　时病纲要十七论 / 廖蓂阶著；廖祥祯等整理 . -- 北京：中国中医药出版社，2019.9

（巴蜀名医遗珍系列丛书）

ISBN 978 - 7 - 5132 - 4659 - 0

Ⅰ.①廖…　Ⅱ.①廖…　②廖…　Ⅲ.①中医临床—经验—中国—现代　Ⅳ.① R249.7

中国版本图书馆 CIP 数据核字（2017）第 308219 号

中国中医药出版社出版

北京经济技术开发区科创十三街 31 号院二区 8 号楼

邮政编码　100176

传真　010-64405750

山东润声印务有限公司印刷

各地新华书店经销

开本 880×1230　1/32　印张 15　字数 357 千字

2019 年 9 月第 1 版　2019 年 9 月第 1 次印刷

书号　ISBN 978 - 7 - 5132 - 4659 - 0

定价　69.00 元

网址　www.cptcm.com

社 长 热 线　010-64405720

购 书 热 线　010-89535836

维 权 打 假　010-64405753

微信服务号　zgzyycbs

微商城网址　https://kdt.im/LIdUGr

官 方 微 博　http://e.weibo.com/cptcm

天猫旗舰店网址　https://zgzyycbs.tmall.com

如有印装质量问题请与本社出版部联系（010-64405510）

出版者言

　　《名医遗珍系列》旨在搜集、整理我国近现代著名中医生前遗留的著述、文稿、讲义、医案、医话等。这些文献资料，有的早年曾经出版、发表过，但如今已难觅其踪；有的仅存稿本、抄本，从未正式刊印、出版；有的则是家传私藏，未曾面世、公开过，可以说都非常稀有、珍贵。从内容看，有研习经典医籍的心悟、发微，有个人学术思想的总结、阐述，有临证经验的记录、提炼，有遣方用药的心得、体会，篇幅都不是很大，但内容丰富多彩，各具特色，有较高的学术和实用价值，足资今人借鉴与传承。

　　寻找、搜集这些珍贵文献资料是一个艰难、漫长而又快乐的过程。每当我们经过种种曲折得到想要的资料时，都如获至宝，兴奋不已，尤其感动于这些资料拥有者的无私帮助和大力支持。他们大都是名医之后或其门生弟子，不仅和盘托出，而且主动提供相关素材、背景资料，很多人还亲自参与整理、修订。他们的无私品质和高度责任感，也激励、鞭策我们不畏艰难，更加努力。

有道是"巴蜀自古出名医"。巴蜀大地，山川俊秀，物产丰富独特，文化灿烂悠久，不仅群贤毕集，而且名医大家辈出，代有传人，医书诊籍充栋，分量十足，不愧为"中医之乡，中药之库"。因此，我们特别推出《巴蜀名医遗珍系列丛书》，精心汇集了陈达夫、吴棹仙、李斯炽、熊寥笙等16位现代已故巴蜀名医的珍贵遗著、文稿，以展现巴蜀中医的别样风采。尤其值得一提的是，此次由巴蜀名中医马烈光教授亲任主编，年逾九旬的中医泰斗李克光教授担纲主审，确保了这套丛书的高品质和高水平。另外，还有相当部分的巴蜀名医资料正在搜集整理中，会在近期集中出版。

今后，我们还将陆续推出类似的专辑。真诚希望同道和读者朋友提出意见，提供线索，共同把这套书做成无愧于时代的精品、珍品。

中国中医药出版社

2016 年 8 月 4 日

前言

　　自古以来，以重庆为中心所辖地区称为"巴"，以成都为中心的四川地区称为"蜀"，合称"巴蜀"或"西蜀"。隋代卢思道曾云："西蜀称天府，由来擅沃饶。"巴蜀大地，不仅山川雄险幽秀，江河蜿蜒回绕，物产丰富独特，而且文化灿烂悠久，民风淳朴安适，贤才会聚如云。现代文学家郭沫若曾谓："文宗自古出西蜀。""天府"巴蜀，不仅孕育出了大批横贯古今、闪耀历史星空的大文豪，如汉之司马相如、扬雄，宋之"三苏"等，也让"一生好入名山游"的李白、杜甫等恋栈不舍。

　　更令人惊叹者，巴山蜀水，不仅群贤毕集，复名医辈出，代有传人。早在《山海经》中已有"神医"巫彭、巫咸，其后，汉之涪翁、郭玉，唐之昝殷、杜光庭，宋之唐慎微、史崧，清之唐宗海、张骥、曾懿等，举不胜举。尤其在近现代，名噪一时的中医学家，如沈绍九、郑钦安、萧龙友、蒲辅周、冉雪峰、熊寥笙、李重人、任应秋、杜自明、李斯炽、吴棹仙等，均出自川渝巴蜀。如此众多出类拔萃的中医前辈名宿，其医德、医术、医学著述、临床经验、学术思想及治学方法，都是生长、开放在巴蜀这块大地上的瑰丽奇葩，为我国中医药事业的发展增添了光辉篇章，是一份十分值得珍惜、借鉴和弘扬的、独具特色的宝贵民族文化遗产和精神财富。

"自古巴蜀出名医"，何也？

首先，巴蜀"君王众庶"历来重视国学。巴蜀地区历史文化厚重，广汉三星堆、成都金沙遗址等，不断有考古学新发现揭示着本地文化的悠久。西汉之文翁教化为巴蜀带来了中原的儒道文化，使巴蜀文化渐渐融入中华文化之中。而汉之司马相如、扬雄之文风，又深深体现着巴蜀文化的独特性。巴蜀人看重国学，文风颇盛，即使在清末民初，传统文化横遭蹂躏时，巴蜀仍能以"国学"之名将其保留。另外，蜀人喜爱易学，宋朝理学家程颐就说"易学在蜀"，体现出易学是巴蜀文化的重要特征。"医易同源"，易学在巴蜀的盛行，使巴蜀中医尤易畅晓医理并发挥之。就这样，巴蜀深厚的文化底蕴为生于斯、长于斯的巴蜀中医营造了一块沃土，提供了丰厚的精神濡养。

其次，巴蜀地区中医药资源得天独厚。四川素有"中药之库"的美称。仅药用植物就有 5000 余种，中药材蕴藏量、道地药材种类、重点药材数量等，均居全国第一位。"工欲善其事，必先利其器"，有了丰富的中药材资源，巴蜀中医就有了充足的"利器"，药物信手拈来，临床疗效卓著，医名自然远扬。

最后，巴蜀名山大川众多，风光旖旎，道学兴盛，道教流派颇多，"仙气"氤氲。鲁迅先生曾谓"中国文化的根柢全在道教"，道学、道教与中华文化的形成有着密切的关系，与中医学更具"血肉联系"。于道而言，史有"十道九医"之说；于中医而言，中医"至道"中有很大部分内容直接源于道，不少名医精通道学，或身为道教中人，典型者如晋代葛洪及唐代孙思邈。巴蜀地区，道缘尤深。且不说汉成帝时，成都严君平著《老子注》和《道德真经指归》，使道家学说系统化，对道学发展影响深远。仅就道教名山而言，"蜀国多仙山"，如四川大邑县鹤鸣山为"道教祖庭"，东汉张道陵于此倡"正一盟威之道"，标志着道教的形成；青城山为道教"第五洞天"，至今前山数十座道教宫观完好保留；

峨眉山为道教"第七洞天"，今仍保留有诸多道教建筑。四川这种极为浓厚的道学氛围，洵为名医成长之深厚底蕴。

自古巴蜀出名医，后人本应承继其学，发扬光大。然而，即使距今尚近的现代巴蜀名医，其学术经验的发掘整理仍现状堪忧。有的名医经验濒于失传；有的以前虽然发表、出版过，但如今难觅其踪；间或有一些得以整理问世，也多由名医门人弟子完成，呈散在性，难保其全面、系统、完善。如现代已故巴蜀名医中，成都李斯炽、重庆熊寥笙、达县龚益斋、大邑叶心清、内江黄济川、三台宋鹭冰等，这些医家，虽有个人专著行世，但一直缺乏一套丛书将其学验进行系统汇总与整理。

此外，现有的名医经验整理专著，多将其学术思想和临床经验分册出版，较少赅于一书，全面反映名医的学术特点。而有些名医在生前喜手录医悟、医论与医方、医案，因未得出版，遂留赠门人弟子，几经辗转，终濒临失传。如20多年前去世的名医彭宪彰，虽有《叶氏医案存真疏注》一书于1984年出版，但此书仅为几万字的注解性专著，只反映了彭老在温病学方面的学术成就。而他利用业余时间，手录的大量临床验案，至今未得到全面发掘整理，近于湮没无闻，遑论出版面世。痛夫！这些乃巴蜀杏林的巨大损失！

吾从小跟名师学中医，于20世纪60年代末参加医疗卫生工作，70年代在成都中医学院毕业留校从事医、教、研工作至今。在此期间，与许多现代巴蜀名医熟识，常受其耳提面命和谆谆教诲。几十年来，深感老前辈们理用俱佳，心法独到，临床卓有良效，遗留资料内容丰富多彩，具有颇高的学术和应用价值，若不善加搜集整理，汇总出版，则有绝薪之危。有鉴于此，我们早冀系统搜集整理出版一套现代已故巴蜀名医丛书，这也是巴蜀乃至全国中医界盼望已久的大事。适逢中国中医药出版社亦有此意愿，不谋而合，颇为相惜。此套丛书的出版幸蒙年逾九旬的巴蜀中医泰斗李克光教授垂青、担纲主审，并得到了国家中医药管理局、四川省中医药管理局、重庆市中医药管理局、四川省中医药科学院、成都中医药大学等的政策支撑，以及重庆金阳等企业的资金支持。尚得到不少名医之后或其门生弟子主动提供文献资料和相关素材之鼎力相助，更因成功申报为四川省社科课题而顺利完成了已故巴蜀现代名医存世资料的搜集、整理研究工作。对此，实感幸甚，诚拜致谢！

恰逢由科技部、国家中医药管理局等 15 个部委主办的"第五届中医药现代化国际科技大会"在成都隆重召开及成都中医药大学 60 年华诞之际，双喜临门，盛事"重庆"，愿以是书为贺，昭显巴蜀中医名家近年来的成果，尤可贻飨同道，不亦快哉！

丛书付梓之际，抚稿窃思，前辈心法得传，于弘扬国医，不无小益，理当欣喜；然仍多名医无继，徒呼奈何！若是丛书克竟告慰先贤，启示后学之功，则多年伏案之苦，亦何如也！

纸牍有尽，余绪不绝，胪陈管见，谨作是叙！并拟小诗以纪之：
巴蜀医名千载扬，济赢获安久擅长；
川渝杏林高翥日，岐黄仁术更辉煌。

丛书主编　马烈光
2016 年 8 月于成都中医药大学

内容提要

  廖蓂阶（1889—1975），内科专家，从医 50 余载，学验俱丰，具有深厚的中医理论功底和丰富的临床经验，曾荣获国家卫生部（现国家卫生健康委员会）颁发的"继承发扬祖国医学遗产"奖状和银质奖章。

  本书为《巴蜀名医遗珍系列丛书》之一，全书以风、火、暑、湿、燥、寒六淫之病，以及传染病、流行病等的辨证论治为主，附以对运气学说的概述。其中，每一大类疾病又根据辨证细分为许多小类，并咏以方歌提纲挈领，帮助诵读记忆，间或插入名家医案以举一反三。

  本书由廖老手稿整理而成，首次公开并出版，弥足珍贵，希冀读者在临证时如虎添翼。

作者简介

　　廖蒉阶（1889—1975），曾任成都铁路局中心医院（现成都大学附属医院）副院长，一等二级中医师，内科专家。从医50余载，在工作和中医著述方面均有突出成就。曾荣获国家卫生部（现国家卫生健康委员会）颁发的"继承发扬祖国医学遗产"奖状和银质奖章，在四川中医界享有崇高威望。其治疗经验之作入选国家卫生健康委员会原卫生部部长张文康主编的《中国百年百名中医临床家》丛书，并于2004年由中国中医药出版社出版发行。

　　廖蒉阶擅长中医教育，自1932年任"成都国医讲习所"教务长后的30年间，先后编写中医教材、医著等十余种。1949年中华人民共和国成立后至1966年的十余年间，为成都市卫生系统和铁道部在成都举办的多届中医进修班、专修班、西医学习中医班编写教材和授课，为提高执业中医师的医疗技术水平和培养我国第一批中西医结合型人才做出了较大贡献，被四川中医界誉为"老一辈中医教育家"。

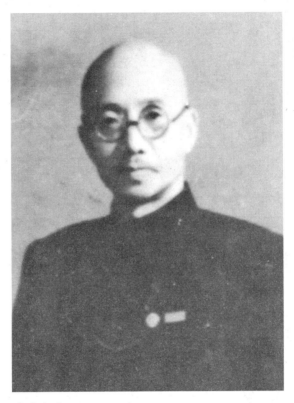

廖冀阶（1889—1975）

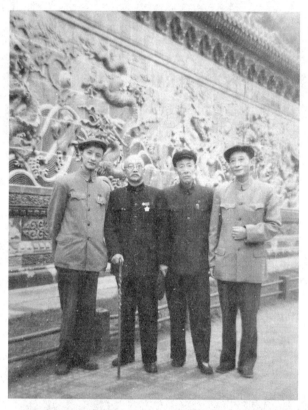

1961年10月，廖蒉阶先生（左二）应邀赴京参加国庆观礼期间，胸配银质奖章，与其门生、我国著名中医儿科专家王伯岳先生（右一）合影

医务讲授日程表

一九五七年度

成都市卫生系统举办中医讲座时送交瘿棠阶先生的讲授日程表图影

溫病陰傷

溫病津虧五汁飲◦梨蔗荸薺藕蘆根下後不食湯益
胃麥地冰糖竹沙參陰虛夜熱出盜汗後脉六味可
回春◦

溫病最易傷陰、如熱邪已解而面猶微赤、脉猶微數、不思食惟思飲者
胃陰傷也以五汁飲蓋胃湯等消息之凡溫病渴甚者皆當以五汁飲甘
涼頻進為良法若病後夜潮熱寐中盗汗出者腎陰虛也復脉湯六味地黃
湯隨宜施之以培其陰、

廖蓂階先生著《时病纲要十七论》手迹

父亲小传

先父廖蓂阶，雅号北郭处士（1889—1975），汉族，四川省成都市人。幼时入私塾，习读古籍十载，因聪颖勤奋，四书五经、孔孟之作皆能成诵，书法文墨亦具坚实功底，先祖父甚爱之。清光绪年间，参加成都"新学"考试，名列第三，当局为前三名学子披红戴花，骑马游街，以资表彰。先祖父见其拔类出众，思日后必有出息，遂送先父拜师于成都名中医史松樵门下。因其聪明执着，在史老的指导下，对中医之书皆能迅捷领悟，融会贯通，被史老视作爱徒。先父三年学药，七年习读古典医籍，并随师侍诊，尽得史老真传，打下了坚实的中医中药理论基础，熟练地掌握了制药、诊脉技能，为日后的发展创造了条件。

先父 28 岁时，辞别师门，在成都城中巷 3 号寓所悬壶。此间，先父博采众长，加深对中医理论的研究，注重创新，不断从古今医案中寻觅治病良方。他常去书市饱览名家医著，并将可用者删繁就简，编成歌括，背诵熟记，以为其用。如他先后将张仲景、叶天士、吴鞠通、王孟英等众多医家的名著，加以精选，编为歌括；并对前人的一些医著给予点评，在实践中加以验证。先父不断探索中医新理论、新方剂的精神，加之对患者的友善负责、对诊治的精益求精，使医术得到长足进步，名声日噪，到 20 世纪三四十年代，即享誉蜀中了。1931 年他兼任成都中医考试委员会委员，1933 年兼任成都防疫处中医治疗所主任，1935 年兼任成都国医讲习所副所长，同年 5 月，兼任其创办的《四川医药特刊》总编辑。

中华人民共和国成立后，在党和政府的关怀下，中医事业得到迅速发展，先父的学术水平也发展到巅峰，无论在医疗还是在教学和著述方面，都取得了卓越成就。自 1955 年 5 月起，先父兼任成都市卫生工作者协会中医研究委员会委员、成都市中华医学会分会理事。同年与四川名老中医蒲辅周、王朴诚、杜自明三人，同时被推荐去北京中医研究院（现中国中医科学院）工作，先父因觉年事已长、家丁众多而谢辞未往。1956 年年初，他受聘于西南铁路工程局基地医院任一等二级中医师，享受专家待遇。1958 年任该医院副院长，为医院中医药事业的发展做出了重大贡献。该医院前政委王惠臣在一篇纪念医院建院 100 周年的文章中称："20 世纪 50 年代末 60 年代初，是我们医院中医的辉煌时期。"赞誉："老中医廖老（廖蓂阶）的诊疗技能，享誉全路（铁路），享誉社会。成都中医学院（现成都中医药大学）常来联系，指名要他带领高才生实习，传授诊疗技能，外单位领导干部来院找他看病的也不在少数。"自 1956 年 12 月起，先父连任成都市第二、三、四届人民代表大会代表，成都市政协第五届常务委员。1961 年 10 月，先父应邀赴北京参加国庆观礼，享受党和政府给予的殊荣。

1975 年 1 月，先父因病辞世，享年 86 岁。

先父从医 50 余载，造就了很高的中医学术水平，受到社会的广泛赞誉，这与他对中医事业的无限热爱、执着追求，以及独特的医疗风格是分不开的。

（一）注重中医理论研究

先父学识渊博，学术造诣很高，尤精于中医内科，数十年中从未间断对中医理论的学习与研究。他不但熟谙《内经》《难经》以及《金匮要略》《伤寒论》，而且重视历代名家之医学理论，博采众家之长，取其精华，以丰富自己的中医理论知识。他在自编的《王孟英、喻嘉言、生生子三家医案杂抄》序中写道："夫规矩有定而病情无定，是在学者神明变化不离规矩，不执规矩则善矣。""三家医案须详读之，以见往哲辨证之精明，处方之巧当，足为师法。"他在评《白云禅师中风论》时写道："其所论中风，异于寻常，如论中经中络，皆与《金匮》不合……其所用之方剂，亦异于寻常，此盖其别有师承，独有所见。"先父在博览群书、博采众家之长的基础上，勤于笔耕，著述颇丰，成书有《杂病论》、《新编杂病论》4 卷、《时病纲要》10 卷、《分类生生子医案汇编》3 卷、《叶案精华》2 卷、《时病歌括》和《治疗经验》等。其中《杂病论》的部分内容被四川省卫生厅选载入《四川中西医合作临床治疗经验汇编》，于 1958 年由四川人民出版社出版。《杂病论》手稿于 1958 年选送卫生部（现国家卫生健康委员会）参展，荣获"继承发扬祖国医学遗产"奖状和银质奖章。

（二）强调辨证施治

先父秉承古训而不拘泥于古，他在一部撰著的序言中写道："医贵圆通，最嫌墨守。""盖凡诸证不外虚、实、寒、热，随病论治，本无定法，不可死于方下，倘能灵活运用，则何患病多而方不足哉。"他的所有医著，也皆贯穿了辨证施治的观点。在诊治中，他总是灵活运用古训，对病证因人、因时、因地而异，处方用药特别讲究精细，以求最佳疗效；在长期的医疗实践中，不断总结经验，探索创新，自制验方 40

余首，且临床效果显著。因其医术精湛，故受治者多有药到病除之感。几十年间，病家慕名远道前来求治者不计其数。1963年5月，成都铁路局中心医院对他的业务技术鉴定资料中写道："曾治疗一些疑难重症，以治疗肝炎、高血压病成绩显著，国内各地常有来函反映效果好……在中医界颇有威望。"

（三）坚持以患者为本

先父常对生徒讲："先有病人，后有医生；先有病案，后有方剂。""当医生就要对病人负责，治病救人。不然，要医何用？""对病人粗心大意是行医之大忌，不异于谋财害命。"充分体现了他以患者为本的医疗思想。在诊治过程中，他身体力行，率先垂范，问病时仔细入微，切脉时全神贯注，处方时一丝不苟。他长期担任诊治疑难重症患者的任务，故往往歇诊后茶饭不思，只能服参汤提神。他体贴病家疾苦，从不收取财礼，并对借行医以谋取私利的行为深恶痛绝。他言："病家之忧何人不知？乘机窃取私利是不道德的。"先父常为贫苦患者义诊，对无钱买药者还给以资助，街坊邻里前来求治，也从不收取诊费。

他以救死扶伤为己任，面对恶性传染病也不回避，且尽心医治。1943年夏，成都地区暴发"霍乱"症，一时人心惶惶，先父毅然参加中医防疫会组织的义诊，夜以继日地为患者诊治，仅此次他就救治患者不下千人。中华人民共和国成立后，在成都铁路局中心医院工作期间，他考虑到铁路职工流动性大，煎药不便，即带领院内中医药人员，用经验方、协定方，制成方便服用的膏、丹、丸、散、合剂等，受到患者欢迎。1960年前后，我国连续三年遭受自然灾害，人们体质下降，肝病患者猛增，该院即开设肝炎病房，以应所需。此间，先父全力投入繁忙的诊务之中，他将中医理论结合临床，对肝病进行了深入研究，自制验方数首，在遣方用药上多有过人之处，治疗上取得优异成绩，并将治疗经验加以总结、交流、推广。同时，他还派遣中医师去重庆市等铁路职工集中地区，熬制大锅中药汤，选用显效方剂，开展肝病防治工作，取得显著成效，保护了大批劳动者，为我国铁路建设做出了重要贡献。1961年该院受到上级嘉奖。在该院诊务繁忙的情况下，先父还常应邀去四川医学院附属医院（现四川大学华西医院）等处会诊疑难重症。先父高尚的医德，赢得了社会各阶层的敬重。

先父为民除病的同时，对继承发扬中医学遗产与培养中医接班人尤为重视。20世纪30年代，他就在家设馆办学，讲授中医典籍，指导生徒领会典籍要领，了解中药性味、功效等基本知识和配制膏、丹、丸、散之法，体会中医望、闻、问、切辨证施治之术，造就了一批中医人才。其中，如蜀中名老中医王朴诚，将其子王伯岳拜师于先父。王伯岳在先父的精心培养下，成绩斐然，后来成为我国著名的中医儿科专家。据《四川名医传》记载，1932年，先父与包括成都四大名医之一沈绍九等人创办"成都国医讲习所"，先父任教务长，并编写讲义和授课，1935年任副所长。1937年以后，抗日战争全面爆发，成都空袭紧张，讲习所停办。该所先后培育合格中医人才200余人，遍布全川，执行中医业务。自1954年起，他还长期为成都市卫生系统组织的中医进修班、西医系统学习中医讲座授课；在成都铁路局中心医院工作期间，为全国铁路系统举办数届中医专修班、西医学习中医班，并兼教务主任，编写讲义和授课，共培养中医及中西医结合型人才200余人，使他们成为全国铁路卫生系统的骨干。四川省中医药研究院（现四川省中医药科学院）原名誉院长李克光教授，在1991年出版的《四川名医传》的序中赞道："有长期从事医疗、教学，诲人不倦，培育英才，成绩卓著的何仲皋、何龙举、廖蓂阶、李斯炽、吴棹仙等，以上这些老一辈医家都具有渊博的学术理论造诣，有严谨的治学态度，有精良的医疗技术，有丰富的临床经验，有高尚的医德医风，对于中医事业有着深厚的感情和为之奋斗终生的奉献精神。"先父用自己的实际行动，为弘扬光大祖国的中医事业做出了巨大贡献，为中医后继有人倍感欣慰。

女儿不才，未能继承先父事业，幸得中国中医药出版社曾为先父出版专辑（《中国百年百名中医临床家丛书——廖蓂阶》）。余查阅先父所遗著述，走访先父生前的工作单位及同事，搜集到许多宝贵资料，得以撰此小传，以告慰先父，并以期对读者研究本书内容有所裨益。

廖祥祯

2018 年 10 月于成都

目录

卷之一——风淫病类

概　论

　　六淫之邪，风居其首，经曰：风者，百病之长也。又曰：风善行而数变，腠理开，则洒然寒，闭则热而闷。其寒也，则衰其饮食；其热也，则消其肌肉。唯其善变，故治无定法。其伤人也，有轻重之分焉。轻则曰冒，重则曰伤，再重则曰中。如鼻塞咳嗽，头部略疼，是风冒于表，名曰感冒。如寒热头痛，汗出恶风，是风伤于卫分，名曰伤风。若突然昏倒，不省人事，是风中于里，名曰中风。当分轻重浅深治之。且风无常性，必有所兼，如当初春，尚有余寒，则风中遂夹寒气，其有感之者，是为风寒。其或天时暴暖，则风中遂夹热气，有感之者，是为风热。其或春雨连绵，地中潮湿，上泛则风中遂夹湿气，有感之者，是为风湿。倘若应温而反寒，非其时而有之气，有患寒热如伤寒者，是为寒疫。疫者，即流行性病也，易于蔓延传染。此七者，皆春令所感新邪，感之即病，与伏气为病迥乎不同。至若风痱，风痹等证，属于杂病，本篇仅略举一二以示区别。

　　按：厥阴风木，司令于春，为一岁之初气，故列风病为首。

感　冒

　　　　　感冒风邪头微疼，恶风微热咳嗽频。
　　　　　鼻塞身重脉濡滑，荆苏薄荽桔瓜陈。

是病乃风邪覆冒皮毛，皮毛为肺之合，故见头昏微疼、恶风微热、咳嗽嚏涕、鼻塞声重、脉来濡滑而不浮缓，此名感冒，与风伤卫有别，宜微辛轻解法治之。

微辛轻解法

荆芥穗三钱　紫苏三钱　薄荷钱半　牛蒡二钱　桔梗二钱　瓜壳三钱　陈皮三钱

方解：凡新感之邪，唯冒为轻，只可微辛轻剂治之。夫风冒于皮毛，皮毛为肺之合，故用荆芥穗、紫苏、薄荷以宣其肺；风易化火，故佐以牛蒡之辛凉、桔梗之辛平，及瓜壳之轻松、陈皮以理气，肺气一舒，则冒邪自解矣。

伤　风

风邪伤卫脉浮缓，头项强痛畏风寒。

病即发热汗自出，鼻鸣干呕桂枝功。

风邪初客于卫，卫者，太阳之气也，故通身发热。风伤卫，故自汗。汗出则腠理疏，故恶风。脉浮主表，缓主风。头项强痛者，邪郁太阳之经也。鼻鸣干呕者，邪壅上焦也。宜桂枝汤主之。

桂枝汤

桂枝三钱　白芍三钱　炙甘草二钱　大枣三枚　生姜五片

水煎服，服法必如《伤寒论》原法，否则无效。

方解：桂枝气味芳香，辛甘能托正气与津液于表，而祛卫外之风；芍药能解血脉拘挛而通瘀滞。二味合用，则营卫和谐。姜辛能散，甘枣能和，俾营卫调和自愈。

兼　夹

风　寒

四时感冒客邪侵，寒热无汗头痛疼。

咳嗽体酸脉弦紧，苏羌陈防葱豉灵。

凡四时感冒，风寒不同于冬令之风寒，冬令以寒为重，药宜辛热。其余三时，当察其所兼，如春令之风多兼温气，夏令之风多兼暑气，秋令之风多兼湿气。本条乃初春尚有余寒，风中夹寒，人感之者，即寒热头痛，或微汗，或无汗，或咳嗽，或体酸，脉来浮大或兼弦紧，宜苏羌饮主之。

苏羌饮

紫苏三钱　羌活三钱　防风三钱　陈皮二钱　淡豉四钱　葱白五寸　生姜五片

方解：是法苏、羌散寒，防风祛风，陈皮利气，佐以葱、豉发汗解肌，汗出邪解而不伤正。四时感冒，皆可取法。

风　热

风热头痛病太阴，脉来浮数嚏涕频。

身热自汗舌干咳，银翘桑菊量重轻。

风热病，即俗所谓热伤风也，乃新感之时邪，与风温由伏气而发者不同，但其初起，多由口鼻而入，感伤上焦，在手太阴，其状寒微热甚、头昏而痛、脉来浮数、频频作嚏、涕多而黄，或汗多舌微黄而口干，重则以银翘散，轻则以桑菊饮主之。

银翘散、桑菊饮

二方见卷之二"风温"条。

加减法：干咳加寸冬、瓜霜；夜咳加知母；恶寒甚，加苏叶、防风，寒解去之；肺热甚气喘，加桑皮、石膏、知母。

【二阳风热】

二阳合病热恶风，头目昏痛鼻流清。

咳渴舌黄升柴葛，荆前膏豉芍桑芩。

少阳阳明合病风热，其状颇与太阴风热相同，医者皆以银翘、桑菊治之，久而不愈，不知病在二阳，而治太阴，非其治也。其病身热恶风，前额连及眼眶胀痛，鼻塞而清涕如泉，或咳或渴，化火之后，则鼻孔红痛、涕黄稠浊、右脉浮大或数、舌苔微黄，宜《局方》升柴汤主之。

柴胡升麻汤

柴胡三钱　前胡三钱　升麻一钱　葛根三钱　桑皮三钱　黄芩三钱　荆芥三钱　赤芍二钱　石膏四钱　加生姜三片，淡豆豉二十粒。

方解：风热伤于二阳，表里俱不可攻，只宜和解。柴胡平少阳之热，升、葛散阳明之邪，前胡消痰下气，桑皮泻肺而清嗽，荆芥疏风热而清头目，赤芍调营血而散肝邪，膏、芩清肺胃之热，姜、豉散肌表之邪，故效如桴鼓。何世人畏柴膏如虎，坐令良药废弃。日进桑菊，使病疲自愈，何其陋耶。予辄此方治风热之在二阳者，一二剂而愈，无少阳证者，去柴胡；化火而鼻孔痛者，去升麻、姜、豉，加栀子、天冬、麦冬、元参，随手奏效。

风 湿

风湿伤人脉浮缓，尿涩头身重烦疼。

羌防苡仁苓苍泽，桂枝桔梗效可寻。

凡春夏之交，或雨水连绵，人病如伤寒者，皆风湿证也。盖风中夹湿，侵入人身，着于太阳，则头项腰脊痛；着于关节，则骨节烦疼；侵于肌肉，则体重微肿；湿郁则为热，故发热，或时热时止；因湿中有风，故恶风或微自汗；伤于里，则小便欠利，脉来浮缓者，宜两解太阳法。

两解太阳法

羌活二钱　防风三钱　茯苓三钱　泽泻三钱　桂枝一钱半　苍术二钱　桔梗一钱　苡仁四钱

方解：此两解太阳风湿法也。风邪无形而居外，故桂枝、羌活、防风以疏表，俾风从汗而出；湿邪有形而居内，故用苍、泽、苓、苡以渗湿，俾湿从尿而出；更以桔梗通天气于地道，气化则风湿之邪分表里两解矣。倘风胜者，倍羌、防；湿胜者，倍苓、泽；脉数者，兼火，加黄柏、车前；脉迟者，阳虚，加巴戟、附片。

中风类

《金匮》分中风为四证，曰中络、中经、中腑、中脏，其论最为精准。如口眼㖞斜，肌肤不仁，邪在络也。左右不遂，筋骨不用，邪在经也。昏不识人，便尿阻隔，邪在腑也。神昏不语，唇缓涎出，邪在脏也。当分别治之。

中风概论

中风卒倒喑㖞斜，舌强神昏体顽麻。

腰背反张肢偏废，续命加减效堪夸。

中风证，患者突然而倒，不省人事，牙关紧闭，痰涎上壅，口眼㖞斜，或腰背反张，四肢偏废，危在顷刻是也。古名家于此证或主气虚，或主阴虚，或主痰火，各执一词，其实皆类中风也，非真中风也。经曰：天有八风，经有五风，八风发邪，以为经风，触五脏，邪气发病。故中风之证，即外来之邪风如石矢之直中人身，与类中风由内而发者，判若天渊。不过吾人所常见，真中极少，类中为多耳。二症皆突然昏倒，不省人事，但类中不见口眼㖞斜、偏废不仁等症，自可辨也。医于此证，当审其为中经、中络、中脏、中腑，并察其兼虚、兼实、兼寒、兼热、兼痰，与夫脱证之浅深缓急而治之。初中，先用通关散取嚏，有嚏可治，无嚏多死。口噤者，用开关散擦牙软之。痰涎盛者，用诸吐法涌之。此急则治标之法。怠其人事稍清，再以《千金》小续命汤随症加减治之。

小续命汤

麻黄一钱半　桂枝一钱半　炙草一钱半　杏仁一钱半　白芍一钱半　川芎一钱半　防风一钱半　人参一钱四分　黄芩一钱半　防己一钱　附子五钱　当归二钱　生姜三片　大枣二枚

加减法：中风无汗、恶寒，加麻黄、杏仁、防风各一倍。中风有汗、恶风，加桂枝、白芍、杏仁各一倍。以上二症，乃阳明经中风也。

中风无汗、身冷，加附子一倍，干姜两倍，甘草两倍。上症乃太阴中风也。

中风有汗、无热，桂枝、附子、甘草各加一倍。上症乃少阴中风也。

如中风六经混淆，系之于少阳，或肢节挛痛，或麻木不仁，加羌活、连翘二味。此少阳厥阴中风也。

方歌：小续命汤虚经络，八风五痹最为先。麻杏桂芍通营卫，参草归芎气血宣。风淫防风湿淫己，黄芩热淫附子寒。春夏石膏知母入，秋冬桂附倍加添。

方解：本方为治一切中风之要方，凡六脉浮紧，风气太盛，心火暴升，痰涎壅遏于经络中者，均宜之。方中麻、杏、桂、芍以通营卫而祛风寒，故中风而有头痛、身热、脊强者在所必用。参、草补气，归、芎活血，故中风而兼气血虚者在所必用。余则防风祛风，防己除湿，黄芩以治热淫，附子以治寒淫，盖病不单来，杂沓而至。故其用药，亦兼该也。若病势稍退，精神稽复，当改用补气血消痰之剂，以调养其本气。至于痹证、痉证、足气等类，伤寒往往借用此方，亦颇获效。

【开闭法】

中风昏闭先通关，牙噤开闭梅片南。

巴皂熏鼻人事省，龟尿舌下点难言。

痰壅喉间药难下，吐以牙皂与白矾。

中风闭证，一时危急，宜先用通关散吹鼻，有嚏可治。口噤不开者，以开关散擦牙龈，其噤可开。巴豆油烧烟熏鼻，人事自省。取龟尿点舌，言语自利。若痰结喉闭，神昏口噤，急用稀涎散灌之，吐痰神自醒，噤自开，然后再详证施治。

通关散

南星　皂角　细辛　薄荷　生半夏　共末细，吹鼻取嚏。

开关散

乌梅肉　冰片　生南星　共研末，指蘸合生姜汁擦大牙根，立效。

熏鼻法

用纸卷巴豆，捣出油，去巴豆，加皂角末，烧烟熏鼻，人事立省。

解语法

取龟尿点在舌下，言语自利。以猪鬃毛透龟鼻，自尿。

稀涎散

牙皂　白矾　末细服七八分，温水调灌，不致大吐，但流出冷涎自醒。

口眼㖞邪外治法

生鳝鱼血，俗名黄鳝，取其血，时时涂之，左㖞涂右，右㖞涂左，最效。

又用灶中热灰一杯，略和以陈盐水，手巾包之，乘热熨患处，连熨数次即愈。

牵正散

治中风口眼㖞斜，无他证者。

白附子　僵蚕　全蝎　等分为末，每服二钱，酒调服。

宣窍汤

杏仁四钱　瓜蒌五钱　僵蚕三钱　石菖蒲二钱　远志三钱　竺黄三钱　皂角炭一钱　麝香一分（冲）　人参（或以洋参代之）三钱（另炖，兑冲）

方解：风邪深入脏腑，无风药可施，只宜宣其窍隧，导其痰涎。方中天竺、菖、远宣窍而解语，杏、蒌开肺闭而化气，肺气化，各脏之气皆化，僵蚕化风中之痰，皂角通上下之窍，犹恐方薄，更以麝香深入脏腑以搜风通窍，复恐元气虚弱，不能运化药力，故用人参之大力以助之，其效尤速。

苏合香丸

一粒，薄荷汤送下。

方解：此《太平惠民和剂局方》，功能治惊痫、中风、痰厥、心腹卒痛、昏迷僵仆、寒证气闭、寒霍乱吐利、时气瘴疟等病。中风昏迷、惊痫鬼忤、不省人事，每服一丸，薄荷汤送下。

按：此方取诸香以开寒闭，与牛黄丸皆为中风门中斩关夺门之将，然牛黄丸开热阻闭窍，此则开寒阻闭窍也。

清心牛黄丸

方解：《证治准绳》方也，治暴中神昏不语、痰阻心包、痰塞心包、口角流涎、烦热气急、一切热痰闭遏之证。每服四五十丸（丸有大小不同，每服五分，不知再加），或生姜汤、薄荷汤、人参汤，量虚实选用调服。

至宝丹

方解：亦《局方》也，治中风卒倒、中风气绝、痰闭不语、心肺积热、邪气攻心、小儿诸痫、急惊心热、卒中客忤、烦躁不眠、风涎抽搐等症，每服一二丸温汤送下。以上三丸，苏合香丸宜于寒痰壅闭，牛黄、至宝宜于热痰壅闭，但牛黄力大而最凉，至宝则稍轻耳，临证当分别用之。

巴蜀名医遗珍系列丛书

虚 中

参附汤治虚中脏，昏缓涎出不语言。

昏不知人事偏废，五脱证见倍参煎。

风邪中脏形气俱虚，症见昏缓不收、痰涎流出、神昏不语、身肢偏废，或与五脏脱证并见，脉虚气微，此时无论其风，急当大补其元本，方倍人参，先固其脱为要，参附汤主之。

参附汤

人参一两（无力者以洋参代） 炮附子五钱或一两 童便一杯（冲） 加生姜、大枣，清水煎，徐徐温服。

方解：是方治阴阳气血暴脱，上气喘急，手足厥逆，吐泻不食，功效甚伟。盖此方乃先后天并救之方，人参以补后天垂绝之气，附子以回先天将亡之阳。二药相须，能于瞬息之间，化气于乌有之乡，生阳于命门之内，最为神速，引以童便，咸以达下，尤具阴维阳秘之妙。

余于此证，见虚汗淋漓，或但热不寒，唯手足厥冷，或目睛上窜，势危欲脱，或喘逆汗出如洗，脉浮弱无根，或六脉散乱，危在顷刻，用此汤加山萸肉一两，以救肝气之脱，五味子二钱以救肺气之脱，莫不随手而愈。盖人身五脏而肝为风脏，乃生死之门户，无病则风和，而气息脉息俱和，不见其为风。有病则风疾，而气息脉息亦疾，遂露出风象，甚至目直、手足动摇抽掣、汗出如珠、痰涎如涌等症，乃肝气之将脱也。山萸肉救脱之功，速于参、芪，故余每重加此味，以收奇效。且人凡元气之脱，皆脱在肝，故人虚极者，其肝风必先动。肝风动，即先气欲脱之兆也，或见于大病之后，寒热往来，虚汗淋漓，势危欲脱，尚未见亡阳之象者，予常用山萸肉二两，生龙骨、生牡蛎各一两，洋参四钱，白芍五钱，五味二钱，炙草二钱，服一剂即愈。附录于此，可知临证处方，不宜固执一法也。

寒 中

三生饮治中风寒，厥逆沉伏涌气痰。

星香乌附俱生用，气虚加参脱倍添。

凡阳虚脏寒之人，风从寒化，卒然昏愦，不省人事，痰涎壅盛，四肢厥逆，六脉沉伏者，急以此方挽之，唯寒盛气实者宜之。若气虚者，加人参；虚极将脱者，大倍人参，始可用之，而无倒戈之害也。

三生饮

生南星一两　生川乌五钱　生附子五钱　木香二钱　为粗末，加生姜十片，清水久煮温服。

加减法：如气虚卒倒者，另加人参两许；口噤、不省人事者，先用细辛、皂角少许，末细，吹鼻取嚏，其人稍苏，然后进药。

方解：风为阳邪，只中风而无寒者，其害浅，唯兼夹寒，其害始剧。寒轻而在表者，宜发汗以逐邪，如续命汤是也。寒中而入里者，非温中扶元终不可救。此方取三物之大辛大热，不炮不制，存其真性；更佐以木香，乘其至刚至锐之气而用之，非专以治风，实兼以治寒；然邪之所凑，其气必虚，故必重加人参两许，以驾驭之，然后元气振作，毒药得以一战成功而无倒戈之患。

余每遇有寒痰阻塞，证象不明，似乎脱证而不能骤补，似乎闭证而难用攻，介乎闭脱之间，唯用半夏、橘红各一两，浓煎至一杯，以生姜自然汁对冲，频频灌之，其人即苏，然后再按其人虚实而施调治，万无一失。

巴蜀名医遗珍系列丛书

热 中

祛风至宝中风热，浮数面赤热而烦。

通圣加蝎天麻细，白附羌独连柏蚕。

风为阳邪，最易化火，若其人阳气素旺，则其人风从阳化，表里三焦俱实，症现憎寒壮热、头目昏晕、口眼㖞斜、目赤睛痛、口苦咽干、咽喉不利、四肢疼痛，或不能屈伸、二便秘结，或手足瘛疭、惊狂谵妄、斑疹、心烦神躁等皆阳实为患，须表里两解，祛风至宝丹最良。

祛风至宝丹

大黄　芒硝　防风　荆芥　麻黄　山栀　白芍　连翘　甘草　桔梗　当归　川芎　石膏　滑石　薄荷　枯芩　白术　全蝎　天麻　白附　细辛　羌活　独活　黄连　黄柏　僵蚕　共末为丸，每服三钱。

喻嘉言曰，此中风门之专方也。凡表里实邪，风邪散见，不拘一经者，及小儿阳实急惊，皆宜服之。

中 经

半身不遂口眼㖞，面赤舌强四肢麻。

口角流涎大便燥，小便频数皆可嗟。

脉大弦滑为痰实，软弱气虚辨勿差。

匀气疏经汤治实，补阳还五效堪夸。

中经则半身不遂、手足不遂、口眼㖞斜而成偏枯之症，男子发左，女子发右，舌不喑而能言，可治。盖心是神机开发之本，胃为后天精血之源，二气交合则膻中气海之宗气盈溢，分布于上下中外，无不周遍。若二气虚馁，分布不能周于经脉，若虚于左，则左手足偏枯，上则右口眼㖞斜；若虚在右，则右手足偏枯，上则左口眼㖞斜。邪之中左右，其形亦然。其所以上下互异者，因人身经络左右交叉。左面之经络，下行于右肢；右面之经络，下行于左肢故也。若其气不周于五脏，则舌喑而无言；气不周于肌肤，则麻木不仁。气虚不固津液，上则口角流涎，下则小便频数，甚则遗尿。大便燥者，亦因气虚不能传送也。然此证当分虚实，若因风邪中经，而夹痰涩瘀血，阻滞经络，气道不通，而成偏枯者，必面赤舌强、言语謇涩、脉来实大弦滑，为有余之疾，不可骤补，反使邪无出路，先宜祛风除痰，疏通经络，使气血流通，庶乎可愈。其风邪盛者，匀气散主之；痰重者，疏经汤主之，皆兼服大活络丹。倘若脉来小弱，虚而无力，或久病年衰者，乃气虚偏枯也，切勿攻风逐痰，转耗其气，宜补阳还五汤治之。若虚而兼实者，宜加味归芍六君汤治之，兼服易老天麻丸及全鹿丸自效。

顺风匀气散

人参　白术　乌药　天麻　白芷　苏叶　木瓜　青皮　沉香　加生姜煎。

方解：是方以天麻、苏、芷疏风散邪，乌药、青皮、沉香以行滞气，参、术、炙草以补正气，盖邪之所凑，其气未有不虚者，木瓜以舒筋泻木。凡因气虚气滞而兼风邪者，此方最宜。

疏经汤

法夏五钱　茯苓三钱　广皮二钱　炙甘草二钱　石菖蒲一钱半　天麻四钱　僵蚕二钱　全蝎三枚　秦艽三钱　归尾三钱　红花三钱　竹沥三勺　姜汁一勺

大活络丹　治一切中风瘫痪，痿痹痰厥，拘挛疼痛及顽痰恶风，热毒瘀血入于经络，非此丸不能透达，乃肢体大证必备之药。每服一丸，陈酒送下。

方歌：疏经苓夏草陈皮，石蒲天麻姜竹沥。僵蚕全蝎秦艽共，活络兼服效功奇。

方解：疏经汤，以陈、苓、夏、草，即二陈汤以和胃而除痰；竹沥、姜汁以行经络之痰；秦艽、天麻祛风而不燥；蚕、蝎虫类最善治风而平木；石菖蒲以宣心窍而解语；归尾、红花通瘀行血，更助大活络以通达经络，则痰行风化，血脉流通，而㖞斜偏废皆愈矣。

补阳还五汤

生黄芪四两　归尾二钱　赤芍一钱半　地龙（去土）一钱　川芎一钱　桃仁一钱　红花一钱

加减法：初得半身不遂，加防风一钱，服四五次后去之，血压高、脉弦强而数者忌。

方歌：补阳还五赤芍芎，归尾通经佐地龙。四两黄芪为主药，血中瘀滞用桃红。

加味归芍六君汤

洋参三钱　白术四钱　茯苓三钱　广皮二钱　法夏四两　秦归三钱　白芍三钱　红花二钱　钩藤三钱　天麻三钱　炙草二钱　竹沥一勺　姜汁十滴　兼服易老天麻丸、全鹿丸。

方歌：加味归芍六君汤，钩麻红花竹沥姜，全鹿天麻相兼服，偏废虚风自然康。

方解：是方以六君大建中土而运痰，归、芍、红花以养血而行瘀，钩藤、天麻、姜汁、竹沥化风行痰而通络，使血脉流通，气化运行，诸恙自已。

按：偏废一症，无论虚实，必用血药者，以风邪中于经络，其血必凝，血凝则气必滞，气滞则肢强而不举矣。气虚则血亦不流，不流则血栓塞，而气遂改道而并半身，则一半身无气而偏废矣。治当用归、芍、桃、红、乳、没、香等，以通其血脉，血液流畅，气行无阻，又何偏枯之患哉。此古人所谓治风须治血，血行风自灭，即此意也。此症宜与后大秦艽诸条参看。总宜分清或虚，或实，或虚实参半，及偏寒偏热，对证选方，庶不致误。

按：口眼㖞斜宜用灸法，取效尤速。借艾火之温，以行其气，气行则血活，而筋舒，其歪可正。如㖞在左，宜灸右；㖞在右，宜灸左。

全鹿丸

景岳方也，治诸虚百损，填精补肾，益气培元，通脉和血，利节健步。每服三钱，盐汤下，冬月温酒下，药店有成品，兹不载。

天麻丸

治肾虚生风，筋脉牵掣，遍身疼痛，手足麻木，口眼㖞斜，半身不遂等症。每服三钱，温酒或白汤送下，药店有成品。

中　络

　　口眼㖞斜风中络，肌肤不仁营气虚。

　　四物首乌秦桑叶，麻芪阿胶络血藤。

经云：营气虚则不仁，不仁者，肌肤麻木不知痛痒也。邪风中于血络，则络脉麻痹，正气反急而牵引。邪中左面，则右㖞斜；邪中右面，则左㖞。但唯口眼㖞斜，其邪在络，治当活血祛风为主。

活血祛风法

细生地（酒浸）五钱　当归（酒洗）五钱　酒白芍四钱　制首乌五钱　川芎二钱　阿胶三钱　北秦艽三钱　明天麻五钱　黄芪五钱　桑叶

巴蜀名医遗珍系列丛书

三钱　橘络二钱　鸡血藤胶三钱（冲）

方解：是法以四物、藤胶养血活络，首乌、阿胶以滋肝化风，芄、麻、桑叶祛风而不燥，橘络以舒筋而通络，血非气不行，故辅之以黄芪。

大秦艽汤

秦艽　石膏　当归（酒洗）　酒芍　川芎　生地　熟地　白术　茯苓　细辛　炙草　酒芩　防风　羌活　独活　白芷

方歌：大秦艽汤虚经络，㖞斜偏废减参珍。秦艽生地石膏共，羌独防芷细辛芩。

方解：是方善能养血荣筋，用之颇效。喻嘉言谓其风药太多，反以燥血，盖此方乃治初中之时，外邪尤盛，不可姑息以养奸也。若病已久，仍当以秦艽、天麻、钩藤、桑枝、菊花等，用代细辛、二活、白芷可也。

按：《内经》言，偏枯者不一，有因于邪者。风论曰，风之伤人也，或为偏枯。又曰，虚邪偏客于身半，其入深，内居营卫，营卫稍衰，则真气去，邪气独留，发为偏枯是也。上证乃其人气血久虚，邪风深入经络，而见口眼㖞斜，手足偏废，不能运掉，舌强不能言语。风邪散见，不拘一经者，宜此方调理。

黄芪五物汤

黄芪一两　桂枝五钱　白芍（酒炒）五钱　生姜四钱　大枣五枚

方歌：黄芪五物虚风证，手足偏废无力瘫。心清语謇因舌软，舌强神浊是火痰。补卫黄芪起不用，益营桂芍枣姜兼。左加当归下牛膝，筋脉虎骨附经添。

方解：是方君黄芪以补卫而起不用；臣桂、芍以益营，而治不仁；

姜枣以和营卫。在右者属气，倍黄芪；在左者属血，倍加当归；在下两膝两腿软者，加牛膝；骨软不能久立者，加虎骨；筋软难于屈伸者，加木瓜；经络不通者，加炮附子，有寒者亦加之。

按：凡偏枯拘急痿弱之疾，若审其人舌强难言，神气不清，则是痰火有余为病。若心清语謇，因舌软弱而难言者，乃营卫之不足也。气不足则病为缓纵废弛，经曰：卫气虚，则不用也。血不足，则病为抽掣拘挛，不知痛痒，经曰：营气虚，则不仁也。气主动，无气则不能动，不能动则不能举矣。血主静，无血则不能静，不能静则不能舒矣。故筋缓者，责其无气，筋急者，责其无血。风药不可试也，唯黄芪五物，守服必效。

振颓汤

治痿废。

生黄芪六钱　知母三钱　野党参（以洋参代）三钱　於术三钱　当归三钱　生乳香三钱　没药三钱　灵仙一钱半　干姜二钱　牛膝四钱

加减法：热者，加石膏数钱，或至两许。寒者，去知母，加附子。筋骨受风者，加天麻。脉弦硬而大者，加龙骨、牡蛎，更加山萸。骨痿废者，加鹿角胶、虎骨胶，无二味者，可用续断、菟丝代之。手足皆痿者，加桂枝。

振颓丸

前症之剧者，可兼服此丸，或单服此丸亦可，并治偏枯痹木诸症。

人参（以洋参代）二两　於术（炒）二两　当归一两　马钱子（法制）一两　乳香一两　没药一两　蜈蚣（大者，不炙）五条　穿山甲（蛤粉炒）一两　共末细，炼蜜为丸，如桐子大。每服二钱，无灰酒送下，日再服。

方解：马钱子有瞤动神经之功，其开通经络、透达关节之力，实远胜于他药。有专服马钱子一味为散，以治痹证痿废最效。上两方皆近代名医张寿甫所制，前方可代黄芪桂枝五物汤，效力尤佳。后丸方以治痿废，尤有特效。盖痿废由神经麻痹，非寻常药物能疗也。此方以参、术补气，归、乳、没调血，余三味皆能刺激神经，使之兴奋，故曰振颓。

制马钱子法：将马钱子刮去毛，水煮两三沸，即捞出，用刀将外皮刮净，浸热汤中，旦暮各换汤一次，浸足三昼夜取出，再用香油煎至纯黑，掰开视其中心，微有黄意，火候即到，将马钱子捞出，用温水洗数次，将油洗净，再用沙土同入锅内炒之，以油气尽净为度。

诸风失音

中风不语痰迷心，昏厥麻木牛黄清。

风中廉泉喉舌痹，至宝宣窍可回春。

中风失音当分虚实，如神昏肢厥、四肢麻木、舌强不能言者，或虽言而謇涩不清，此痰火壅于包络也，宜清心牛黄丸。如风中廉泉、舌肿喉痹、语言难出者，宜芳香宣窍，至宝丹主之。皆兼服解语丹。

清心牛黄丸

薄荷汤调服一丸。

至宝丹

温水化服一粒，不知再服。

神仙解语丹

白附子（炮） 石菖蒲 远志 天麻 全蝎 羌活 胆星 以上各一两， 木香五钱，共为末，温水送服一钱。

【脾风】

> 资寿解语风中脾，身肢偏废舌强宜。
>
> 羚桂羌防天麻草，附子枣仁姜竹沥。
>
> 加味六君汤又异，虚风脉弱效功奇。

风痰中于脾络，亦无声。以脾络于舌本，而为风火痰涎滞塞故也。脾主四肢，故四肢麻木，甚则偏废，口㖞舌謇等象并作。若脉症皆实者，以资寿解语汤主之。若脉来濡弱，脾虚而兼风痰者，加味六君汤及星附六君汤主之。兼服解语丹。

资寿解语汤

本方治风中脾络，舌强不能言，半身偏废等症。

羚角　桂枝　羌活　甘草　防风　附子　枣仁　天麻　加竹沥、姜汁。

加味六君汤

人参三钱　白术四钱　茯苓三钱　法夏三钱　广皮二钱　炙草一钱　麦冬六钱　丹参三钱　石菖蒲钱半　远志三钱　加竹沥一勺，姜汁半勺。

方解：此方非仅治失音也。脾主后天，为生化之源，脾脏一虚，气血皆虚，人身四体百骸无不赖气血以养，气血有不周之处，则废而不用。犹之树木一枝，津液不到，即一枝枯槁，固不必邪之有无也。此方以参、术补益中气，苓、夏、陈、草除湿化痰降逆以和中气，丹参、麦冬以补肺清心，菖、远以通心气，竹沥以行经络之痰。故凡风因虚而起，症见㖞斜、失音、身肢偏废、脉来濡弱者，不可再攻其痰、逐其风，唯此方最效。但元气已虚，宜多服始效耳。

巴蜀名医遗珍系列丛书

星附六君汤

此方治脾阳虚弱，风痰滞络，口喎舌歪，声音不出者。

人参三钱　白术四钱　茯苓三钱　法半夏五钱　广皮三钱　炙草一钱　白附子（炮）二钱　南星（姜汁炒）二钱

【喑痱】

四肢不收口难言，神志恍惚涌痰涎。

面赤肢厥脉微细，地黄饮子妙如仙。

地黄桂附蓉巴远，苓斛冬味薄菖山。

经云：口唇者，声音之扇也。因唇开合，而后语句清明。口唇属脾，故脾中风则唇缓而失音，如前条所载是也。经又云：舌者，声音之机也。故必舌动而后发音。然音之所由生，则根于肾气。肾脉上夹舌本，此因肾气暴虚，不能通其气于喉舌，则舌软不能掉动，故寂然无声。肾主骨，肾虚则骨弱，故足废不能行而成瘫痪。水不归源，则上泛为痰。火不归源，则面赤烦躁而肢厥。小便清白，脉寸洪大，而尺细微沉迟，此纯是阴脱阳离之危证也，病名喑痱。经谓督虚内夺，少阴不至而厥，非中风证也。急宜引火归源，使火潜水静，则风平浪息矣。

地黄饮子

熟地八钱　巴戟天五钱　山萸肉三钱　苁蓉四钱　附子三钱　上桂一钱　石斛四钱　茯苓四钱　石菖蒲二钱　远志二钱　麦冬三钱　五味子一钱　薄荷三钱　大枣三枚　生姜二片

按：此河间法也。刘河间曰：此病由将息失宜，心火暴甚，肾水虚衰，不能制之，则阴虚阳实，而心神昏冒，筋骨不用，而卒倒无知也。故以养阴潜阳，通心肾，秘精气为治，使水火相交，精气渐盛，而风火自息。

杂病失音

风寒暴哑宜清音，甘桔半夏最为灵。

麻杏石甘寒包火，肺燥脉数泻白清。

兜铃枇杷冬桔梗，歌唱伤肺鲍鱼参。

阴虚劳损生脉味，芡连胶斛鸡黄生。

会厌名声管，音由此出。倘为风所侵，音即难出，故暴哑。此与中风失音迥别。患者别无所苦，唯音不扬而已，轻者不治自愈，甚者清音汤主之。若肺有痰热，外为风寒所束，则金实不鸣，宜麻杏石甘汤主之。又有因肺燥喉干，津液不能上供，肺失清肃，而声哑，其右寸脉必浮大，宜加味泻白散主之。若因劳损久咳，气喘失音，乃龙相之火因阴虚而上炎，凌炼肺金，致金破不鸣，宜六味去丹、泽，合生脉散，再加芡实、莲米、阿胶、钗斛、鸡子黄主之。以上虽非中风，因同属失音，故连类及之。

清音汤

苦桔梗六钱　姜半夏六钱　炙甘草二钱

方解：此即甘桔汤加半夏也。仲景以治少阴咽痛，取甘草以缓其急，桔梗辛以散之，半夏辛滑，有通声利窍之功，以治风邪客于会厌，而暴哑者最效。

麻杏石甘汤

麻黄一钱　生石膏四钱　杏仁三钱　炙草一钱

方解：此为饮邪隔拒心火，壅遏肺气，不能下达，外又为寒邪所闭，则金实不鸣，故以麻黄中空而达外，杏仁中实而降里，石膏辛淡性寒，质重气轻，合麻、杏而宣气分之郁热，甘草以缓急，补土以生金也。

加味泻白散

炙桑皮二钱　地骨皮三钱　白粳米五钱　生甘草一钱　炙兜铃三钱　枇杷叶三钱　苦桔梗一钱　麦门冬三钱

方解：泻白散乃泻肺经伏火方也，加麦冬以清润而生津，兜铃、桔梗微辛以开之，枇杷叶苦平清肺、和胃而降气，气下则痰消火降，肺得复其清肃之功矣。

参鲍煎

洋参一钱　鲍鱼三钱

方解：凡因歌唱劳伤肺气而音哑者，此法最良。洋参生津而补肺气；鲍鱼即石决明之肉也，产于咸水海中，性阴而降，能平肝肾之火而清肺生津，以复其音。

加减地黄汤

熟地八钱　山药六钱　茯苓三钱　沙参五钱　麦冬三钱　五味八钱　阿胶二钱　钗斛五钱　芡实四钱　建莲四钱　甘草三钱　鸡子黄一枚

方解：劳损久咳失音，肺肾两虚，最难调治，药宜甘润以复其阴，而尤重在复其胃阴，俾土旺则能生金。上法以熟地滋其真阴，沙参、麦冬、五味即生脉散，以补肺而生津益气。阴既枯涸，肝阳必亢，故以阿胶沉降，补液而息肝风。鸡子黄实土而定内风，使风定阳潜，则上下交合，阴得安其位。莲、芡、怀草皆能益脾滋阴，奠安中土，为劳损久咳失音之良法。

结　论

中风须分真类，前人辨之详矣。以上所列，皆真中风证也。真者何，外邪也。即经所谓之虚邪贼风苛毒是也。夫曰邪也毒也，即今所谓之病原菌也。此邪侵入人体，由浅而深，伤及知觉神经，则昏愦而不知人；伤及运动神经，则手足偏废，身体不能自收持；窜入血液循环中，则发生障碍，引起种种之病型，皆此邪风之为害也。治者当察其邪风之所在，或在经，或在络，或在脏腑，与夫患者体质之阴阳虚实，而施以适当之治。其实者须急攻其邪，驱之外出，毋使滋蔓而遗患。其虚者，扶正祛邪，攻补兼施，俾邪去而正不伤。其邪少而虚多者，唯宜专补其虚，虚回而邪自化，此治外风之定法也。至小续命汤，乃治风中经络之方，非治猝倒无知之法也。《金匮》于本方注云：治风痱身体不能自收持，口不能言，冒昧不知痛处，或拘急不得转侧等症，是皆风中经络之症。故方中皆解表祛风、通经舒络之品。今人辄以是方治神昏痰涌中脏之证，此大误也。甚或以此方治脑溢血之类中风证，其祸尤酷。要之真中风一证，多见于西北风气刚劲之地，若东南风气温和，殊鲜见也。就余平生所经验，用附子、理中治愈之风证甚多，其用牛黄、至宝治愈者亦恒有。唯小续命汤之证，实鲜难遇。吾人所常见者，皆类中之证，与真中迥别，当详辨之，不可误也。

类中风

类中风一证，每由其人怀抱抑郁，肝阳素旺，肝气不疏。一旦暴发，徒觉周身麻木，如同中电，骤然昏倒，不知人事。重者顷刻即毙，不可救药，次则半日或一日而死。世皆以中风称之，辄以通关散取嚏，投以诸中风方剂，百治百死。遂谓本病本不能救，而不知其误也。《内经》"调神论"云：血之与气，并走于上，则为大厥，厥则暴毙，气反则生，不反则死。又"生气通天论"云：阳气者，烦劳则张，精绝，辟积于夏，使人煎厥。目盲不可视，耳闭不可以听，溃溃乎若坏都。又曰，阳气者，大怒则形气绝，而血菀于上，使人薄厥。盖人身肝为风木之脏，喜条达舒畅，而恶抑郁，又肝为将军之官，其性阳刚，倘肝气抑郁，情怀不畅，则肝胆之火壅伏潜炽。一旦暴发，肝风大动，风性上升，夹脏腑气血直冲于脑，脑中血管，若因冲击过甚而破裂，则成脑溢血症，其人遂昏厥不复苏，无法可治。若幸有转机，其气上行之极，复返而下行，脑中所充之血亦随之而下行，其人尚可生。若脑中血管虽未破裂，而因充血之甚，血液被挤，渗出于外，或因血管稍有缺隙，出血少许而复自止，其所出之血，著于司知觉之神经，则神昏。著于司运动之神经，则痿废。著于左边运动神经，则右半身偏废，著于右边运动神经，则左半身偏废。若左右神经皆受伤损，则全身痿废。此即中风昏厥、偏枯、痿废之原因也。其轻者，血管未至破裂，但因气血上冲脑部，脑中血管因受激冲而膨胀，则头作剧烈之疼，即脑膜炎症也。又因目系连脑，目被激冲，亦被其牵连作痛，久之能令失明，所谓头风害眼也。综上诸症，皆由肝火上亢，阳升化风，风火扇动，逼血与气奔并于上，轻则为脑膜炎，头风目痛诸症，重则㖞斜倾跌，肢体不遂，再重则为晕厥暴死，而成脑充血、脑溢血之症。昔刘河间早已发明，**谓此症非外袭之风，乃将息失宜，五志过极，动火而暴厥，乃内生之风也。**张景岳、朱丹溪、李东垣皆名之曰类中风，示与真中迥别也。凡一切风药，不可轻投。余如中暑、中湿、中寒、中燥，皆散见各条，**兹不复载。**唯中痰一症，患者最多，故附列于后。至若中恶、中食、尸厥、中气等症，属于杂病，不在此列。

类中风概论

类中猝倒号脑充，神昏舌强痰上攻。

脉来弦数肢麻木，身体偏废面赤红。

牛黄至宝先开闭，继进羚菊息肝风。

羚菊菖藤丹胆贝，翘斛龙牡决沥冲。

此证《内经》谓之厥证，诸家谓为类中风，又名肝风，西医称为脑充血。多由肝血素虚，肝阳过旺，一旦风火暴动，夹痰与气血而并冲于上，伤及知觉神经，则神志恍惚；伤及运动神经，则身肢麻木，甚则偏废；更兼痰火蒙诸清窍，则舌强言謇，其脉弦长而数急。西医所谓血压过重，治当清火息风，平肝镇逆，兼化痰开窍，庶可挽救。病急者，先服牛黄丸或至宝丹，继服羚菊汤。

羚菊化风汤

羚羊角一钱（末，冲）　菊花三钱　石菖蒲二钱　钩藤四钱　胆南星三钱　川贝五钱　丹皮三钱　连翘五钱　鲜石斛一两　牡蛎一两　龙骨六钱　石决明一两　竹沥三勺　姜汁十滴（冲）　加三蛇胆　陈皮二支尤效。先服清心牛黄丸一丸，或至宝丹一二粒。

方解：是法以羚、菊、钩藤平肝清热而散风，牡蛎、鳖甲、石决明以潜阳而镇逆，丹皮以清血分之热，连翘以解气分之热，石斛以强阴而清虚热、安神以定惊，石菖蒲以宣心窍，星、贝、竹沥以化热痰，合而用之，有挽回狂澜、拨乱反正之功。

镇肝息风汤

治类中风证，其脉弦长有力，或上盛下虚，时常头目眩晕，或脑中时常作疼，发热或目胀耳鸣，或心中烦热，或常噫气，或肢体渐觉不利，或口眼渐形歪斜，或面色如醉，甚或眩晕，至于颠仆，昏不知人，移时始醒，醒后精神短少，或肢体痿废，或成偏枯。

怀牛膝一两　生赭石一两（末，细）　龙骨五钱　牡蛎五钱　生龟板五钱　生杭芍五钱　玄参五钱　天冬五钱　川楝子二钱　生麦芽二钱　茵陈二钱　甘草一钱半

加减法：心中热甚者，加生石膏一两。痰多者，加胆星二钱。尺脉重按虚者，加熟地八钱，山萸肉五钱。大便不实者，去龟板、赭石，加赤石脂一两。

方歌：镇肝息风治肝风，头目昏胀耳鸣聋。面赤昏仆形如醉，左脉弦强势危凶。赭膝龙牡龟芍楝，玄冬茵草麦芽从。热甚加膏痰加胆，尺虚地萸效功宏。

方解：镇肝息风汤与羚菊汤同治肝风，皆有特效，故并录之。唯羚羊角价太昂，此方则价甚廉矣。据张氏曰：风名内中，言风自内生，非由外来也。《内经》谓：诸风掉眩，皆属于肝。盖肝为木脏，于卦为巽，巽原主风，且中寄相火，征之事实，木火炽盛，亦自有风。此因肝木失和，风自肝起，又加以肺气不降，肾气不摄，胃气又复上逆，于斯脏腑气化皆上升太过，而血之上注于脑者亦因之太过，致充塞其血管，而累及神经。其甚者，致令神经失其所司，至昏厥不省人事。西医名为脑充血症，诚由剖解实验而得也。是以方中重用牛膝以引血下行，此为治标之主药，而复深究病之本源，用龙骨、牡蛎、龟板、芍药以镇息肝风，赭石以降胃降冲，玄参、天冬以清肺气，肺中清肃之气下行，自能镇制肝木。至其脉之两尺虚者，当系肾脏有亏，故又加熟地、萸肉以补肾敛肾。但肝为将军之官，其性刚果，若只用药强制，或转激发其反动之力，茵陈为青蒿之嫩者，得初春少阳之气，与肝木同气相求，泄肝热而

兼疏肝郁，实能将顺肝木之性；麦芽为谷之萌芽，亦善顺肝木之性，使不抑郁；川楝子善引肝气下达，又能折其反动之气。方中加此三味，故投无不效也。

按：羚菊汤及镇肝汤皆治（脑充血）肝风之实证。若脉不实，而虚数弦细者忌之。

肝风（半实半虚证）

卒中无知口难言，心悸头晕烦不眠。

右脉洪大左弦细，上实下虚此方先。

羚角桑菊玄麦地，蒺藜二甲斛胶丹。

阴液素虚，厥阴肝风升腾莫制，风火上充清窍，头晕舌謇而难言，心神被扰，则怔忡烦躁而不眠。脉右大左细者，上实下虚也。此乃阴虚肝旺，状如中风，实非外风也。前证乃痰火有余，故用羚菊等汤；此证为肝有余而阴不足，故用羚角增液汤，以清上实下为法。

羚角增液汤

羚羊角一钱（末冲）　桑叶三钱　茶菊花三钱　玄参五钱　鲜生地五钱　麦冬五钱　刺蒺藜二钱　鲜斛八钱　生鳖甲五钱　牡蛎八钱　东阿胶二钱　牡丹皮三钱

方解：是方以羚、菊、桑、蒺清肝息风而肃上；玄参、麦、地养阴增液而实下；肝为刚脏，非柔润不能调和，故用阿胶、丹、斛以清润之；肝阳上逆，故用二甲以潜镇之。

二甲复脉汤

大生地八钱　白芍六钱　阿胶三钱　丹皮四钱　麦冬三钱　生鳖甲五钱　牡蛎五钱　炙草三钱　麻仁三钱　兼服定风珠。

方歌：阳亢阴虚头目昏，心烦不寐耳蝉鸣。筋挛肢麻脉细数，二甲复脉定风灵。

按：凡木火体质，而多劳心，则上实下虚。君相火亢，水涸液亏，最多风阳上冒。头晕目眩，耳如蝉鸣，心烦不寐，身上筋挛，手指麻木，甚则神呆不语，状如中风，脉则细数而弦。此水不涵木，故木强而直上行，不治则为痉中。此条与上证又略别。上证肝火有余，故以治肝为急，略兼实下，本条则纯然阴虚，故专于滋阴潜阳，读者当细心体会之。

阴虚喑痱

口㖞肢麻两脚痿，舌喑无声号喑痱。

细数地萸蓉味远，牛茯杞菊斛虚回。

凡年老久虚，或失血，因精血衰耗，水不涵木，木少滋荣，则内风上冒。气乘于空窍，则口眼㖞斜。肾虚气不上达，则舌喑无声。肾虚骨软，则两足痿废。脉来细数，乃肝肾皆虚。阴气不主上承，治当滋液息风，濡养荣络，补其真阴，庶乎可愈。此与地黄饮子证同。所异者，彼证属于阳虚，故用桂、附以益火；此证属于阴虚，故唯壮水而复阴，则虚可回，而疾可已。

减味地黄饮子

熟地四两　萸肉二两　牛膝一两半　远志一两半　枸杞二两　苁蓉一两二　五味一两半　钗斛二两四　茯神二两　菊花炭二两　加蜜为丸服。

阳虚风动

阳虚风动脉虚空，肢节麻木心怔忡。

肉瞤筋惕汗烦躁，益气固脱参附雄。

芪术龙牡草姜枣，潜阳镇逆建奇功。

凡人四十以后，血气半衰，因劳倦内伤，阳气不藏，内风动越，令人麻痹，肉瞤筋惕，心悸怔忡，汗泄烦躁，脉大而虚空，乃里虚欲暴中之象，急宜固其阳气，无使厥脱。此与前虚中参附汤证相同，但彼因外中而势急，此为内风而稍缓耳，宜益气固阳法。

益气固阳法

人参三钱　附子五钱　黄芪八钱　白术五钱　龙骨八钱　牡蛎八钱　炙草三钱　生姜二钱　大枣三枚

方解：是法以参、附固阳，芪、术、姜、枣扶中，龙、牡潜逆，乃阳虚欲脱之法也。若肝风动甚者，是肝气欲脱也，再加山萸一两以敛之。

肝脾虚风

肝脾两虚脉微弦，猝倒无知参术煎。

首乌萸枸斛桑椹，牛膝橘红牡蛎添。

类中一证，因阴虚阳虚而病者，前篇已详。此证由肝脾两虚，血亏气弱，肝无所养，因燥而风动，神经失调，卒然昏倒，不省人事，状如中风，但脉来微弱，略带弦象，则非有余之证矣。凡攻风祛痰，与夫过刚过柔之剂，皆在所忌。只宜潜镇息风，补其肝脾乃可，柔肝息风汤主之。

柔肝息风汤

高丽参五钱　白术四钱　首乌四钱　山萸五钱　枸杞三钱　牡蛎八钱　钗石斛五钱　桑椹四钱　牛膝三钱　蒺藜三钱　橘红一钱半

方解：此证既不可用桂、附以助肝阳，又不可用冬、地以滞脾运，唯宜清润酸敛以养肝，甘温以益脾为法。上方参、术针对脉微弱，补其气分阳虚；杞子、桑椹、石斛顾阴敛肝；首乌、山萸补其阴中之阳，酸以收之；牛膝引血下行，使神经不受刺激，而神可清；蒺藜以疏肝；牡蛎以潜阳；橘红以行药力。此为阴阳平补法也。

肝旺脾虚

肝旺脾虚类中风，神昏痰潮语朦胧。

肢强眼斜六君胆，蝎稍羚角蒲沥冲。

是症亦猝倒神昏，喉间痰涌如潮，口眼㖞斜，舌謇不语，而脉则左弦右弱，乃脾虚生痰，肝阳扇风，为半实半虚之证。实在肝，而虚在脾也，与上证肝脾两虚者又异，治宜扶脾平肝法。

扶脾平肝法

人参（洋参代）三钱　白术四钱　茯神三钱　法夏五钱　广皮三钱　炙草二钱　胆星钱半　蝎尾六分　羚角六分　石菖蒲一钱　竹沥一勺　姜汁半勺

方解：是法以六君扶脾益胃、燥湿化痰，羚、蝎以平肝风，石菖蒲以宣心窍，姜、竹二汁以豁痰，此王孟英之良法也。患此证者最多，宜注意之。

痰　中

涤痰内发迷心窍，舌强难言参蒲星。

温胆热盛芩连入，神昏便闭滚痰攻。

类中风一证，脑充血而外，痰中最多。每因其人痰湿素重，偶为七情刺激，痰郁生热，一旦暴发，痰火上升，迷人神志，以致精神恍惚，舌强难言，状如中风，但无口眼㖞斜等症。宜涤痰汤主之；即人参、石菖蒲、胆星合温胆汤也。温胆汤，橘红、半夏、茯苓、枳实、竹茹、甘草也。热甚加芩、连。若神昏、二便闭者，以礞石滚痰丸攻之。

涤痰汤

人参一钱半　石菖蒲一钱半　胆星三钱　茯苓三钱　橘红三钱　竹茹三钱　枳实二钱　炙草一钱　酒芩三钱　酒连一钱半

礞石滚痰丸

治失心丧志或癫狂，一切实热老痰并宜服之。

虚　痰

清热化痰治内发，神短恍惚语失常。

头眩脚软六君麦，连芩菖枳竹星香。

脾虚气弱，聚湿生痰，积痰生热，渐觉神气短少，言语恍惚，上盛下虚，头眩脚软，皆痰火内发之先兆。然痰之生，由脾不化精而生痰，故宜以健运中气为清痰之本，宜清热化痰汤。

清热化痰汤

人参一钱半　白术三钱　茯神三钱　法夏五钱　广皮三钱　麦冬四钱　酒连一钱半　酒芩三钱　石菖蒲一钱　枳实二钱　竹茹三钱　胆星二钱　木香一钱　炙草二钱

附　近效方：

加减羚羊角散

治类中风卒中回苏后，血压未降，口眼㖞斜，舌喑不语，半身不遂，脉来弦长有力之症。

羚羊角一钱（末，冲）　天麻四钱　钩藤四钱　胆草三钱　桑寄生五钱　川牛膝五钱　鸡血藤五钱　僵蚕三钱　蜈蚣（全）一条　全蝎三条（二味焙末冲）

本方为柔肝祛风之剂，能镇静降压，弛缓神经，以恢复运动，用以治高血压卒中后之偏瘫失语症有良效。

加味五物汤

治真中风后偏瘫，血压正常或低者。

黄芪二两　桂皮五钱　白芍三钱　归尾三钱　桃仁三钱　牛膝三钱　生姜五钱　大枣五枚　重症加䗪虫三枚。

本方为温通血络补气之剂，近于补阳还五汤，可用于脑栓塞、脑血栓（因药能化瘀）、脑软化等所见之偏瘫，有强壮体力、增进循环、恢复运动等作用，唯不可用于高血压后遗症之偏瘫。此与前方一实一虚之治法。

结　论

经云：东方生风，风生木，木生酸，酸生肝，故肝为风木之脏。因有相火内寄，体阴用阳，其性刚，主动主升。现代生理学谓肝脏乃身体中最大之腺，有调节血液循环之能力，且与脑筋有密切之联系。倘使肝脏血管闭塞，或肝脏有所损害，脑筋即刻生出病症，先起痉挛，逾时而死。盖即中医所谓风阳激冲，而成各种厥证是也。故肝脏全赖肾水以涵之，血液以濡之，肺金清肃下降之令以平之，中宫敦阜之，土气以培之，则刚劲之质，得为柔和之体。遂其条达畅茂之性，何病之有。倘精液有亏，肝阴不足，血燥生热，热则风阳上升，窍络阻塞，头目不清，眩晕跌仆，甚则痉厥矣。治法不外缓肝之急以息风，滋肾之液以驱热而已。以上镇肝息风，清肝化风，或清上实下，或泻肝安胃，或温润酸敛，养血柔肝。种种治法，于类中一证，已无余蕴。学者当临床细心体会，各有所宜，而不可混也。

肝风头病

概　论

　　肝风头晕、头痛，及头风害眼、偏头风等症，最为常见，而尤以妇女为最多，即西医所谓神经头痛。是症因血瘀生热，血热生风，风动则逼血上脑，则脑充血。脑充血则神经被逼，着于头颠之知觉神经，则痛在头颠。着于头部两侧之三叉神经，如偏在左边，则左边头痛，偏在右边，则右边头痛，俗名偏头风。着于眼部之神经，则痛在眼，故头风病往往害眼。盖肝开窍于目，厥阴之脉，上达于头颠，少阳胆之脉，起于目锐眦，而络于两额角也。若肝胆二经风火上冲，轻则眩晕，重则剧疼。今之所谓大脑炎、脑膜炎等症，即肝逆头痛类也。然肝风头痛，有寒热虚实之别，不尽属于火也。故此证虽属于杂病，然实为类中风之渐，故附于类中之后。

肝逆头痛

　　头脑大晕天地翻，痛如刀劈号厥颠。
　　身热渴饮或泄泻，赭连芦胆蜀漆丹。
　　赤芍龙牡五味子，胆汁冲服妙如仙。

此证每因其人肝火素旺，而兼郁怒，则血瘀于上，而气不返于下，名曰厥颠疾。厥者，逆也，颠者，高也，气与血俱逆于高颠，故动则眩晕，天翻地覆，晕不可当。又以上盛下虚者，过在少阳。少阳者，足少阳胆也。胆之脉，皆络于脑，郁怒之火上攻于脑，其痛如劈。风火相扇，身振摇而热蒸，土木相凌，则难食而多泻。其甚者，头痛剧烈，周身痉挛，神识昏迷，即西医所谓脑膜炎是也。此证虽用犀、羚而终鲜效。盖胆称相火，其势甚猛，唯有用极苦之药以折其威，用镇坠之药以杀其势，庶乎有效。喻嘉言之镇逆煎最良。

镇逆煎

生赭石（末）一两　胆草三钱　芦荟三钱　黄连三钱　蜀漆三钱　生牡蛎二两　龙骨一两　丹皮五钱　赤芍四钱　五味二钱　每服冲生猪胆汁一枚。

方解：上法以赭、胆、芦、连降胆火上逆之气，以蜀、丹、芍通行上瘀之血，以龙、牡、五味敛浮游之神，少阳热炽，胆汁必干，以同类济之，其效甚捷。愈后尚觉身飘忽不能久支者，减去苦药，加人参一二钱，当归三钱，姜枣同煎，即痊愈。

阴虚阳越

阴虚阳越痛在颠，朝轻暮重脉细弦。

面赤筋挛频作呕，鸡子复脉妙转旋。

肝阴久耗，内风日旋，下则肾阴虚损，无以济之，一旦暴发，风阳之威，直攻巅顶，痛不可忍，风阳在上，颜面充血，故面赤，或汗淋，风火旋绕，则筋挛肉瞤。肝肾阴虚，则入暮偏剧；木火伐胃，则频作呕逆。此证与前证颇相似。但彼证脉数而有力，弦而且劲，属于实。此证脉数而细，弦而促小，乃阴虚于下，阳越于上。唯复脉汤之纯甘壮水，胶、黄之柔婉息风，庶阳刚之威一时顿息矣。

复脉汤

加鸡子黄二枚冲服。

头风害目

　　　　头风害目相引痛，风火上冲脉数洪。

　　　　　羚决胆连珍珠母，牛芍青葙便用童。

　　肝胆之火，夹气血上冲脑部，脑中血管因受冲激而膨胀，故作剧烈之痛。目系连脑，脑中血管膨胀不已，故目亦牵引而疼。瞳仁被火激冲，则生翳迷矇，久则失明。故曰头风害目，此即脑充血症也。脑为目疼之根，而肝胆之火夹气血上冲，又为脑疼之根。其脉左部长弦，数而有力，胜于右部。此症常有一目失明，而头风顿愈者，盖因脑中血热已从目窍发泄也。凡脑充血证，轻则为头目痛，重则为晕厥，故治法与前脑充血类中风证大略相同，以潜阳镇逆、清肝胆息风为法。

潜镇汤

　　石决明（生，打）一两　珍珠母（即蚌壳，生，打）一两　黄连一钱　胆草二钱　羚羊角一钱（末，冲）　生白芍五钱　怀牛膝（酒炒）五钱　青葙子三钱　童便一杯（冲）

　　方解：是法以羚角、石决、珠母等具有灵动之性潜阳镇肝，以息风为君，而羚羊尤擅清肝明目，直达神经，善平脑热之长。黄连、童便引火下出，白芍、胆草泻肝为臣。佐以牛膝酒炒之，能上行入脑，引血下行，青葙则清肝而明目也。

附 张氏方

治头疼彻目，目疼彻头，且时觉眩晕，难堪之情莫可名状，脉左洪长有力。

怀牛膝一两　生杭芍六钱　生龙骨（打）六钱　生牡蛎（打）六钱　代赭石（生，研）六钱　黑玄参四钱　川楝子四钱　龙胆草三钱　生甘草二钱　磨取铁锈浓水煎服。

按：此方效力不减于前方，而药价甚廉矣。经济困难者，不可不知。有此法唯重用牛膝一味，为降血导下之峻品。先须查阅明白，男则有否遗精，女则有否血崩素因。如其有之，慎毋重用贻患也。

滋肝明目饮

服前方头目之痛悉除，唯目视物不清。因目得血而能视，目血为肝热消耗，精先不足故也。法当滋肝血、益肾阴，其目自明。

陈阿胶三钱（冲）　生杭芍五钱　大生地五钱　大熟地五钱　甘杞子三钱　黄甘菊三钱　沙苑子（盐炒）三钱　菟丝子（盐水炒）三钱　谷精珠三钱　羊乌珠一对

按：是法以谷精珠善通眼中灵窍，羊睛善能还光，故效。

偏头痛

羚羊角散偏头痛，少阳风热效最宏。

羚角菊桑甘桔梗，蒺藜翘荷苦丁同。

足少阳胆之脉络与手少阳三焦之脉络均行额角，绕耳前后，均司相火。倘肝胆郁热，外风袭之，风火交扇，而成偏头痛。肝胆属木，位东方，故多发于左，然有时亦发于右，盖左右皆少阳之脉也。其脉多浮弦急数。宜清少阳胆络，大忌辛燥之品。此证每由肝之郁勃难伸，肝愈郁而胆愈热，久则有损目失明之害，与前头风害目大略相同。唯此证兼有外风内袭，治法略异。倘无外风之侵，则又须用前法矣。

羚羊角散

羚角一钱（末冲）　刺蒺藜五钱　茶菊花三钱　桑叶三钱　薄荷一钱半　苦桔梗三钱　苦丁茶一钱　甘草一钱　连翘三钱

方解：是法辛凉微苦，仍以羚角为主，专以清少阳之络，故有捷效。世医于此证，常用头痛套方，如羌、防、芎、细等品，徒以增其疾耳，盖不识胆络之治也。

偏头痛（虚性）

肝虚偏痛发清晨，脉弱吐涎目胀疼。

二乌二龙归地芍，杞沙甘味蛎枣灵。

此证因肝血虚弱，肝阳沉衰，虚风内动，按时而作，其痛多发午前晨早之时，或偏左，或偏右，其痛甚苦，喜暖畏寒，痛时以热水帕贴之稍减，口中连连吐涎沫，目亦牵连作胀，每痛数小时始止。翌日按时腹痛，其脉或濡弱而无力，或大或虚，多发于过劳神经系统之人，如政治家、学者及妙龄纤弱之妇女等，至强剧劳力之人，如田翁野妇殆罕发之。其发作有突然而来者，有因兴奋过劳而发者，其发时所患之半面呈苍白色，而另半面呈潮红，此证又名勉学性头痛，盖多以勉学为原因也，主要为神经衰弱症。患者必善忘，而喜静，畏风如矢，恶闻人声，常有多年不治者，医者于此，唯以风药治之，或平肝化风，毫无寸效。盖肝风头痛，有阴虚阳虚之别。其属于肝阴虚者，每朝轻而暮重。肝中之阳虚者，则朝重而暮轻。阴虚者，脉细而数，喜冷畏热；阳虚者脉濡

巴蜀名医遗珍系列丛书

弱，或大而虚，喜热畏寒。予临此证屡矣，皆以自制巽和汤投之，无不随手而愈。

巽和汤

首乌五钱　乌梅三枚　龙眼肉五钱　龙骨五钱　秦归三钱　熟地六钱　杭芍四钱　沙苑子四钱　枸杞三钱　炙草二钱　五味三钱　牡蛎七钱　枣仁三钱　枣皮五钱　木瓜三钱

方解：肝脏血亏气弱，阳气不振，因而虚风妄动，与寻常肝病迥异。凡清肝平肝之凉品，及桂附之辛热，皆在所忌。唯此方温润和肝，所投必效，不仅治头痛，凡肝气虚弱而患一切痛风皆效。其适应病如后。

一因神经衰弱，而常苦头目眩晕不能治事者。凡胃病，久患腹痛、胁痛，脉气虚弱，因肝木乘脾者。妇女奇经八脉衰弱，久崩久带，诸治不效者。久患失眠，多阅书报即头晕头昏者。小儿慢脾风后，身常掣动，而噫气者。少腹痛如癥瘕，胀急不堪，而喜重按者。手足筋挛，屈伸疼痛，而脉弱者。予自制此方后，所治愈以上诸症，不知凡几矣。故详及之。

血虚头晕

血虚头晕风阳升，养血柔肝法最灵。

归芍女贞沙苑稳，胡麻茯神菊乌藤。

肝藏血，其体阴也，因有相火内寄，故体阴而用阳，全赖血液以濡之。倘肝血不足，血燥生风，风阳上升，则有头晕眼花等症，宜养血柔肝自愈。此证乃因血不足，而肝阳上动之故，药不宜过凉，亦不宜酸温之又一治法。

养血柔肝法

当归三钱　酒芍三钱　穭豆衣三钱　甘菊花三钱　胡麻四钱　茯神五钱　沙苑子五钱　女贞子五钱　首乌三钱　钩藤四钱

方解：法用归、芍、穭豆、首乌、沙苑以养血，甘菊、钩藤以息风，胡麻、女贞以滋燥，肝血充而阳自潜也。

风痰偏头痛

内风夹痰头偏疼，眩晕肢麻宜二陈。

天麻菊芍旱莲草，二蒺竹茹牡决明。

肝性急而易动，故肝脏之病较他脏为多。而妇女情志抑郁者，尤多患之。若脾土素虚，聚湿生痰，肝风乘之，则头部时时眩晕，或呕吐，甚则头疼，或偏左偏右，或手指麻木，脉来弦滑，乃土虚木贼也，宜和胃平肝法。

和胃平肝法

法半夏五钱　茯神三钱　广皮二钱　炙草一钱　杭菊三钱　天麻三钱　杭芍（生，打）五钱　竹茹二钱　石决明六钱　牡蛎六钱　蒺藜三钱　沙苑蒺藜三钱　旱莲草五钱

方解：是法以二陈和胃化痰，麻、菊、二蒺清肝散风，竹茹以清肝胆之热，白芍、旱莲滋肝敛阴，蛎、决以降肝逆，此轻病之治法。

按：头痛一证，其类至多，本编所列，仅限于肝风一类，为使阅者知其为类中风之萌芽而先事预防耳，不能遍及诸头证也。

风疹、风丹、赤白游风

概　论

　　患者无他病，唯遍身发出疙瘩，有如丹毒，或痒或痛，或搔破成疮，或仅发于四肢臀部，瘩瘟高起，红晕如霞而灼热，朝轻暮剧，瘙痒不宁，数小时后自散，入暮又发，旧名血风疮，俗名风丹。如所发游走不定，状如流霞，赤曰赤游，白曰白游。旧说为肝脾肺三经风热所致。风疹又名瘾疹，亦多发于周身，或仅发于四肢，其形如粟，或白或赤，亦瘙痒难当，入暮益剧，以热水淋之，则痒暂解，须臾复作。旧法于上三症，不外消风清热除湿，按法投之，效者少而不效者多，此虽皮肤小恙，然往往经年屡月，久治罔验，唯待其病势衰而自愈。余阅历此证，已不知凡几，其初亦为风湿热耳，不甚措意，依法药之，殊鲜效验。后博考方书，所论胥同，乃惶然莫解，以为皮肤之疾，本难治耳，继而殚精极虑，深求其故，忽恍然大悟。盖风丹、风疹、游风三者形状不同，而原因则大约同分六类。一曰肝郁血燥，二曰血虚风动，三曰心脾两虚，四则风热，五则风湿，六则阳虚也。六者之中，尤以阴虚血燥者居多，由风热、风湿者常少。自悟之后，凡遇一切风丹、风疹等证，无不随手奏效，捷于影响。然后知此证本属易治，唯徒知清热消风，则不难而难耳。此证既以风名，故附于风淫病中。

证　治

风疹风丹及游风，原因多端治不同。

疹如粟米丹瘖瘰，昼轻夜重痒难容。

浮大风湿羌活散，浮数风热桑菊功。

心脾两虚归脾效，血虚风动地黄雄。

经来发疱紫胀痛，加味逍遥效功宏。

温毒通圣野菊进，阳虚湿疹助阳松。

风疹形如粟米，或发周身，或发四肢，色白多属风湿，脉来浮大，昼轻夜甚，瘙痒难当，宜羌活散以疏风散湿自愈。若疹色赤，脉来浮数，多为风热，宜加味桑菊饮主之。若脉来右寸关小弱者，脾虚血燥也，归脾汤主之。脉左小弱或细数无力者，阴虚血燥，肝风动扰，此证极多，宜加味地黄汤主之。若妇女每行经时，四肢发块，红紫胀痛者，肝脾郁火也，加味逍遥散主之。若因湿毒郁于血络，赤热痒痛者，宜防风通圣散解之，野菊花汤亦效。唯阳虚生湿发疹一证，与上证迥别。其脉微小而迟，亦昼轻夜重，瘙痒不宁，法当助阳驱湿，不可用凉品及风药，宜助阳除湿汤主之。至风丹一证，形如疙瘩，每发于暮，色赤如霞，热痒难当，其辨证及治法悉与风疹相同。至赤白游风，发于肢体，赤晕如霞，游走不定，瘙痒难当，亦多因血燥生风，或怒火内动肝风，或脾经郁结，血虚生热，风邪因而外袭。不可用风药，风药燥血，其痒益甚，宜加味归脾汤。左脉虚者，宜加味地黄汤。以上各方，随证施治，切勿拘泥。

加味羌活散

治风湿客于肌腠，发疹于皮肤，色白奇痒，脉来浮大而缓。

羌活二钱　前胡一钱半　薄荷一钱半　防风三钱　川芎一钱　枳壳一钱半　桔梗二钱　虫蜕二钱　连翘三钱　赤苓三钱　甘草五分　生姜二片

方歌：瘾疹羌活散相当，羌活前胡薄荷防。川芎枳桔净虫蜕，连翘甘草赤苓姜。

加味桑菊饮

治肝肺风热血燥，疹色赤热，而脉浮数者。

桑叶三钱　菊花三钱　连翘三钱　薄荷一钱半　桔梗二钱　生地三钱　丹皮三钱　玄参三钱　石决明四钱　牡蛎四钱　蒺藜三钱　甘草一钱

加味归脾汤

治肝脾两虚，血燥生风，脉右弱者。

潞参三钱　白术三钱　茯苓三钱　黄芪三钱　当归三钱　杭芍二钱　远志二钱　木香六分　龙眼肉三钱　枣仁三钱　炙草一钱　紫荆皮五钱

加味逍遥散

治脾经郁结，血燥生风，及妇女经来发块，紫胀痒痛，脉来弦或数者。

白术二钱　茯苓三钱　当归三钱　杭芍三钱　柴胡二钱　薄荷五分　丹皮三钱　焦栀三钱　甘草一钱

加减法：若经来四肢发包，红紫胀痛，或不痛而痒，或胃脘亦痛，脉来弦数者，肝脾二经郁火也，去白术、茯苓，加丹参、香附、玄胡、青皮，或用后方。

舒肝解郁汤

凡妇女因肝脾不舒，常患胃脘胁腹胀痛，经水不调，脉弦数者，此方最效。

柴胡二钱　杭芍三钱　青皮一钱半　丹参三钱　香附二钱　焦栀二钱　雅连一钱　郁金二钱　台乌二钱　川芎一钱　玄胡一钱半

加味地黄汤

治风疹、风丹及游风，每发于暮，奇痒难当，色赤灼热，左脉小弱，乃阴血虚，肝阳冲扰，此证最多。久治无效者，此方如神，予尝以此方治愈一切丹疹。

生熟地各四钱　山萸四钱　怀药四钱　丹皮三钱　刺蒺藜三钱　沙苑蒺藜三钱　当归三钱　杭芍三钱　胡麻三钱　甘菊花三钱　桑叶三钱　龙齿四钱　牡蛎七钱　制首乌三钱

防风通圣散

治丹斑瘾疹，大便秘结，小便赤涩，气血怫郁，风火内蕴，及湿毒等症，脉来数实者。

方见卷之十二"闷疫两感"条下。

野菊花汤

野菊花三两　煎汤，半服半洗，极效。此草药也，宜在草药店购之。

助阳除湿汤

黄芪五钱　白术四钱　厚附片三钱　干姜二钱　半夏三钱　砂壳二钱　云茯苓五钱　甘草一钱

附洗方

五倍子一两　苦参一两　蛇床子一两　明矾三钱　川椒三钱　大葱

五根　煎汤洗，一切皮肤发疹、发痒，连洗数次颇效。

风　痹

概　论

　　风痹者，四肢烦疼，或偏废而兼麻木也。经谓：风寒湿三气合而为痹。《金匮》谓：经热则痹，络热则痿。盖此证有寒热虚实之不同。初病在经为轻，久病入脏则重。初病多实，久病多虚。寒则痛甚，热则肿甚。寒则拘急而难伸，热则纵弛而难举。古有三痹之名，风邪盛者，其痛游走，名曰行痹。寒邪盛者，甚痛甚剧，名曰痛痹。湿邪盛者，其痛重着，名曰着痹。其痛有定处，上下相移，痛无歇止，或关节肿痛，或两手两足，或双手足，或偏废不仁不用，似乎中风，而无口眼㖞斜，名曰周痹。左右相移者，名曰脉痹。世所谓痛风、流火、历节风等，皆行痹之俗名也。此证多因风寒湿热之杂邪，侵入经络，窜入血液之中，而致血液变稠，使血液循环发生障碍，刺激知觉神经，而生剧烈之痛，或使全体，或仅仅关节，发热肿痛麻痹，西医称为神经性关节炎，是皆血液之病也。故治此病，无论其为何种原因，必兼通其经络，逐其瘀滞，使血液复其循环之常，则痛可已。若久病入脏，气血已虚，或因气质素虚，而患此证者，又宜补其虚而兼驱邪。若纯用风药，必成痿废。大凡痛痹之证，多有昼轻而夜重者，正阴邪之在阴分也。其有遇风雨阴晦而甚者，此正阴邪侮阳之证也。或得暖遇热而甚者，此湿热伤阴之火证也。有火者宜从清凉，有寒者宜从温热。若筋脉拘滞而痛，屈伸不利，肌肉瘦削，脉来细弱或细数，此血虚血燥筋痿证也，非温养气血不可，切勿仍作风痹治也。

风寒湿痹

寒湿痹痛五积散，麻黄苍芷归芍芎。

枳桔桂姜甘茯朴，陈皮半夏加姜葱。

头肢腰背两脚痛，寒热呕吐服之松。

凡风寒湿三气杂感而为痹，症见头身、腰背、四肢剧痛，或腰腿痛甚，两足酸痛不能行，或寒痹攻胃，呕吐腹痛，脉来弦紧而迟，及脚气肿痛，身热无汗等症，宜此汤以温中散寒自愈。

五积散

白芷　陈皮　厚朴　当归　川芎　白芍　茯苓　桔梗　苍术　枳壳　半夏　麻黄　干姜　肉桂（表重者用桂枝）　甘草　加葱姜同煎。

加减法：有汗去苍术、麻黄；气虚去枳壳，加人参、白术；腹痛夹气加吴萸；胃寒加煨姜；肢冷，虚汗加附子。

乌头汤

此阴寒湿气深入筋骨，外无表证可凭，唯两手两脚关节剧痛，不能屈伸，喜热物熨之，得暖稍轻，或只两腿两足疼痛，脉来弦紧而迟者，此方如神。

麻黄二钱　白芍三钱　黄芪五钱　炙草二钱　川乌（生打，蜜炙）五钱　加盐附子（洗净盐）一两　先煮川乌、附子三句钟，再入余药，加蜜一两，再煮一分钟，始可服。若游走痛者，加桂枝三钱，此方不仅治历节风，凡阴寒四肢不能屈伸，或两腿紫绛而肿，两膝酸痛不能立，六脉弦紧而细，世所谓苏木腿，乃寒湿着痹也。守服此方，无不愈者。

方歌：历节痹痛难屈伸，或加脚气痛维均。芍芪麻草川乌附，脉迟弦紧煮蜜匀。

湿热痹

湿热痹痛脉数洪，历节肿痛治皆同。

防桂膏滑通杏薏，随症加减妙无穷。

痹证属寒者固多，属热者亦不少，经谓：经热则痹，络热则痿。误用辛温，其害立见。此证因风夹湿热，窜入经络，气血交阻，而为痹痛，阳邪主动，自为游走，阳动化风，故痛处热肿，世所谓白虎历节风是也。其脉洪数，右大于左，以热在阳明也，宜木防己汤加减治之。

木防己汤

防己三钱　桂枝三钱　石膏六钱　杏仁四钱　滑石四钱　通草二钱　苡仁五钱

加减法：风胜则游走，加桂枝、羚羊角、桑枝。湿胜则肿，加滑石、萆薢、苍术。寒胜则痛，加姜黄、海桐皮、乳香。面赤口涎多者，重加石膏、知母。无汗者，加羌活、苍术。汗多者，加黄芪、炙草。痰多者，加半夏、厚朴、陈皮。

周　痹

周痹肢节热肿疼，脉来弦数羌防秦。

苍柏当归红花苡，苍耳加皮共紫荆。

凡热痹两手自肩至手指，两足自膝至足跟，肿痛难忍，痛处火热，病名周痹。此因血虚筋失养，又为风寒实热杂邪所束，百骸拘挛，营卫不行，故肢节肿疼。当养血舒筋，除湿润燥乃可。

舒筋除痹汤

羌活二钱　防风三钱　秦艽四钱　苍术三钱　黄柏三钱　当归三钱　红花二钱　苡仁五钱　苍耳三钱　加皮五钱　紫荆皮五钱

东垣舒经汤

此方所治之证，与上证相同。二方皆主祛风除湿，清热活血。盖痹证虽有寒热之别，总由血气阻滞，营卫不通，故二方皆重在通瘀行滞，故能奏效。

麻黄　升麻　羌活　独活　防风　防己　当归　桃仁　红花　黄连　黄柏　知母　猪苓　甘草

方歌：东垣舒经湿热痹，麻升二活与二防。当归桃仁黄连柏，知母猪苓甘草尝。

虚　痹

久虚痹痛三痹汤，十全大补减地黄。

乌头防风与防己，细辛红枣与生姜。

寒湿久留，经脉受伤，气血皆虚，痹痛不已，脉来细弱，喜暖恶寒，只宜补益气血、宣通脉络，使气血得以流行，不得过用风药，以再伤精气也。

三痹汤

人参　黄芪（酒炒）　白术　当归　川芎　酒芍　茯苓　炙草　桂心　防己　防风　乌头　细辛　生姜　红枣同煎。

方解：此《张氏医通》方也。合保元、四君、内补建中、防己黄芪、防己茯苓、《千金》防己等为方。用防风搜气分之风，川芎搜血分之风，细辛搜骨髓之风，于原方去生地、牛膝、杜仲、续断、秦艽、独

巴蜀名医遗珍系列丛书

活，增入防己、白术、乌头以祛除风湿，则参附、芪附、术附、桂附、真武等法俱在其中，而乌头尤具祛痹之功，较原方为效。久痹不愈，可服前振颓丸最效。

附《局方》大防风汤

治痢后脚缓痛不能行，名曰痢风；或两脚肿痛，脚胫枯细，膝头独大，名曰鹤膝风；并一切麻痹痿软，风湿夹虚之候。其效如神。

十全大补汤减茯苓，加附子、羌活、牛膝、杜仲。

松枝酒

治白虎历节风，走注疼痛，或如虫行，诸般风气。

松节　桑枝　桑寄生　钩藤　续断　天麻　毛狗脊　虎骨　秦艽　木香　海风藤　菊花　加皮各一两，当归三两，酒泡常服。

筋　痿

筋挛疼痛不屈伸，脉虚肌瘦筋痿分。

参熟归加苡苍补，鹿虎龟板红丹参。

经云：阳气者，精则养神，柔则养筋。若气虚血弱，而受风湿，筋无所养，渐成痿弱，两手筋挛疼痛，难以屈伸，肌肉瘦削，面白食减，脉来弦细而弱，乃不足之疾。只宜峻补精血，宣通营络，使阳气流通，血得濡养则愈。切忌误用风药。

参鹿饮

人参三钱　鹿角胶三钱（冲）　虎骨（狗骨代）三钱　龟板五钱　当归五钱　元熟地六钱　丹参三钱　红花二钱　苍耳三钱　五加皮五钱　苡仁五钱　碎补四钱

方解：是方以人参补其气，归、地以养血，鹿胶以通督脉、补命门之火，龟板通任脉、滋肾阴之水，虎骨（狗骨代）入骨搜风、强筋健骨，又用丹参、红花以通血中之滞碎，碎补以补骨，苍耳、加皮、苡仁以除湿而坚筋骨，故病可已。予尝以此方治四肢腰脊痛楚难堪，不能略动，脉来细濡，曾治半年益剧，处以此汤数剂，而沉疴若失。

溢　饮

溢饮原来似痹风，肢节酸疼牵引痛。

芪术砂半与姜蔻，兼服控涎有奇功。

溢饮一证，四肢酸软，烦疼，与着痹、行痹颇相似，但溢饮不赤热、不肿，脉来阳微而阴涩，若误以风治，多成废人。盖此证乃太阴脾虚，溢饮为患，痰饮流入经脉，则随气之升降，牵引钩痛，入肝则麻痹疼痛，停于关节，则四肢酸痛，总由脾虚不能宣布痰饮，宜理脾涤饮主之。

理脾涤饮

黄芪五钱　白术五钱　姜半夏七钱　砂仁二钱　干姜二钱　白蔻末二钱（冲）

加减法：痹痛兼风，加虎骨、灵仙，在手加桂枝、姜黄片，在足加附子。此方芪、术大健中气，砂、半醒脾开胃而化痰饮，白蔻宣畅胸膈，干姜温中逐饮。以此方加味统治五饮至效。

控涎丹

治人忽患胸背、手足、腰项筋骨牵引钩痛，走易不定，或手足冷痹，气脉不通，乃痰涎在胸膈上下，误认瘫痪，非也，宜此丹。

甘遂　大戟　白芥子　等分为末，糊为丸，黄豆大，姜汤下五七丸，不知渐加，得泻痰水停后服。

结　论

以上所列各痹，俱与风病相似，但风则阳受之，痹则阴受之，故多重着沉痛。风之与痹，皆由风邪所致，但外有表证之见，而见发热头痛等证。或得汗则解者，是皆有形之谓。此以阳邪在阳分，是即伤寒中风之属也。故病在阳者，命曰风，以小续命汤、五积散、大秦艽汤等为良法。若既受寒邪，而初无发热头疼，又无变证，或有汗，或无汗，而筋骨之痛如故，及延绵久不能愈，而外无表证之见者，是皆无形之谓。此以阴邪直走阴分，即诸痹之属也。故病在阴者，命曰痹。其或有表证，而疼痛又不能愈，此即半表半里，阴阳俱病之证。故阴阳俱病者，命曰风痹。风痹之治，亦以小续命等汤为最效。盖小续命汤及五积、大秦艽等，皆能祛风寒、和营卫、通经络、调气血，本为治风痹之良方。后世则以续命治猝倒之中风证，误之甚也。痹证若无表证可据，而唯痛楚不堪，则当察其虚实施治。若为风寒暑湿杂邪留滞于内，致湿痰浊血流注凝涩者，则以木防己、舒经等汤治之。若久病缠绵不愈者，总由真阴亏损，气血衰弱，则以古黄芪五物汤、大秦艽汤及三气大防风等汤治之，使气血流行，则诸邪随去。若过用风湿痰滞等药，再伤气血，必反增其病矣。

卷之二 火淫病类

概 论

诸病之中，火病为多，晚近以来，气运火化，人在气交之中，有不随之而病乎。况近来人事日繁，则郁火潜藏，如曲运心机，则心火内生。愤怒不戢，则肝火生。劳倦过甚，则脾火生。烟酒日炙，则肺火生。房劳过度，则肾火生。内火既萌，外火得以乘之，同气相感，立兆焚如，此火病之所以独多也。沈尧封曰：火之微者曰温，火之甚者曰热。举凡伏气温热，皆火淫病也。故本编统春温热病于火淫病中。夫春温之为病，其原有二，经曰：冬伤于寒，春必病温。是言伏气之为病也。故冬伤于寒，甚者即病而为伤寒，微者不即病，其气伏藏于肌肤，或伏藏于少阴，至春阳气开泄，忽因外邪乘之，触动伏气乃发。又有郁极自发，不因外邪而动者。大凡其邪藏于肌肤者，皆冬令劳苦动作，汗出之人。其藏于少阴者，皆冬不藏精，肾精内亏之辈。一实一虚，不可混。详其伏气，则有五焉：一曰春温，二曰风温，三曰温热，四曰温毒，五曰晚发。春温者，由于冬受微寒，至春感寒而触发。风温者，亦由冬受微寒，至春感风而触发。温热者，亦由冬受微寒，郁久而化热，至来春阳气鼓荡，不因风寒，伏气自内暴发。温毒者，由冬受乖戾之气，至春夏之交，更感温热伏毒自内而发。晚发者，又由冬受微寒，当时未发，发于清明之后，较诸病晚发一节也。此五者，皆由冬伤于寒，伏而不发，发于来春，而成诸温病也。又有温疹、温疫，传染最烈，不尽由伏气，另详后部，兹不复赘。

按：每年六气，自春分起，为相火司令，为一岁中二之气，故列火淫病于风淫病之次焉。

春　温

　　　　春温初起外感寒，发热无汗而恶寒。

　　　　头身疼痛脉浮紧，葱豉苏防陈桔全。

　　时当初春，尚有余寒，或反寒于冬令，因感寒邪，触动伏气而发。病初起头身皆痛，寒热无汗，咳嗽口渴，舌苔浮白，脉息举之有余，或弦或紧，寻之或滑或数，宜辛温解表。虽有伏邪，亦随解矣，不可骤用寒凉，反使邪内陷，而生变也。

　　辛温解表法

　　葱白五节　淡豆豉四钱　苏叶三钱　防风三钱　陈皮二钱　苦桔梗三钱　甘草一钱　杏仁二钱

　　方解：是法以葱、豉、苏、防祛其表之寒邪，杏、陈、桔梗开其上中之气分，用代麻黄最稳。倘寒邪甚者，再加羌活、生姜以促其汗。

风　温

　　　　风温头疼脉浮数，汗热夜甚咳而渴。

　　　　苔白银翘荆荷蒡，桔甘竹豆芦根和。

　　五行之性，水润下而火炎上，故寒邪伤人，始于足太阳，由下而上也；温病伤人，始于手太阴，由上而下也。其症头痛，盖春气在头，火上炎也。脉来浮数，或两寸独大，风热在上也。阳热蒸发，故身热自汗，至暮益热，火旺于阴也。肺气郁则咳，火克金故渴，舌苔微白者，当用银翘散辛凉以解之。

银翘散

连翘五钱　银花五钱　苦桔梗三钱　薄荷三钱　竹叶三钱　甘草一钱半　芥花三钱　淡豆豉三钱　牛蒡三钱　鲜苇根汤煎。

加减法：胸膈闷者，加藿香、郁金。渴者，加花粉。项肿咽痛者，加马勃、元参。衄血者去芥花、豆豉，加白茅根、侧柏炭、栀子炭。咳者，加杏仁。二三日病渐入里，加细生地、麦冬保津液；再不解，或小便短赤者，加黄芩、知母、栀子。若初起身痛而恶寒者，是有寒邪在表，本方加苏叶、防风以祛其寒，解后不可多服，恐化热也。口渴苔黄，加石膏、知母，名银翘白虎汤。

按：银翘散一方，乃辛凉平剂也。经云：治上焦如羽。言药宜清轻。肺位最高，而为清虚之脏，故药宜轻而清者，方能合拍。本方如芥花、薄荷之辛凉芳香，祛风散热，银、翘败毒解热，牛蒡润肺豁痰，香豉解肌去邪，桔梗开肺，竹叶凉肌，甘草缓中，苇根清热。诸药纯然清肃上焦，不犯中焦，有轻可去实之功用，于风温初起，效力颇宏，唯不宜于风寒。尝见世医辄以是方治一切外感，将谓六淫之邪皆属温乎，更有谓近年无伤寒病，凡有热病皆温病也。然则习医者，但执几卷温病方书，即可应世矣，又何必劳神苦思，以钻研《内》《难》《伤寒》乎。

风温感冒

感冒风温头目昏，微热微渴咳嗽生。

桑菊甘桔薄荷叶；连翘杏仁与芦根。

此风温轻邪，客于皮毛，皮毛为肺之合，头目但昏闷而不甚痛，身微热，口微渴，而咳逆，病甚轻微，药宜清轻，桑菊饮主之。

桑菊饮

杏仁二钱　连翘一钱半　薄荷八分　桑叶一钱半　菊花一钱　苦梗二钱　甘草八分　苇根二钱

加减法：二三日不解，气粗似喘，燥在气分者，加石膏、知母。舌绛，暮热甚燥，邪初入营，加元参二钱，犀角一钱。在血分者，去薄荷、苇根，加麦冬、细生地、玉竹、丹皮各二钱。肺热者，加黄芩。渴，加花粉。

温　病

温病无汗体灼燔，懊憹昏谵渴背寒。

银翘知膏玄麦豆，薄竹茅芦二根煎。

是病因冬令受寒，伏而不发，到来年春分之后，天气温暖，阳气弛张，伏气自内而动，一达于外，表里皆热。其症口渴引饮，不恶寒而恶热，内热甚者，则心烦懊憹，神昏谵语，尿赤或便泄。里阳极盛，格阴于外，则背微恶寒，脉来浮数沉滑，皆热不得越之象。倘周身犹觉拘束，头犹觉疼，但热而无汗者，急当托邪外透，得汗则解。生津透邪法主之。

生津透邪法

银花五钱　连翘四钱　知母三钱　生石膏六钱　元参三钱　麦冬三

钱　香豉四钱　薄荷三钱　淡竹叶三钱　鲜茅根、鲜芦根各一两，煎汤代水。

方歌：温热汗多易伤阴，唇焦齿燥里热蒸。连翘花粉鲜石斛，玄麦生地共茅根。

方解：伤寒非汗不解，温病亦非汗不解。温病无汗之因有二，或表有微寒，闭其卫分；或热甚津伤，涸其汗源。二者皆不可强责其汗，但调其阴阳，听其自汗。是法以白虎泻其壮火，玄、麦以生津，培其汗源，银、翘、薄、竹清解透表，芦、茅二根，托邪外出。伏邪一透，汗出微微，温热自解。若妄用辛温，强发其汗，则祸不旋踵。

温病固喜汗解，亦忌多汗。若内热太盛，逼其津液外泄，汗出不正，最易劫液生风，症见唇焦齿燥、大渴引饮，皆津液枯涸之象。当急顾其津液，以清热保津法施之。凡冬温温疟，舌苔变黑，悉同此法。

清热保津法

连翘三钱　花粉四钱　鲜斛八钱　玄参五钱　鲜生地八钱　麦冬四钱　参叶一钱　茅根五钱

方解：温病多汗，必涸其阴，故用连翘花粉清其上中之热，鲜斛、鲜地滋其中下之阴，麦冬退热除烦，参叶生津降火，若火势甚者，仍宜加石膏以清阳明之热，茅根引热从小便而解。

阳明温热

热入阳明壮热烦，舌黄脉洪渴汗谵。

白虎膏知甘粳米，洋参翘地一同煎。

风温在上不解，渐入中焦，阳明受邪，其身壮热，心烦，口渴，舌苔转黄，大汗不止，津液已伤，胃络上通于心，热甚则谵语，脉浮洪者，热在气分也。宜辛凉重剂，加味白虎法。

加味白虎汤

生石膏一两　知母五钱　生甘草三钱　粳米一合　西洋参二钱　连翘四钱　细生地五钱

方解：是法以白虎加参汤为主清热而生津，加连翘透热于表，加生地滋阴于里，为热盛津亏之要方也。

温病误表

风温误表热伤津，欲眠合目汗蒸蒸。

口燥身重而谵语，遗尿面垢腹膨膨。

竹叶石膏洋参斛，银犀竹沥梨蔗清。

风温误用辛温发汗，益助其火，而伤其津，阳明热盛，则神昏身重而多眠不醒。热蒸于内，则汗出不止。津液已伤，故口大渴。火能令人昏，故神昏而谵语。热陷膀胱，竭其津液，则遗尿不知。阳明热重，胃壁作胀，故腹膨满。火炎于上，面如油垢。脉来浮数者，乃温邪内逼阳明。津液劫夺，神机不运也，宜加味竹叶石膏汤。

加味竹叶石膏汤

洋参二钱　生石膏一两　知母四钱　麦冬四钱　竹叶三钱　鲜石斛

一两　犀角一钱　银花五钱　竹沥一杯　生甘草二钱　雪梨汁、蔗浆各一杯（冲）

方解：温病误汗，则阴亡于外；误攻，则阴亡于下；误服辛热，则阴竭于内。救阴之法，乃救胃之津液，不可误用滋腻，反郁邪火，而窒气机。故上证主以竹叶、石膏，而不用定风复脉也。去原方之半夏以避燥，仍加知母以清金。加犀角者，以胃络通心，心被火焚，神明已失，加以急清心热也。银花以败热毒，竹沥以涤痰热，斛、甘、蔗、梨以复其津。此津伤而阳明热炽之妙法也。

风温夹痰

风温夹痰热汗烦，痰饮喘咳宜清宣。

滑数石膏苓葶杏，瓜仁苡仁芦根煎。

温病最多夹痰之证，肺气闭塞，在小儿乳食不节，生痰化热，尤多此证，西医名急性肺炎。其症壮热自汗，咳嗽气喘，痰声辘辘，脘闷渴饮，多喜热汤。因痰阻上脘，喜热汤以化之，不可误认为寒。若烦躁尿赤，痰涎黏滞，甚则神昏，脉来滑数者，宜清肺饮。

清肺饮

生石膏八钱　杏仁四钱　茯苓皮三钱　苦葶苈三钱　冬瓜仁三钱　苡仁四钱　鲜芦根五钱

方解：上法即《金匮》苇茎汤，去桃仁，加石膏以清肺胃，杏仁、葶苈以降肺气而逐痰饮。若表有风邪，加芥花、薄荷。

热饮喘咳

喘咳息促吐稀涎，右脉洪大发声难。

热饮内伏寒外束，麻黄杏仁与石甘。

《金匮》谓病痰饮者，以温药和之。盖饮属阴邪，非温不化，故饮病当温者，十常八九，然当清者，亦有一二。如此证喘咳息促，肺气闭塞，其势甚危，所吐者，稀而黏滞之涎痰，异于清痰，乃肺热之甚也，右脉洪大，纯然肺病，此西医所谓之急性肺炎也。此乃饮邪阻隔心火，壅遏肺气，不能下达。音出于肺，肺金实则无声，故音哑。唯宜麻杏石甘汤以宣通肺气，俾寒散热清，而喘咳自已。

麻杏石甘汤

麻黄一钱半　杏仁三钱　生石膏八钱　甘草二钱

此方原治伤寒发汗后，汗出而喘，无大热者，此汤主之。谓无大热者，乃肌表已无大热，而内部之水热则甚也。故凡哮喘，胸中发热，气逆涎潮，大息呻吟，声如拽锯，鼻流清涕，心下硬塞者，须服此方。

小儿暴喘，俗名马脾风，因寒客于肺俞，寒化为热，闭于肺经，而气管阻碍，呼吸不通，故胸高气促，肺胀喘满，两胁扇动，陷下作坑，鼻窍扇张，神气闷乱，急用此方。加细茶叶，名五虎汤，其喘自止，唯石膏宜末细冲药服为佳。

如须汗出者，恐麻黄少用不能得汗，服药后，可服西药阿司匹林瓦许，以助其汗，如内热重者，再加石膏之量。

此方所治甚广，凡白喉初期及疫喉痧初期，以及外感喘嗽、头疼齿痛、两腮肿痛，凡病因于风热者，皆有特效。小儿麻疹喘促，疹忽收没，审系内热乍感风寒者，投此方如神。

热痰胸痹

痰热胸痹痞呕连，舌苔黄腻壮热烦。

小陷石蒲金枳贝，杏茹栀翘莱菔煎。

上证壮热、烦躁、口渴，邪火盛也。然胸痞而呕，舌黄不燥，则兼痰也。痰热阻滞气机，邪热无从发泄，蒸于表则壮热无汗，郁于里则烦躁谵语。徒清热则气机不开，转增痰势。医者于此证，用寒凉无效，表散愈甚，见其神识欲迷，遂进清宫、紫雪，殊热势弥增，神遂迷闷矣，乃诿为不治。不知清肃肺气开其胸痹，热自解也。此病予见之屡矣，投以此汤而愈。

加味小陷胸汤

全瓜蒌一枚六钱　半夏五钱　雅连二钱　杏仁四钱　石菖蒲一钱半　郁金三钱　连翘三钱　枳实二钱　川贝母三钱　竹茹三钱　栀子三钱　鲜莱菔一大枚切丝，煎汤代水。

方解：上法以小陷胸加枳实，逐其痰热，然痰非辛不开，故佐石菖蒲、郁金、杏仁以降肺气而转气机。竹茹、贝母以通络开郁。连翘清上焦之结热，栀子引热下行。莱菔辛开而不燥，化痰有殊功。气机一转，痰行热消，若用大寒，反增其闭矣。

按：前苇茎加味汤乃治肺痈之法，此方乃治肺痹之法，二病虽原因相同，但病灶却有分寸。以肺位最高，称清虚之脏，药宜清轻，不用重浊，气味须微辛以开之，微苦以降之，适合乎轻清娇脏之治也。痰在胸膈，则当用仲景之陷胸及诸泻心汤始能合拍，总以流通上焦清阳为主。温病最多夹痰证，唯其夹痰，则病情反复，而医每为之所惑也。

气血两燔

气血两燔脉数洪，烦渴夜热舌深红。

玉女膏知甘竹叶，生地丹皮玄麦冬。

温病气分未罢，邪已侵营，脉来数洪，或右大于左，邪犹在气也。夜热加甚，舌色深红，邪已入营也。深红即绛色也。气血两燔，不可专治一边，宜加减玉女煎主之。

加减玉女煎

生石膏一两　知母四钱　元参四钱　麦冬六钱　细生地六钱　竹叶三钱　牡丹皮三钱　甘草一钱

方解：是法以竹叶、石膏清气分之热，玄、地、丹、麦清营血之热，俾气血之热齐解，庶免咽痛失血。发斑、发疹等证之变生也。

温热入营

热邪侵营舌绛干，不渴脉数夜热谵。

银翘绿豆玄麦地，犀角竹叶与连丹。

热在气分，舌色或白或黄，倘舌色转绛而干，两寸脉大而数，是热已深入营分。蒸腾营气上升，故不渴。入夜则热益甚，神益昏而谵语，皆入营的候也，清营汤去黄连主之。

清营汤

犀角一钱　生地五钱　元参三钱　竹叶心一钱　麦冬三钱　丹参二钱　黄连一钱半　银花三钱　连翘二钱　绿豆一两

方解：热已入营，津液大伤，故以银、翘、绿豆清火解毒；麦冬、生地救液清营；犀角直透营热，使邪外溃；丹参解血分之郁火；竹叶引之达表；去黄连恐其深入也。

温病衄吐

太阴温病血上溢，银翘犀地合方宜。

阳明洪长寻玉女，大黄泻心效攻奇。

热邪入营，营血被扰，失其血液循环之常道。逼而上出，或因肺热盛而上为衄者，以银翘散合犀角地黄汤主之。若因胃热盛，气逆不降，夹冲脉之血而吐者，脉必洪长数大，加味玉女煎主之。若大衄大吐，势太甚者，唯《金匮》大黄泻心汤，直折其炎威，其血自止。

银翘散

方见前，已用过表药者，宜去芥花、薄荷、豆豉。

犀角地黄汤

犀角一钱　生地一两　白芍八钱　丹皮四钱

二方合用气血两清。

大黄泻心汤

大黄　黄连　黄芩

方解：是方用大黄直入阳明之腑，以降上逆之炎威。佐以黄芩清金，使清肃之气下行。以黄连清火，使火不妄动。凡吐血因热逼上出者，服之如响，且愈后无瘀血之患。

加减玉女煎

方见前。

温 疹

温邪发疹壮热烦，头疼自汗咳连连。

脉来浮数夜热甚，银翘玄地犀桑丹。

温毒郁于皮毛，热不得透，遏于血络而成疹，肺主皮毛，故疹属于肺。小儿风温，最易发疹，以春冬两季为尤多，且易传染。其症头痛身热，入夜益热，恶风自汗，红疹隐隐，状如粟米，抚之碍手，而兼咳嗽气逆，神烦少寐，脉来滑数浮弦，舌边尖红，舌苔浮白。宜银翘散去豆豉，加犀角、生地、丹皮、大青叶，倍元参主之。

银翘散

方见前，去豆豉，加后诸味。

犀角五分　细生地五钱　大青叶三钱　丹皮三钱　元参八钱

法主辛凉解肌透络，清营而护津液，加犀角尤为得力。

温　斑

　　阳明发斑如锦纹，烦渴昏谵热蒸蒸。

　　脉洪白虎合犀地，银翘芦茅共玄参。

　　温热之毒踞于阳明，发于肌肉而成斑，红色大片有如锦纹，其色红者，胃热轻，紫为热重，黑色为危，鲜红为邪透达者，吉也。其症蒸蒸发热，大渴饮冷，烦躁神昏，谵语，尿赤，便闭，舌绛苔黑，脉来洪数，宜化斑汤。

化斑汤

　　生石膏一两　　知母四钱　　甘草三钱　　犀角二钱　　鲜生地一两　　元参五钱　　丹皮三钱　　银花五钱　　连翘四钱　　芦根一两　　茅根一两　　粳米一合

　　方解：是法以白虎清阳明之壮热，犀角地黄汤以凉血清营，银翘以解毒，芦、茅根透肌，玄、地增液。热重神昏者，先服紫雪丹一钱。

热入心包

　　热入心包神识昏，苔黑谵语笑或痉。

　　清宫莲心玄麦心，连翘犀角竹叶心。

　　更加菖远银花贝，牛黄至宝紫雪斟。

　　温邪不解，最易逆传心包。热闭心包，则神昏肢厥而烦躁不宁，舌苔转黑，火极似水也。心主言，故谵语不休，或笑，或不语如尸。舌为心苗，包络代心用事，热甚络强，故舌謇。火盛则风生，故痉，外则身壮热，内则烦渴不解。脉来洪数，宜加味清宫汤治之。

加味清宫汤

犀角一钱　玄参心三钱　莲子心五分　竹心二钱　连翘心二钱　连心麦冬三钱　石菖蒲一钱　远志三钱　银花五钱　川贝母三钱

加减法：热痰盛，加竹沥、梨汁各五匙。咳痰不清，加蒌皮二钱。热毒盛，加金汁人中黄。

方解：是法治热闭心包之主方也。火能令人昏，水能令人清。神昏谵语，水不足而火有余，又有秽浊痰涎也。故用咸寒清芳之品，而皆用心，功能直入心包而迅解其热，更加银花败毒、菖蒲开窍、贝母祛其热痰，再兼服牛黄、至宝、紫雪等，以期救急扶危于俄顷耳。

安宫牛黄丸

每服一丸，或半丸。脉虚者，人参汤下。脉实者，银花薄荷汤下。小儿痉厥之因于热者，服半丸，不知再服。大人病重体实者，日再服，甚至日三服。

紫雪丹

冷水调服五分，甚者一钱，不知再服。

至宝丹

每服一丸。

以上三药，安宫牛黄丸最凉，紫雪次之，至宝又次之，主治略同，而各有所长，临用斟酌可也。因药店皆有成品，故不录方。

温　痉

热陷厥阴火生风，弦数昏喋强角弓。

手足抽搐时作止，清离定巽法可宗。

犀羚玄地翘钩贝，竺决龙牡桑菊功。

三焦与胆同司相火，厥阴者，足厥阴肝也，肝属风木，胆蕴相火，温病在上焦不清，陷入此经，则火动风生，而筋脉挛急，故手足抽搐、角弓反张。风阳上升，则神明迷乱，身热口渴，脉来弦数，状若惊痫，此热劫津液。金因木旺，宜用清离定巽法，兼服牛黄、紫雪，芳香以开膻中，愈后以六味、三才、复脉辈，以复其阴。

清离定巽法

乌犀角一钱　羚角六分　菊花三钱　桑枝五钱　钩藤四钱　细生地五钱　玄参四钱　连翘三钱　川贝三钱　桑叶三钱　石决明一两　龙齿五钱　牡蛎一两　竺黄三钱　兼服安宫牛黄丸一粒化冲。

方解：此热极生风之法也。方用犀、羚、桑、钩以平肝风而宁抽搐。玄、地以保其阴，翘、贝、竺黄清心化痰，石决、龙、牡潜阳镇逆。大易以离为火，以巽为风，方曰清离定巽，即能清火定风也。倘昏愦甚者，宜加远志、石菖蒲、郁金以开之。

大凡肝胆为发温之源，阳明为成温之薮。诚以肝主回血，血中含有炭素，每从火化，故厥阴经最多伏火，每夹春温时气而暴发。其发也，若阳明热，肝火乘之，则身壮热而发斑。若本脏自病，筋被火灼，则成痉厥。盖足厥阴肝脉上达颠顶，颠顶即神经中枢，伏热夹肝火刺激神经，故成痉厥。总宜清热解郁、化痰息风，兼用至宝丹等异类灵动之品直清神经，自然神清痉定。

温疹夹痰

温病夹痰发疹斑，神昏便秘呃声连。

胸痞拒按痰气阻，误用滋腻命难全。

犀玄竹贝覆杷蒌，菀蒲白前紫雪丹。

温病误服升散，遂发赤疹，神气渐昏，医见其发疹神昏，乃予以犀角地黄汤，而反遗尿、痉厥，医皆束手，莫知其故。昔王孟英曾遇此症，诊其心下拒按，上为呃逆，下而便闭，乃曰是热痰尚阻气分，误服升提，每成结胸。地黄滋腻，实为禁药。孟英曰：本年感症甚多，每见神未全昏，便不甚闭，唯胸前痞结，不可救药而死者，非升提之误，即滋腻之早投也，以后方投之而愈。

按：温病夹痰者甚多，倘不辨清，径投滋腻，鲜不偾事，及其既误，而犹以为方是病怪，惑之甚也。

清营化痰法

是法清营热以消疹，肃肺气以豁痰，凡温病营热而痰阻气滞者宜此。

犀角一钱半　元参八钱　竹茹三钱　川贝六钱　覆花三钱　瓜壳三钱　紫菀三钱　白前三钱　石菖蒲二钱　枇杷叶四钱　紫雪丹五分

温　毒

温毒上攻咽喉痛，耳前后肿颊肿同。

面赤头肿大如斗，壮热神昏脉数洪。

银翘荆薄蚕牛马，玄蓝甘桔芦根功。

温毒者，秽浊也，即微菌也，与温热混和，每当春夏天时暴暖，地气发泄，多有是证。秋冬地气间有不藏之时，亦有是证。以小儿患者为多。如温毒发越于上，盘结于喉而成肿痹，经谓一阴一阳结，谓之喉痹。盖少阴少阳之脉皆循喉咙，今毒聚此间，则少阴君火、少阳相火相济为炎也。耳前、耳后、颊前肿者，皆少阳经脉所过之地，颊车不独为阳明经穴也，西医称为流行性耳下腺炎。初起时，耳下腺嫩冲肿起，进而波及颊部、颈部，耳下微觉痛，开口咀嚼，均困难是也。大头瘟者，亦流行性病，头肿大如斗，目合无缝，神识不清，或红肿成块，游走不定，头则痛而难举，壮热便结，口渴口燥，或咳嗽气喘，脉象皆浮大洪数，统以普济消毒饮加减治之。

普济消毒饮去升麻柴胡芩连方

连翘一两　薄荷三钱　马勃四钱　牛蒡六钱　芥花三钱　僵蚕五钱　元参一两　银花一两　苦梗一两　甘草五钱　芦根一两　板蓝根五钱

是方为东垣治大头瘟之良方。热重仍宜加芩、连，便秘加酒炒大黄三钱，以釜下抽薪，效尤速。

巴蜀名医遗珍系列丛书

附 喉痛良方

六神丸

治时邪疫毒，烂喉丹痧，喉风喉痛，双单乳蛾，一切无名肿毒。每服十丸，热汤化开，徐徐咽下，重者再进一服，极效。

锡类散

治疫喉乳蛾，牙疳口舌腐烂，每用少许，吹于患处，神效。

附 颊肿敷方

水仙膏

治耳前后肿，用水仙花根，剥去赤皮根须，入臼捣烂，敷于肿处，干则易之，俟肤生粟米黄疮为度。

温 疫

温疫壮热头剧疼，吐泻烦渴脉数弦。

竹叶石膏加竹茹，升葛青蒿白芷煎。

热解头昏脚酸软，四物瓜苁苓蒿全。

时当春夏之交，常有流行性之温疫。而与夹有秽浊毒菌之瘟疫不同，此证多发于阳明、少阳二经，一起即周身壮热，头痛如破，呕吐烦躁，大渴引饮，鼻干，不得卧，或泻或不泻，或腹疼或不疼，而胸膈痞胀，脉来浮数而弦。此证尚在气分，不可径投滋腻之营药，宜加味竹叶石膏汤主之。

加味竹叶石膏汤

生石膏一两　知母四钱　米洋参一钱　鲜竹叶二十片　生甘草一

钱　升麻一钱　粉葛根三钱　鲜竹茹三钱　香白芷二钱　鲜青蒿五钱

凡六经头痛，以阳明头痛为最急而暴，盖阳明为多血多气之腑，其悍气上冲夹血并于上，与脑充血症相似。故凡患此者，莫不头痛难忍。予治一少年患此病，医院屡用镇痛消炎之药而无效，予投以此汤，一剂而愈。

加味四物汤

生地六钱　秦归二钱　杭芍四钱　苡仁五钱　木瓜三钱　黄芩二钱　青蒿三钱

热退头痛止，唯口犹渴，尿涩头昏，脚酸无力，皆阴血暴伤也，宜此方。再此证与时行瘟疫病类之清瘟败毒饮证略同，但彼证已入营，且兼毒菌，此则为伏气，温邪而暴发，尚未入营，故不宜清瘟败毒饮。病有貌同而实异者，当区别之。

寒温发颐

> 温毒发颐耳下肿，高肿嫩红痛为阳。
>
> 若还漫肿色不变，不疼木硬寒为殃。
>
> 阳证凉膈消毒饮，风寒荆防败毒康。
>
> 阴寒凝聚脉迟细，术砂姜桂麻藿香。

发颐一证，须分阴阳，若耳前后肿，或颊肿，肿势高出，嫩红疼痛，易于成脓，脉浮数者，先与凉膈散，继用消毒饮。若内无郁火，但因外感风寒客于少阳者，则漫肿不疼，肉色不变，但木硬，口舌不干，忌用清凉，以荆防败毒散主之。若因阴寒凝聚，面唇青白，脉息无神，肿处木硬，宜辅正托邪法外敷硫黄膏，治者须分别，勿误。

凉膈散

治心火上盛，中焦燥实，烦躁口渴，目赤头眩，口疮唇裂，吐血衄血，大小便秘，诸风瘛疭，胃热发斑发狂，及小儿急惊等症。

连翘五钱　酒军三钱　元明粉三钱　甘草二钱　焦栀三钱　酒芩三钱　薄荷一钱半　竹叶三钱　加蜜一两同煎。

方歌：凉膈硝黄栀子翘，黄芩甘草薄荷绕。竹叶蜜煎疗膈上，中焦燥实服之消。

消毒饮

即普济消毒饮，见前。

按：阳明邪热，兼少阳相火为病，视其病势在何部，随经处治，当缓，勿令重剂过其病所。阳明为邪，首大肿，少阳为邪，出于耳前后，予每治此证，初用凉膈散，继以消毒饮，无不立愈。

人参败毒散

治四时感冒伤风及时疫疠气，头痛，憎寒壮热，项强睛暗，鼻塞声重，风痰咳嗽，赤眼口疮，湿毒流注，脚肿腮肿，喉痹毒痢，风温发疹瘙痒。

人参　羌活　独活　柴胡　前胡　川芎　枳壳　桔梗　茯苓　甘草
加生姜、薄荷少许。

荆防败毒散

即前方去人参，加荆芥、防风，名荆防败毒散，亦治肠风下血清鲜。

方歌：人参败毒茯苓草，枳桔柴前羌独芎。薄荷少许姜三片，时行感冒有奇功。

按：人参败毒散治流行性感冒之神方。宋元人曾以是方屡救数省时疫。若治时疫，两腮、两颊、耳前后或咽喉等处肿者，依本方减人参，加牛蒡、连翘治之。又治时疹，谓初病即有之疹，与温疹迥乎不同。荆防败毒散治风湿发疹，遍身瘙痒有殊效。

辅正托邪法

治阴寒凝结，漫肿不疼，无论发于何部，皆可施以此方。

焦术三钱　砂仁二钱　安桂一钱　炮干姜一钱　麻黄一钱　藿香三钱

硫黄膏

硫黄二两　莜面一两　麦曲一两　热水调敷。

温热霍乱

温热郁久成霍乱，肢冷脉伏腹不疼。

口渴苔黄尿短涩，神情烦躁汤黄芩。

凡未交五月芒种之前，暑湿之令未行，忽患霍乱，大吐大泻，仍是冬寒内伏，气机郁遏不宣，欲变温病而未成，遂转为霍乱，与伏暑为患者殊途同归。但腹不痛耳，以寒邪化热，究与暑湿较异。其症上吐下泻，手面皆黑，目陷睛窜，厥逆音嘶，脉伏无尿，舌紫苔腻，大渴汗淋，神情瞀乱，危在顷刻，当急予此方，再刺曲池、委中二穴出血。

黄芩定乱汤

黄芩　香豉　焦栀各三钱　蚕沙六钱　法夏二钱　盐水炒广陈皮二钱　蒲公英七钱　竹茹三钱　雅连一钱半　吴萸五分

加减法：阴阳水煎，候温徐服。转筋者，加苡仁八钱，瓜络四钱。尿行者，再加木瓜三钱。湿盛或发黄，加连翘、茵陈各三钱。气实者，加枳壳、桔梗。食滞者加厚朴、莱菔。口渴者，以藕汁频灌，或茅根汤。

方歌：温热霍乱汤黄芩，栀豉萸连蒲公英。橘半蚕沙鲜竹茹，阴阳水煎服之灵。转筋苡仁丝瓜络，湿盛连翘与茵陈。

阳明热结

阳明热结势如焚，舌黑芒刺脉数沉。

大渴潮热汗谵渴，承气急下莫因循。

阴虚气弱休浪用，增液承气法最灵。

伏温之邪，由春夏之温热之气蒸动而出，此其常也。亦有当春夏之间，感冒风寒，邪郁营卫而为寒热。因寒热而引动伏气，初起一二日，第见新感之象，意其一汗而解，乃得汗后，表证略减，而里热转甚，昧者眩其病，状几若无可把握，不知此新邪引动伏气之证，随时皆有。治之者，须审其伏邪与新感孰轻孰重。若新感重者，先撤新邪，兼顾伏邪。伏邪重者，则专治伏邪，而新感自解。若中焦夹有形食积浊痰，则邪热蒸蕴，每每乘机入胃，热结于中，而为可攻之证。盖胃为五脏六腑之海，位居中焦，最善容纳。邪热入胃，则不复他传。故温热病热结胃腑，得攻下而解者，十居六七。陆九芝谓温病自内燔，其最重者，只有阳明经腑两证。经证用白虎汤，腑证用承气汤，有此两法，无不可治之温病矣。其意专重阳明，若温病决不涉及别经者，其言亦未免太偏。总之温病邪热郁蒸，入于阳明者居多。热在于经，犹属无形之热，其症烦渴多汗，狂谵脉洪，此白虎汤证也。若热结于腑，则齿垢唇焦，面目俱赤，日晡潮热，口臭气粗，舌苔焦黄而起芒刺，神昏谵语，大渴不解，大腹满硬，脉来沉实而数，甚则脉体反小而实者，此承气证也。宜急下以存阴，切勿因疑生怯，反致因循贻误。下之得当，可以取效反掌。若其人阴素虚，病久体弱，不可行承气者，先服增液汤，以增水行舟。服后十二时观之，大便仍不下者，增液合承气。二法兼施，虚实两顾，无不应手而效。

大承气汤

熟大黄四钱　元明粉三钱　厚朴三钱　枳实三钱

阳明实热之证，当用大小承气，急下以存津液，但受温热之病，弱体居多，虽有是证，不能径用是药。故以元明粉易芒硝，取其性稍缓耳。

增液汤

元参一两　麦冬八钱　细生地八钱

温病之不大便，不出热结液干二者之外。其偏于阳邪炽甚，热结之实证，则用承气法。其偏于阴亏液涸之半虚半实证，则不可混施承气，宜用此方，作增水行舟之计，故名增液，但非重用不为功。

阳明下证有三法，热结液干之大实证，则用大承气。偏于热结而液不干者，如热结旁流是也，则用调胃承气汤。偏于液干多而热结少者，则用增液。所以回护其虚，务存津液之心法也。

按：阳明证下之不通，如吴鞠通所列五法而外，复有二法。若承气汤证，屡服承气而仍便不通者，于承气方中加升麻数分，皂角炭一钱，则通矣。盖人身气化，欲降必先升之，使气上提，则下窍开矣。此一法也。又若阳邪传入阳分，则硝黄可以破其坚垒。若阳邪陷入阴分，则芒硝咸寒凝血，反使阴之瘀热不能转出阳分而下泄也。法当佐以附子数分，藉阳药为引导，直入阴分，则便通矣。

按：阳陷入阴，其症亦热甚燥渴，舌生芒刺谵语，昼轻夜重，脉则两寸如无，关脉紧急，时而迟细，有不可捉摸之状，服承气而终不通是也。

战 汗

邪气欲溃发战汗，脉伏心烦四肢冰。

肌肉尚盛勿妄动，虚者复脉加人参。

伏气温病，其邪始终在气分流连者，多从战汗而解。若在血分盘踞者，或从疹斑而解，或从疮疡而解。唯将欲战汗之时，其人必当先烦，或四肢厥冷，或爪甲青紫，脉象忽然双伏，或单伏。此时非但病象彷徨，即医家每为病所欺，无所措手矣。但视其人肌肤尚厚，未至大虚者，听其自然，勿事骚扰，须臾汗出而战自止矣，以后再补阴可也。若病久胃虚，不能送邪外达，必须补托而伏邪始从战汗而解，急以复脉汤加人参热饮之。再汗解之后，胃气空虚，当冷一昼夜，待气还自温暖如常矣。盖战汗而解，邪退正虚，阳从汗泄，故肤渐冷，未必即成脱证，此时宜令病者安舒静卧，以养阳气来复，旁人切勿惊惶频频呼唤，扰其元神，使其烦躁。但诊其脉，若虚软和暖，虽蜷卧不语，汗出肤冷，却非脱证。若脉息急疾，躁扰不卧，肤冷汗出，便为气脱之证矣。故医者必先有定见于平时，始有定识于俄顷也。

昔王九峰治一人，体素弱，病发热而渴，溲赤不寐，发表消导，汗不出，热不退。延至四十余日，形气大衰，苔黑而肢体振掉，前后大解三十次，酱黑色逐次渐淡至于黄，溲亦转淡，饮食渐进，唯夜寐不安，力不能转侧，言不足以听，脉微数，按之不鼓。用扶阴益气、辅正祛邪法，以生地、人参、麦冬、五味、当归、茯神、枣仁、远志、芦根为剂，服后竟得战汗，寒战逾时，厥回身热，汗出如浴，从朝至暮，寝汗不收，鼻息几无，真元欲脱。王仍以前方连进二服，汗收症退，调理而安。观于此案，可知战汗为生死之关，战之得汗则生，汗不得出则死。故善治者，必先培其汗源，使津液充足，则临战无所恐矣。

温热发黄

阳明无汗必发黄，里实茵陈栀黄汤。

无实茵陈栀子柏，阳黄热郁服之康。

受邪太重，邪热与胃肠相搏，不得发越，无汗不能自通，郁极则发黄。其身、面、目与尿皆黄如金，是谓阳黄。但须审其渴而无汗，或但头汗出身无汗，腹胀满，舌燥黄，小便不利者，为里实，宜茵陈蒿汤主之。若阳明温病，不甚渴，腹不胀满，但无汗，小便不利，心中懊恼者，为郁热而里未实，茵陈栀子柏皮汤主之。

茵陈蒿汤

茵陈一两　栀子五钱　生大黄三钱

方解：此纯苦急越之方也。发黄外闭也，腹满内闭也，内外皆闭，其势不可缓。茵陈泄湿热，开郁结，为治黄主药；栀子由水道以利其湿热由小便出，大黄导湿热从大便而出，则腹满解而黄退矣。陶节庵以本方加厚朴、枳实、黄芩、甘草，入生姜、灯心煎，名茵陈将军汤，主治同，而效尤速。

栀子柏皮汤

此方治阳郁发黄而里不实者之法也。

茵陈八钱　栀子五钱　黄柏五钱

按：发黄之症，有阴有阳、在腑在脏之别，总由瘀热在里，胆汁因热而泄，浸入血液循环之中，则一身皆黄矣。宜加针沙三钱于治黄诸方中，以药汤冲服，无不随手而效，盖针沙能平肝胆而消胆囊发炎，善治黄肿，为治黄特效之药也。

温热伤阴

温热久羁身犹热，齿舌枯焦阴液竭。

耳聋不寐神昏冒，脉来虚大防痉厥。

复脉生地炙甘草，麻仁阿胶与芍麦。

舌强怔忡汗自出，加参龙牡方救逆。

凡温邪久羁，阴伤液竭，若中焦无结粪，邪热少而虚热多者，其脉必虚大，或细微，手足心之热甚于手足背，身热仍不解，或两颧潮热，口干舌燥甚则齿黑唇裂。心液过伤，则舌謇、神明昏冒。肾阴将竭，则耳聋、目不明。水亏木强，则风升阳越，而成痉厥。盖少阴藏精，厥阴藏血，温热所伤者，精血也。凡阴虚体质，及冬不藏精之人，有一感温病，即现上症者，仲景谓里急急当救里，救里宜复脉汤。勿以其病初起，疑而不用也。若温病已经汗下，而热不除，邪不解，而正已虚，若口燥咽干，神昏欲眠，脉虽数而不任重按者，均宜复脉，以复其阴。若舌强，心怔忡，汗出，脉虚大欲散者，救逆汤以挽之。

加减复脉汤

炙甘草六钱　干生地八钱　生白芍六钱　明阿胶三钱　麦冬六钱　麻仁三钱

救逆汤

即前方加龙骨四钱，生牡蛎八钱，减去麻仁。脉虚大欲散者，加人参二钱。

方解：温邪深入下焦，则五脏液涸，营卫涸流。此时虽有他症，何暇究治，唯宜急复其阴，庶有生理。方中人参、麦冬、甘草大补中气，而复脉、地黄、阿胶、麻仁甘润而益阴，龙、牡以镇逆滑肠，扶正即所以敌邪，正复则生矣。

少阴心烦

少阴阳亢心中烦，反复不安不得眠。

连胶芩芍鸡子黄，阴阳交合妙通玄。

少阴温病，真阴欲竭，而壮火尤盛，心阳独亢于上，肾阴不能下济，水火隔绝，离宫自焚，故烦杂无奈，反复颠倒，夜不得眠也。黄连阿胶汤主之。

黄连阿胶汤

黄连二钱　黄芩二钱　阿胶三钱　白芍三钱　鸡子黄二枚（冲）

方解：法用芩、连苦寒，折心火之亢，阿胶以护真阴，鸡子黄佐芩、连于泻心之中补心血，白芍佐阿胶于补阴之中敛阴气，则心肾交合，水升火降，烦除而得眠矣。

按：予平日经验，不寐一症，果系火旺阴虚者，黄连阿胶汤为神方。倘平人起居如常，唯不能寐，每一合眼，则惊窜而醒，竟致彻不能寐者，常以王孟英加味孔圣枕中丹投之。一服而寐，屡试屡验，方附于后。

加味孔圣枕中丹

熟地八钱　天冬六钱　石菖蒲一钱　远志二钱　龟板八钱　龙骨五钱　黄连（盐水炒）一钱　上桂五分

方解：是法交通心肾，潜阳益阴，妙在以黄连泻心火，使下交于阴，以肉桂鼓肾阴，使上交于心，阴阳交合，覆杯立寐。方从黄连阿胶汤脱化而来，然各有神妙，而以此方之用时为多耳。

方歌：心肾不交夜不眠，合眼则惊寐难安。地冬石蒲龟远志，龙骨肉桂与黄连。

阴虚痉厥

热深厥甚齿舌干，神昏指动二甲煎。

脉虚瘛疭舌光绛，大小定风莫迟延。

温病日久不解，津液干涸，齿黑唇燥，肝失所养，风阳妄动，手指掉掣，神识不清，即当防其痉厥。不必俟其已厥而后治也。宜以复脉汤加二甲育阴潜阳，使阴阳交纽，庶厥可不作。若肝风已动，手足抽搐，连连瘈疭，肢厥，神虚气弱，脉象欲脱，舌绛苔少者，是真阴将竭，至危之候也。急以大定风珠，浓浊填阴塞隙，介属潜阳定风，庶可挽救。

二甲复脉汤

复脉汤方中加生牡蛎一两，生鳖甲一两。

如肾气动，脉细促，热深厥甚，心中大动，甚则心中痛者，再加龟板一两，名三甲复脉汤。

小定风珠

治真阴虚损，既厥且哕者。盖热灼肝液为厥，热扰冲脉为哕，即俗称呃逆，乃冲气随肝阳上升也，脉来细数而弦劲者，宜此方。

鸡子黄三枚（生冲）　阿胶三钱（化冲）　龟板一两　淡菜三钱　童便一杯（冲）

大定风珠

生白芍六钱　阿胶三钱（化冲）　生龟板四钱　干地黄六钱　五味子二钱　麻仁二钱　牡蛎四钱　麦冬六钱　炙甘草四钱　鳖甲四钱（生）　鸡子黄二枚（生冲）

加减法：喘者加人参，自汗者加龙骨、人参、小麦，悸者加茯神、人参、小麦。

方歌：小定风珠鸡子黄，胶龟童便淡菜良。大定风珠复脉汤，更加三甲味鸡黄。气喘自汗心烦悸，参麦茯龙加味汤。

按：大小定风珠与前温痉条所用之清离定巽法，皆治肝风痉厥，何以证同而方异耶。盖温痉乃邪火有余，肝阳过亢，火扇风生，乃实证也。故用羚羊角、菊花、石决明等，以镇中枢神经，降低其血压，纠正其高级神经活动之紊乱，为抑制性疗法。定风珠所治，乃真阴告匮，筋失所养，肝木横强，虚风内动，乃虚证也。故用浓阴之品而具有收敛镇静中枢神经之功能，并补益神经之衰弱，而恢复其机能，乃强壮而兼镇静之疗法。一实一虚，判若天渊，不可混也。

大凡温病，壮火尚盛者，如面赤烦躁、神昏舌强、脉数有力等象，不得径用定风、复脉，反使邪火不解。如邪少虚多，脉来虚大细数者，不得用黄连苦泻之品。审系少阳证尚未罢者，先与牛黄、紫雪辈开窍搜邪，再与复脉存阴、三甲潜阳。前后步伐，不可倒乱，庶免虚虚实实之祸。

阴枯热炽

温热液涸神昏谵，肢搐耳聋齿舌干。

囊缩尿闭斑隐隐，脉细数促风火煎。

洋参玄地二冬斛，犀角知柏芍银添。

甘梢石蒲通上下，二甲合粉相机参。

温病误投温散，劫液伤阴，以致壮火愈炽，阴液愈枯，火扰心包，则神昏谵妄，热极动风则肢搐，热闭清窍则耳聋，肝火灼筋则囊缩，水源已枯则尿闭，营热血瘀则斑疹。若脉数大滑实，则邪旺正亦旺，病邪尚能外达。此脉细数而促，是邪火方炽，而将枯矣，急以泻火扶阴法以救其危。

泻火扶阴法

玄参一两　大生地一两　天冬六钱　麦冬五钱　四味开水泡汤去渣，以汤煎药。

洋参三钱　知母三钱　焦柏三钱　钗斛一两　生白芍一两　甘草梢三钱　银花一两五钱　木通一钱　犀角一钱　石菖蒲一钱

方解：少阴温病，虚多而邪少者，有复脉法。邪多而虚不甚者，有黄连阿胶法。唯上证虚与邪皆造其极，复脉连胶，两难措施，只有重用甘寒以救其阴，佐以知柏苦寒以泻壮火，犀角以清内风，银花以败热毒。阴生于气，故用洋参，再以石菖蒲通于上，甘梢、木通引于下。数服之后，阴气来复，小便渐利，病机有转，再加龟板、鳖甲、百合、花粉，频频进之，诸恙自退。凡温病液涸神昏，有投犀角、地黄等药十余剂，而后神清液复者，不可不知也。

阴虚阳越

温脉弦洪大而虚，面赤足冷夜不瞑。

烦渴大汗神谵妄，龙牡二甲犀竹沥。

竹叶辰砂贝小麦，玄丹麦地服之灵。

此病曾见医者迭进清宫、紫雪、白虎、解毒等方，病不略减，盖不知下虚而治其上，非法也。脉弦洪豁大，左手尤空，血分之阴虚也。大渴为热灼肺阴，大汗为阴虚阳越，谵妄神昏为热侵包络。足冷为热邪伤肺，气不下行。夜不能寐，尤为风升阳浮确据。此证阴虚于下，阳脱于上，阴阳之枢纽将绝，急予潜阳镇逆、填阴泻火，大剂频投，庶有生机。潜镇汤主之。

潜镇汤

龙骨一两　牡蛎二两　犀角二钱　龟板一两　鳖甲一两　整辰砂三钱　上六味先煎汤代水煎药。

川贝母三钱　竹沥一杯　竹叶三钱　浮小麦五钱　紫丹参三钱　玄参一两　生地八钱　麦冬五钱

方解：上法以龙、牡、龟、鳖为君，潜阳镇逆，使阳归本宅；犀角、辰砂定风而安神为佐；玄、麦、地以育阴增水以敌火浮；竹叶、丹参清心敛汗；贝母、竹沥开痰闭而通阴阳之道路。此阴虚阳脱之治法也。若以面赤、足冷、大汗为白通汤证而用热剂，则祸不旋踵矣。然何以别之，此证由温病而来，邪火煎熬而成，如火之将灭而焰飞，唯于盏中加油，而光自定也，并用外治法以收纳之。

外治法

以烧铁淬醋令吸其气，牡蛎研粉扑其汗，生附子捣贴足心。

温热蓄血

热搏血分渴不咽，便黑而易犀地安。

昼凉夜热少腹满，便结脉实桃仁煎。

热搏血分，不欲饮水，热燥口干，欲求救于水，故但欲漱口不欲咽也。瘀血在肠，久则黑，血性柔滑，故大便黑而易也。犀角地黄汤清热通瘀，两擅其长，故主之。若少腹坚满，法当小便不利，今反自利，则非膀胱蓄尿，乃蓄血也。夜热者，热在阴分也，大便闭而脉沉实，乃血结之证，当以桃仁承气攻之。

犀角地黄汤

方见前。

加减桃仁承气汤

大黄（醋炒）五钱 芒硝三钱 桃仁三钱 当归三钱 赤芍三钱 丹皮三钱

此即原方去桂枝、甘草，加归、芍、丹皮。盖温病蓄血，无须通畅，宜归、芍养血，丹皮之清血也。

热入血室

妇女温病经适来，壮热昏狂渴无苔。

脉来滑数胸腹痛，犀地桃承酌量裁。

妇女温病，适当经来，热邪乘隙下陷血室，热血相搏，瘀秽上冲，则神识迷乱有如颠狂。口虽大渴，而舌赤无苔，入夜则热益甚，乃热邪入营也。瘀血内停，故胸腹诉痛。治须分别轻重。若脉滑数，经水适断，而病温者，宜清营热，犀角地黄汤主之。脉沉数有力，少腹坚满而痛，由经水适来而病温者，宜逐瘀桃仁承气汤主之。

按：热入血室，不独妇女，男子亦有之，仲景谓阳明下血谵语者，此为热入血室，即指男子之谓也。

巴蜀名医遗珍系列丛书

犀角地黄汤

桃仁承气汤

二方见前，若夹痰者加竹沥、竺黄、贝母。

按：世医每以小柴胡汤治热入血室，不知伤寒、温病判若水火，失之甚也。昏狂甚者，须以牛黄丸调入清气化瘀之品，若舒弛远法，以羚羊角、桃仁、红花、山甲为主，甚者佐以大黄其效。

又王孟英谓热入血室有三证，如经水正来，因热邪陷入而搏结不行者，此宜破其血结。若经水适断，而邪乘血舍之空虚以袭之者，宜养营、宜清热。其邪热传营，逼血妄行，致经未当期而至者，宜清热以安营。各有所宜。

按：犀角地黄汤治血不结而热伏血室者，宜加石菖蒲、胆星、桃仁、红花、丹参、琥珀等，为最效。桃仁承气汤治血热相搏，而瘀不行者。如阳明热重，可于方中合白虎，加竹沥、石菖蒲为最效。盖蓄血证，每夹浊痰上冲，神明益乱也。

温病阴伤

温病津亏五汁饮，梨蔗荸荠藕芦根。

下后不食汤益胃，麦地冰糖竹沙参。

阴虚夜热出盗汗，复脉六味可回春。

温病最易伤阴，如热邪已解，而面犹微赤，脉犹微数，不思食，唯思饮者，胃阴伤也。以五汁饮、益胃汤等消息之。凡温病渴甚者，皆当以五汁饮甘凉频进为良法。若病后夜潮热，寐中盗汗出者，肾阴虚也，复脉汤、六味地黄汤，随宜施之，以培其阴。

五汁饮

甘蔗汁　梨汁　芦根汁　荸荠汁　藕汁　各等量和匀，重汤温服。

益胃汤

沙参五钱　麦冬五钱　细生地五钱　玉竹（炒）二钱　冰糖一两

复脉汤

方见前。

六味地黄汤

熟地八钱　山萸肉四钱　怀药八钱　茯苓三钱　丹皮二钱　泽泻二钱

胃为后天生化之源，肾为先天神机之本，胃阴伤，则化源绝，肾阴伤，则神机息，二者所关甚巨。五汁益胃复胃之阴，复脉、六味复肾之阴，用者别之。

寒　疫

流行寒疫发于春，寒热无汗头身疼。

频作呕逆脉浮紧，苏羌辛温解表灵。

叔合序列曰，从春分以后，至秋分以前，天气暴寒者，皆为时行寒疫也。《金鉴》又谓春应温反寒，名曰寒疫。据此而论，春有是病，而夏秋无是病也。然夏秋亦有凉寒病，在夏名为阴暑，在秋名为秋凉燥

巴蜀名医遗珍系列丛书

气，不以寒疫称也。所谓疫者，役也。若疫使然，众人之病俱相似也。此即西医所谓流行性感冒也，为传染病之最普遍而最速者。然此与瘟疫迥乎不同。瘟疫乃大地之疠气，中合毒质，害人生命，寒疫乃反常之变气，毒素甚轻，一汗而愈。其初起头痛身疼，寒热无汗，或作呕逆，人迎之脉浮紧者，宜以汗解，苏羌饮主之，辛温解表法亦主之。此证与冬令伤寒初客太阳无异，因在春令，所以不名伤寒。又因众人之病相同，所以名为寒疫。其治法与伤寒相差不远，如有变证，可仿伤寒法治之。若寒化为热，而见鼻衄、口干诸热象者，仍仿温病法治之。今年春令，成都寒疫盛行，团体学校几无人不病。凡初起者，予悉与辛温解表，一汗而瘥。间有化热者，转用辛凉而解。随证制宜，唯在临床时之通变耳。

辛温解表法

方见卷之二"春温"条。

苏羌饮

方见卷之一"兼夹"条。

冬　温

冬温身热头痛疼，自汗口渴咳嗽频。

咽痛胸痛脉浮数，银翘加减法最灵。

恶寒无汗加苏杏，里热知膏花粉芩。

无汗憎寒口燥渴，麻杏通圣酌重轻。

春温而夏热，秋凉而冬寒，此四时之主气也，亦时令之正气也。若冬应寒而反温，是为不足；倘穷阴凛冽，川池皆冻，是为太过，皆反乎常，而易致病。盖冬不寒而暖，则地气失藏，人身应之，阳气上浮，同气相应，易成温病。其初症状颇同感冒，又类伏暑，所当详辨。感冒风寒，必憎寒发热，头疼身痛，咳嗽喘促，口不渴，身无汗，脉浮而紧。冬温为病，头疼有汗，咳嗽口渴，不恶寒而恶热，或面浮，或咽痛，或胸痛，阳脉浮滑有力。若为风寒外束，亦恶寒无汗，然表药不可过重，否则化热必甚，变端蜂起，较春日温病为祸尤烈。又有伏暑一证，因夏日受暑，至秋未发，迨夫冬寒相逼，而后出，其见症亦头痛寒热、面赤烦渴、舌白、脉濡而数。虽与冬温相似，然冬温脉洪而有力，伏暑则虽数而濡弱。冬温烦渴饮水而舌干，伏暑渴不多饮而苔腻。细心体察，真相自见。至伏暑之治法，已详暑温条中，兹不复赘。唯临证之时，务宜辨其或为感冒，或为冬温，或为伏暑，不可稍混。感冒乃寒邪为病，药宜辛温解表。冬温乃火邪为病，药宜泻阳救阴。伏暑则伏气为病，湿热交混，药宜清宣淡渗。病即各别，法亦互异，倘一误治，遗患无穷。近年以来，气候变调，伤寒甚少，冬温特多，往往误于辛温，而不可救。故当详慎也。

冬温者，以冬应寒反温，非其时而有其气，人感之而即病者，名曰冬温。其劳力运动，常多汗出之人，温气侵袭，多在于表。其肾精不足之人，温气侵袭，多在于里。又有夏日伏暑，化热为寒，风引动而发者。冬温虽发于冬令，然用药之法与伤寒迥别。盖温则气泄，寒则气敛，二气如水火之相反也。其初起之时，头痛有汗，咳嗽口渴，不恶寒而恶热，或面浮咽痛，咳引胸痛，脉浮滑有力，乃温邪客于手太阴肺经也，宜以银翘散主之。

若恶寒者，表有寒也，加紫苏、杏仁、葱白以解表寒。

若口渴甚者，伏热重也，本方加石膏、知母、花粉、枯芩以清伏热。

若憎寒壮热、无汗而口渴者，是外寒内热皆重也，轻则麻杏石甘汤加减治之，重则防风通圣散加减治之。

表邪解后，仍宜清其内热，一切变证悉依温病法治之。

银翘散

方见卷之二"风温"条。

麻杏石甘汤

方见卷之一"中风类"条。

防风通圣散

方见卷之十二"闷疫两感"条。

冬温内陷

冬温壮热神识昏，阳明竹膏凉膈斟。

痉厥昏谵侵包络，清宫牛黄紫雪清。

若见阴亏躁不眠，潮热盗汗头晕眩。

脉细而数须三甲，玉女六味效通玄。

冬温误服辛温重表之剂，外邪化火，直入心包，神昏谵语，大渴大烦，虽外邪未尽，不可再投表药，当分别治之如后。

如津液枯涸，舌黄口燥，壮热大汗，大便未硬者，阳明腑热也，竹叶石膏汤主之。

如舌苔老黄，或起芒刺，壮热多汗，口渴不解，大便秘结者，阳明腑实也，宜凉膈散，或增液承气汤下之。

若神志不清，手足瘈动，欲作痉状，舌色深红绛色者，邪入包络也。用清宫汤加羚羊角、石菖蒲、郁金、栀、连等味，兼服安宫牛黄丸、至宝丹、紫雪丹之类，量病之轻重予之，以速开其闭。倘服后神仍昏愦不醒，舌苔焦黑者，难治。

若服前药，大热已退，邪去阴亏，而见烦躁不眠，潮热盗汗，头目晕眩，但见细数之脉，即是真阴亏损。如尚有余热未清者，玉女煎主之。只阴亏无邪热者，三甲复脉汤主之，六味地黄汤亦可也。

竹叶石膏汤

生石膏八钱　西洋参一钱半　鲜竹叶三十片　甘草二钱　连心麦冬四钱　法半夏三钱　粳米一杯

凉膈散、增液承气汤、玉女煎、三甲复脉汤、六味地黄汤俱见温病。

按：冬温由夏令发泄之后而来，其阴早虚，又当冬日外寒内热之际，故其热较诸温病尤烈，往往转瞬之间真阴枯竭。医者鉴于严冬，惮用凉寒，以致燎原莫救。予见之屡，殊可叹也。以上二条，论其大概，余如发斑、发疹及兼发猩红热、脑膜炎诸症，一切转变，皆治同温病，故不冗赘。学者当知举一反三可也。

温病辨厥

温病热厥证，其类有三：一、邪在心包，神昏舌謇而肢厥者，宜芳香法，如牛蒡、紫雪是也。二、如邪入阳明，搏结成实，上冲心包，神迷肢厥，甚至通体皆厥，当用下法，三承气汤是也。三、日久邪杀，阴虚肝横而厥者，则从育阴潜阳法，如三甲复脉、定风珠是也。

温病死证有五：在上焦者有二，肺之化源绝者死，心神内闭外脱者死。中焦亦有二，阳明太实，土克水者死。脾郁发黄，郁极则诸窍为闭，秽浊塞窍者死。在下焦则无非热邪深入，销灼津液，涸尽而死也。知其死证，庶可救生。

温病辨舌

凡治温病，须辨清气血营卫。辨之法，以舌色为主。如舌苔白，或黄白相兼，邪在气分也。若舌绛而中心黄苔，当气血两清。若纯绛鲜红，急涤包络。中心干绛，两清心胃。尖独干绛，专泻火腑。舌绛而光，当濡胃阴。绛而枯萎，急用胶黄。干绛无色，宜投复脉。若舌苔白滑、灰滑、淡黄而滑，则为湿热熏蒸，或夹浊痰，误用血药滋腻，邪必难解。至湿温之舌，初起时，色白而腻，热重而微见黄色。如传阳明，便闭谵妄，当见苍黄色，舌心或有裂痕。若传心包，舌必转绛，舌心仍见黄腻白苔，与温病不同。若温病水脏受伤，舌现黑苔，危象立现。如枯黑起刺，则津枯阴竭，病多不治。总之因温误表，舌易见黑色。湿温误表，非湿化热伤及真阴，舌不易黑。若舌见黑色，其难治较温病为甚。此但举其大略，临床时再参合脉证，则自胸有成竹矣。

温病辨齿

齿为肾之余，龈为胃之络。温热之邪，不燥胃津，必耗肾液，故看舌之后，必须验齿。齿上血结成瓣，紫如干漆者，此病属阳明，法宜安胃。齿上血结成瓣，色黄如酱者，此属少阴，为阴下竭、阳上厥之证。虽宜救肾，然多不治。齿光燥如石者，胃热甚也，若兼恶寒无汗，宜辛凉透汗。色白如枯骨者，肾败也，难治。齿上半截润，下半截燥者，此肾水不能上润，心火燔灼也，急宜清心救水，黄连阿胶汤主之。咬牙切齿者，湿热化风。痉病但咬牙者，胃热走其络也。若脉证皆虚者，此胃无谷养。内风乘虚袭之入络也，舌本不软而硬，牙咬难开者，此非风痰阻络，即欲作痉证，宜用酸物擦之使开。初病齿缝流清血而痛者，胃火激冲也；不痛者，龙火内燔也。齿焦有垢者，肾热劫胃也，宜微下之，或用玉女煎。若齿焦而无垢者死。

结　论

本编所列诸温病，大略已备，唯遗晚发一证，非略之也，以是病发于清明节后，不过较温病稍晚发耳。其症状治法，与温病无异，故不再赘。至治温病，务当辨清气血营卫、邪之深浅，而处以适合之治，庶无贻误。不可执定先气后血、先表后里之成规，反致因循偾事。盖是病多由伏气而发，其表邪重而体不甚虚者，固当守用银翘散以疏其表。表邪即清，里热亦随减矣。倘其人阴精素虚，复感温邪，一起即见壮热烦闷、口干舌燥之候，又当以培其津液为要，银翘散中风药宜慎用也。至若或因误治，或因日久，病情转变，殊无定型。若气虚津枯者，则有白虎、玉女诸法。阴伤津涸者，则有连胶、复脉诸法。肝风动而痉厥者，则有清离定巽诸法。神昏窍闭者，则有清宫、牛黄诸法。热痰壅闭，则有清肺豁痰诸法。至若斑疹温毒、蓄血发黄，各有对证之方。读者总宜熟而习之，则临床施治，卓有裕余矣。

卷之三 暑淫病类

概　论

经曰：先夏至而病曰病温，后夏至而病曰病暑。盖夏至而后，阳极阴生，火湿交蒸而成暑，是以暑病恒多夹湿也。经又曰：夏气在经络，长夏气在肌肉。表实者，里必虚，又热则气泄，故曰脉虚身热，得之伤暑。人触其邪，有伤暑、中暑之分，且有暑风、暑温、暑咳、暑瘵之分。伤暑者，静而得之为伤阴暑，动而得之为伤阳暑。中暑者，即中暍也，忽然昏倒，状如中风。暑风者，须臾昏倒，手足搐搦。暑温则较阳暑为轻，而有营卫之分。暑咳由暑热袭肺而咳逆，而有热湿之异。暑瘵者，暑热劫络而吐血也。又有霍乱之证，为患最烈，另详。至痧气之证，因犯秽浊之气。秽浊之证，因暑气夹秽而袭人。此皆夏日之暑病也。更有春末夏初之疰夏、孟夏之热病。长夏之暑虚，又当分别。所谓疰夏者，因时令之火为病，多患于阴虚之人。热病者，因冬时伏气为病，而发于夏。暑虚者，暑湿两伤气分也。要之人身肺主气而属金，夏月火盛灼金，则肺受伤而气虚，故多不足。且夏令阳浮于外，阴盛于内，故又多阴寒之证。又有霉湿一病，因五月入霉之后，乍雨乍晴，感其雨湿而成病也。唯暑温一病，最宜留心，又兼伤风、伤寒、伤湿、蓄食之不同。一岁之中，唯夏日之病多而且杂，学者当研之于素，临证则肆应无穷矣。

伤 暑

伤暑受暑感寒风，无汗热渴面赤红。

恶心吐泻腹绞痛，嗜卧懒食肢痛疼。

清散二香饮极效，气虚六和汤最灵。

暑有动静阴阳之分。若因天气炎热，纳凉于深堂大厦，电扇风车，或当户而卧，而受病者，是静而得之之阴证也。其脉浮弦有力，或浮紧，发热无汗，口渴饮水，面色赤红，干呕恶心，或吐泻交作，腹中绞痛，嗜卧懒食，头痛恶寒，肢节疼痛，而心发烦。此为受暑复感寒邪，内热而外寒，宜内清暑湿，外散寒邪，二香饮主之。若正气虚弱者，当辅正祛邪，六和汤治之。

二香饮

香薷二钱　藿香二钱　苏叶三钱　白芷二钱　桔梗一钱半　厚朴二钱　陈皮二钱　半夏三钱　茯苓三钱　腹毛二钱　黄连一钱　扁豆皮三钱　甘草一钱

方歌：二香饮治风暑病，苏叶藿香白茯苓。扁豆厚朴陈夏草，腹芷桔连香薷灵。

六和汤

人参二钱　半夏三钱　甘草一钱　砂仁钱半　白术（土炒）三钱　木瓜三钱　茯苓三钱　藿香三钱　杏仁二钱　厚朴二钱　扁豆三钱　生姜、大枣同煎。

加减法：伤暑加香薷，伤寒加苏叶各三钱。

方歌：六和藿朴杏砂仁，半夏木瓜赤茯苓。术参扁豆同甘草，姜枣煎之六气平。或加香薷或苏叶，伤寒伤暑用须明。

按：时令立夏之后，湿热交蒸而成暑，人在气交之中，内蕴暑湿，外感风露之邪，而成上证，故用辛温芳香以外祛寒邪，内除暑湿。盖湿为阴邪，非温不解，热重可佐辛凉，若非湿邪尽化，不可纯用凉品，反使邪不能解。此暑病与温病异也。若湿已化燥，或津伤为阳暑，纯热而不兼湿者，仍治同温病。

阳　暑

　　　　阳暑汗出身壮热，头痛大渴烦不宁。

　　　　气乏神倦两脚冷，知膏参米草苍灵。

阳暑之证，乃纯热而不兼湿者，缘于旅行长途、务农田野，烈日下逼得之者，是动而得之阳证也。其脉浮洪有力，或洪数，身壮热，心烦口渴，欲饮冷水，蒸蒸自汗，甚者气乏神倦，若兼足冷恶寒，而身重者，兼有湿也，以人参白虎汤加苍术治之。

加味人参白虎汤

人参（洋参代之）二钱　生石膏（研）六钱　知母四钱　粳米一杯　甘草一钱半　苍术一钱半

加减法：呕逆加竹茹、雅连，便泻加葛根、荷叶。

暑　温

太阴暑温头昏晕，汗出寒热咳嗽频。

舌白口渴脉右胜，清暑六一朴三仁。

银翘藿通扁荷叶，西瓜一片效最灵。

暑温一证，较阳暑为轻，由暑邪客于太阴，即现头目不清，身热有汗，或口渴，或咳嗽，舌苔微白，或黄而润，右脉胜于左部，或洪或数。此暑伤肺经之气分，以清暑饮治之。倘汗少而有微寒而头痛者，去扁豆衣加香薷、薄荷治之。如口不渴而胸闷者，乃兼湿也，加茯苓、半夏、神曲治之。如舌苔黄燥，口渴喜饮，暑温已化为热，宜清胃家之热，白虎汤主之，三石汤亦良。若舌苔光绛，伤于阴也，宜清热保津法，加洋参、北沙参治之。暑温一证，变化最多，总当随证施治可也。

清暑饮

银花三钱　连翘三钱　滑石六钱　甘草一钱　杏仁四钱　蔻仁一钱半　苡仁五钱　厚朴三钱　通草二钱　藿香二钱　扁豆皮三钱　鲜荷叶半张　西瓜衣一片

方解：凡暑温多夹湿，药味过凉，则气机得寒益闭。暑温之邪，遂深陷于内，而不能透。药味过燥，则少火悉化壮火，故只宜清凉以肃肺而解暑，淡渗以利湿，芳香以解秽，轻清以入络。一服未愈，必须多服，再审证加减，无不愈者。

世医于暑温一证，辄用白虎汤，不知药太凉，则邪反不透而内陷，必致身热益剧，四末如冰；或有喜用藿香正气散者，不知药太燥，反化为火，必致大渴谵妄，舌苔燥黄，皆未识暑温之治也。

按：暑温夹痰者最多，病情尤易反复，或气逆胸闷，昏闭不醒，或大渴反喜热饮，宜辛润豁痰、芳香开闭为主。

暑　湿

暑湿身热胸腹满，神倦泻泄食不甘。

薷苓汤治暑偏盛，藿香正气湿兼寒。

夏令外伤暑邪，内蕴湿邪，充斥表里上中二焦，则头胀身热、胸腹胀满、精神倦怠、食不甘味、大便泄泻。若心烦口渴、舌微黄、尿赤、脉数者，是偏重于暑也，茹苓汤主之。若口不喜饮、舌白脉缓者，寒湿为病也，藿香正气散主之。

薷苓汤

香薷二钱　雅连（姜汁炒）一钱　厚朴二钱　生扁豆皮三钱　白术三钱　猪苓二钱　泽泻二钱　茯苓三钱

上法香薷饮以解暑，四苓散以利湿，俾暑湿分消而解矣。

藿香正气散

藿香三钱　紫苏三钱　白芷二钱　腹毛三钱　茯苓三钱　白术（土炒）二钱　陈皮二钱　半夏二钱　厚朴二钱　桔梗二钱　甘草一钱　生姜　大枣

一方加木瓜。

暑伤营卫

暑温喘渴烦不宁，壮热谵语呕逆频。

脉洪银翘连白虎，藿朴竹丹荷杏仁。

暑温，脉洪大而数，右盛于左，是邪在手太阴也。症见大渴大喘、壮热呕逆，皆肺胃之热甚也。又兼见谵语、烦躁不宁，是暑邪有逆传心包之势，转瞬即将闭而神昏矣。急宜两清心营肺卫之热。

营卫同清法

银花五钱　连翘（连心）五钱　生石膏八钱　知母四钱　杏仁三钱　黄连一钱半　藿梗二钱　厚朴一钱半　竹叶三钱　丹皮三钱　甘草一钱　鲜荷叶半张

方解：是方以大剂白虎解气分之暑，银、翘、连、丹以清营分之暑，杏仁以降肺而定喘，朴、藿以解秽除湿，竹叶、荷叶清芳以凉肌而透暑，不使内陷，而从外解。若热太甚者，兼服紫雪丹数分，其效尤捷。

暑温入营

暑入厥阴夜热谵，舌赤烦渴寐难安。

汗出头痛肌麻木，四肢牵强神似眠。

清营犀角连丹地，银翘玄麦竹雪丹。

暑温在气分不解，必入于营，手厥阴包络受邪，则心神虚而阳不得入于阴，故夜寐不安。烦渴舌赤，皆血为火灼之象。谵语者，神明欲乱也。汗出而头反剧痛者，邪火上蒸也。暑邪入肝则麻木，肝风内动，筋被火灼，则手足牵强，神识昏昏，状似睡眠，皆心神内困之象，亦将成痉病之征兆也。急清营分之热，使之仍透出气分而解。若舌苔白滑，或黄而润者，乃属湿温，此方不可妄投，再暑入营分，反渴不多饮，令人滋疑。唯唇舌必绛赤，热必夜甚，以此为辨。

清营汤

方见卷之二"温热入营"条，紫雪丹三分冲。神昏甚者，兼服安宫牛黄丸一粒。

暑中营分

暑厥昏嚏类中风，热汗弦数舌鲜红。

犀地银翘丹桑荷，益元紫雪效从容。

暑厥者，即中暑也，为类中风之一，然非风也，乃由猝中炎暑而得。忽然闷倒，缓则当时不觉，次日始昏蒙，牙关紧急，不省人事，状若中风，但无口眼㖞斜等象，唯身热自汗，脉来弦数，舌苔鲜红。此暑热直中脑经，即东医所谓日射病也。前哲谓中心包，非也。治宜清镇其脑，先以通关散取嚏，或蒜捣取汁水，灌入鼻中亦佳。殆其人事稍清，进以犀角三鲜汤，兼服紫雪丹自效。古法每用香薷饮治此证，大误。

犀角三鲜汤

犀角尖一钱　鲜生地五钱　丹皮三钱　银花五钱　连翘（连心）三

钱　益元散（荷叶包刺孔）五钱　鲜桑叶九片　鲜荷花露（无，则以鲜荷梗代之）一两（冲）　紫雪丹五分（冲）

　　按：是法清灵透脑，恢复神明，治中暑之在营分者。若舌苔白滑，或黄滑，则邪在气分，误用此方，反引邪深入，故治病以辨证为要。

暑中气分

　　　　　　暑中气分神昏噤，身热气喘舌黄滑。

　　　　　　二陈益元香薷饮，厥冷苏合效功佳。

　　　　　　神虚气弱调元散，参麦苓夏草膏滑。

　　前证系暑中脑经，属于营分，不兼痰湿，故以清凉芳香为主。此则暑中气分，鼓动其痰，痰阻心包，而神昏口噤、身热微汗、气喘不语，其脉洪濡或滑而数，其舌苔黄滑，大忌柔药，宜以清暑开痰法治之。如手足厥冷，先以苏合香丸灌之，或来复丹研末，白汤灌下，仍宜蒜水先通其窍。人事稍醒，察其若有虚象，继以却暑调元法，或清暑益气汤亦可。

清暑开痰法

　　香薷二钱　黄连一钱　扁豆衣三钱　朴花二钱　杏仁二钱　广皮二钱　制夏二钱　益元散三钱　荷梗七寸　汗多去香薷，苏合香丸一粒化冲。

　　方解：是法以连、薷、朴、扁清其暑，杏、陈、半夏以豁痰，益元散祛暑宁心，鲜荷梗透邪宣窍。肢厥者，合苏合丸之大力，庶可得苏。

却暑调元散

　　洋参三钱　麦冬四钱　茯苓三钱　制夏二钱　石膏（生）四钱　滑

石三钱　甘草一钱　粳米一杯

方解：是法以石膏、滑石却暑泻火为君；芩、夏消暑调中为臣；暑热刑金肺气大伤，故以参、麦保肺为佐；暑伤中气，故以甘、粳调元为使。

清暑益气汤

方见卷之三"虚暑"条。

暑闭心包

暑湿内闭神不清，舌绛齿燥痰迷心。

犀角银翘郁金贝，竺黄菖远瓜竹心。

暑湿伏邪，或因误表，或因妄攻，胃津消亡，真阴又伤，症现舌边赤而齿板燥，此阴伤也。但痰湿上蒙，包络受邪，神识不清，诸窍皆闭，或咳嗽黏痰，湿热内壅，脉来小数，或濡涩，是阴虚而夹湿热也。滋腻不可轻投，宜清心开痰法为主。

清心开痰法

犀角一钱　银花五钱　连翘心三钱　郁金二钱　川贝二钱　竺黄三钱　鲜石菖蒲二钱　远志二钱　瓜壳四钱　鲜竹心三十根　竹沥一勺　至宝丹一粒，灯心竹叶汤送。

方解：上法银、翘、犀、竹清心包之热，远、蒲、郁金芳香宣窍，瓜、贝、竺黄、竹沥涤痰通络，辅以至宝之大力，其效益著。

按：暑湿蒙闭心包，与温病热陷心包有间，一则兼湿，一则纯热，药味过凉，反以增其闭。故上法以芳香为主，清凉为辅。凡湿温内陷心包同此法。

暑风（亦名暑痫）

> 暑风抽搐头剧痛，呕吐神昏脉数洪。
>
> 壮热汗多参白虎，薄钩蜈蚣全蝎同。
>
> 唇舌赤绛神迷甚，清营丹钩羚角从。
>
> 痰加竺黄石菖胆，牛黄紫雪效无穷。

暑风一证，夏月小儿多患之，盖小儿经络脏腑嫩小，不奈三气发泄，金被火刑，亢无所制，热极而生风，非外中之风也。经云：诸风眩掉，皆属于肝。此乃肝胆风阳上升太过，而血之注于脑者，致充塞其血管，而累及神经。其甚者，神经失其所司，至昏厥不省人事，是以卒然昏倒、四肢抽搐、壮热头痛、项背强急、频作呕吐、脉来弦劲、洪大滑数。若误进风燥之药，则血益沸腾，脑中血管必致破裂而不可救。唯当急清其火，火消则金自清，而风自平矣；兼开闭郁之痰，痰开则神自苏矣。若身热而无汗者，此暑兼风寒，宜先解表。表解然后变法，解表宜新加香薷饮加薄荷、桑枝治之。如发热而不甚渴，微自汗者，宜银翘散重加桑叶。如壮热汗多，口大渴者，以白虎镇痉汤加味治之。如唇舌绛赤，神识昏迷者，邪已入营，以清营汤加味治之，或用清离定巽法亦良。此证来势最急，传变最速，当与之后时行痉病类参看，则胸有定见矣。

新加香薷饮

香薷二钱　银花三钱　扁豆花三钱　厚朴二钱　连翘三钱　薄荷一

钱半　桑枝一两（煎汤代水）　藿香二钱

用法：如高热无汗，乃有表邪，宜先服此以解表。服后得汗，再随证施治，方保无虞。如表邪未解，骤用凉寒，反使暑邪内陷矣，慎之。

银翘散

加桑叶一两　秦艽三钱　栀子三钱

用法：此方治外有表邪而有汗者，但热不恶寒，头项强痛，尚未抽搐者。若呕吐，再加竹茹。

白虎镇痉汤

生石膏一两　知母五钱　人参（以洋参代）二钱（不虚者勿用）甘草二钱　粳米（以元参代）八钱　薄荷叶一钱　钩藤二钱　全蜈蚣二条　全蝎三枚

加减法：肝热重者，加羚羊角。痰多者，加石菖蒲、胆星、竺黄。如气闭牙关紧者，先以人马平安散吹鼻得嚏后，灌以汤药。神迷者，兼服至宝丹，或紫雪丹，甚者安宫牛黄丸。须分症之轻重与服。

附六神丸

治痰热壅闭，咽喉不通者，服十丸至效。

太乙紫金锭

治小儿急惊，筋脉挛缩，诸危症，先用清水磨服一锭，或半锭，不可与甘草同进。若服此锭，则白虎汤须减甘草。头痛甚者，磨浓汁涂头部至效。

人马平安散

治暑热秽恶直干包络，不省人事，每服二三分或吹鼻取嚏。

清营汤

方见卷之二"温热入营"条，加羚羊角八分，牡丹皮三钱，钩藤三钱，竺黄三钱，竹沥一勺。

清离定巽法

方见卷之二"温痉"条。神昏者，兼服安宫牛黄丸，或至宝、紫雪等。

暑瘵

暑瘵脉洪壮热烦，玉女杏滑荷桑鲜。

脉虚参麦玄丹地，斛藕侧茅茯莲甘。

暑瘵者，当炎夏之令，感受暑邪，骤然吐血或衄血，或咳血，头目不清，烦热口渴，咳嗽气喘，脉象浮洪或芤。此因盛夏之月，相火用事，火灼肺金，复燃阳络，络血上溢所致。宜清暑保肺，清络止血。初起体实，脉洪，口渴，壮热者，以加味玉女煎治之。脉虚身弱者，清暑保肺汤治之。

加味玉女煎

生石膏五钱　生地五钱　麦冬三钱　知母三钱　牛膝二钱　杏仁泥三钱　滑石四钱　鲜桑叶九片　鲜荷叶半张

方解：暑邪深入，气血两燔，故用膏、麦、滑以清肺胃之热；生地凉血，以清血分之热；杏仁降于上，牛膝引于下，气降则血不妄行；尤妙在鲜桑叶清其络，鲜荷叶善清暑而止血。服后血仍不止，加生赭石六钱，以降胃逆则止，或早加之。

清暑保肺汤

西洋参三钱　麦冬四钱　玄参四钱　丹皮三钱　鲜生地五钱　鲜

斛五钱　鲜藕节九枚　侧柏五钱　鲜茅根一两（煎汤代水）　茯苓三钱　旱莲草五钱　炙草一钱

按：上法清金宁络，保肺益气，增水敌火，面面俱到，为失血而虚者之良法。

痨　虚

暑热失血脉虚数，潮热咳嗽防蹉跎。

麦味地黄滋真水，二甲复脉亦可服。

暑痨吐血之后，或仍痰中带血，咳嗽不止，气喘形瘦，午后潮热，脉来细数，乃阴分已亏，渐成痨瘵，最为难治。急宜培其真阴，防其蹉跎，日久则难疗矣，麦味地黄汤加秋石主之，二甲复脉亦良。

麦味地黄汤

熟地八钱　山萸三钱　怀药七钱　丹皮三钱　龟板五钱　麦冬四钱　五味一钱　茯苓二钱　泽泻二钱　秋石一钱

二甲复脉汤

方见卷之二"类中风"条。

暑　咳

暑咳金家被火刑，身热脉数咳胁疼。

薄桑甘桔冬二母，芩前紫菀甜杏仁。

暑邪由口鼻而入，首先犯肺，肺为金脏，最畏火刑。其症咳逆乏痰，即有亦少，或身热口渴，或胸闷胁疼，脉来濡滑而寸有力而大。宜清宣金脏法。

清宣金脏法

薄荷一钱　桑叶三钱　桑皮三钱　甘草一钱　桔梗二钱　麦冬三钱　知母三钱　贝母三钱　炙白前四钱　炙紫苑五钱　甜杏仁三钱　枯芩三钱

暑湿喘咳

太阴暑湿痰热喘，烦渴咳呕便不通。

清肺膏翘竹桑杏，桔半竹茹苡葶功。

前证乃暑不兼湿之咳，故纯用清金之品。此证乃暑湿交结，酿成热痰，阻塞清道，肺失清肃，故喘急不宁、心烦呕渴、咳嗽痰多。上焦下行，则下脘不通，遂不饥不食、二便不利。宜清肺定喘法，以涤痰清热、开通肺气。凡素有痰湿者，夏日最多此疾，但痰湿而不兼热者，不宜此法耳。

清肺定喘法

生石膏末五钱　连翘三钱　竹叶三钱　桑皮四钱　杏仁四钱　法夏四钱　橘红三钱　竹茹三钱　苡仁五钱　葶苈三钱　甘草一钱

方解：是法以竹叶、石膏、翘、茹清肺止呕，二陈、葶、苡以逐痰和胃，杏、桑降逆肃肺，痰行气顺，喘咳皆平。

疰 夏

疰夏者，当春夏之交，日长暴暖，忽然眩晕头疼、身倦足软、体热食少、呵欠频作、心烦自汗是也。盖缘三月属辰，四月属巳，五月属午，辰为土旺，巳午火旺，火土交旺之候，金水未有不衰。金衰不能制木，木动则风生，故有眩晕头疼。金为土子，子虚则盗母气，脾神困顿，故身倦足软、体热食少。又水衰者，不能上济于心，故有频频呵欠、心烦自汗等症。此皆时令之火为患，非春温夏热之为病也，失治最易成痨。此证颇似外感，又似湿温，治者宜注意之，宜以金水相生法加减为治。

金水相生法

洋参三钱　麦冬三钱　五味一钱半　知母三钱　元参五钱　炙草二钱

加减法：眩晕加菊花、桑叶，头痛加佩兰、荷钱，倦怠身热加炙黄芪、鲜斛，心烦多汗加浮麦、建莲。

方解：法内参、麦、味即《千金》生脉散，治热伤元气，气短倦怠，口渴多汗，脉虚之症，以治疰夏。若合符节，加之知母清肺、元参滋水、甘草补土，俾金能生水、水能润金之妙。

虚 暑

长夏湿暑交相病，虚多清暑益气功。

汗热烦渴倦少气，恶食尿涩便溏行。

补中去柴加柏泽，麦味苍曲干葛青。

湿多痿厥清燥地，猪茯柴连减葛青。

长夏之令，暑湿交蒸，卫虚之人最易感受。其症发热恶寒，身重疼痛，自汗心烦，口渴倦困，少气恶食，小便涩，大便稀溏，其脉弦细芤迟，或洪大而虚。不可误认表证，妄用香薷，益令人表虚，宜清暑益气汤为主。即补中益气汤去柴胡，加黄柏、泽泻、麦冬、五味、苍术、神曲、干葛、青皮也。若湿多暑少，则成痿软之证。两足痿软，不能行走，宜清燥汤，即本方减葛根、青皮，加生地、猪苓、茯苓、柴胡、黄连是也。

清暑益气汤

人参二钱　黄芪四钱　白术三钱　当归二钱　升麻五分　广皮一钱　炙草一钱　焦柏一钱　泽泻二钱　麦冬三钱　五味一钱　苍术一钱半　葛根一钱半　青皮一钱　神曲二钱　生姜一片　大枣二枚

用法：上方治暑伤元气，而夹湿邪，故用苍、柏、陈、泽于益气之中。与疰夏为热伤阴气而不兼湿者不同，故彼用甘凉滋润，此则用甘温兼苦燥也，治者别之。

清燥汤

治夏月感受湿气，忽然两足痿软，不能行步等症。

即前方减葛根、青皮，加生地三钱，茯苓、猪苓各三钱，柴胡、黄连各一钱。

黄芪人参汤

治暑伤元气，疰夏倦怠，胸满自汗，头时痛时止者，此方重在气虚之疰夏病，与阴虚之疰夏不同，一温一寒所当别也。

即前方减去青皮、泽泻、干葛是也。

寒　湿

寒湿神倦脉弱沉，腹痛下利病太阴。

参术姜附同益智，苓朴半夏与广陈。

夏月贪凉饮冷，阳虚之人中，阳为阴寒所遏，太阴告困，湿浊弥漫，而现神倦肢懒、面黄不渴、腹痛下利、脉来沉弱者，虽在暑月，非暑病也。宜加减理中法，以温中除湿。寒不甚者，以六和汤为佳。

加减理中法

党参三钱　焦术三钱　茯苓三钱　附子一钱半　干姜一钱半　益智仁二钱　厚朴一钱半　广皮一钱半　半夏三钱

用法：理中汤不独湿困太阴宜用，每见夏日伤冰水瓜果，立时发痢者，止有寒湿，并无热证，小儿尤多此证，小便或亦短赤，不可拘泥，宜用本方。瓜果积，宜加丁香、草果；上焦有暑湿或呕者，反佐黄连少许，则不呕矣。

六和汤

方见卷之三"伤暑"条。

治夏月饮食不调，内伤生冷，外伤暑气，寒热交作，霍乱吐泻，倦怠嗜卧等症。

阳明暑温

　　阳明暑温舌燥黄，口燥咽干渴饮凉。

　　面目俱赤脉沉实，便结尿赤承气汤。

　　暑兼湿热，凡体瘦质燥之人，感受热重湿轻之证，湿先从热化尽，只余热结中焦而具诸下证，宜用小承气汤，以泻腑实。倘舌苔黄而不燥，仍用宣泄，如泻心、陷胸之属。若舌苔黄白相兼，或灰白色，仍用开提，如三香、杏、蔻、枳、桔之属。各有所宜，不可误也。

小承气汤

　　大黄四钱　厚朴三钱　枳实　水八杯，煮取三杯，先服一杯，得宿粪止后服，不知再服。

暑湿结胸

　　中焦痞满胸膈闷，脉来滑数便不通。

　　半夏泻心开浊闭，呕渴停水小陷胸。

　　湿热互结而阻中焦气分，而现心下痞满、不食不饥不便、舌苔黄腻、脉来滑数，乃浊痰凝聚也，宜半夏泻心汤以开其结。若渴欲饮水，得水则呕，呕饮相因，按之胸下痛者，水结在胸也，小陷胸汤主之。

半夏泻心汤

　　半夏六钱　人参二钱　黄连二钱　黄芩三钱　干姜一钱　甘草一

钱　大枣三枚

用法：本方治浊痰凝聚，中焦虚者宜之。若不虚者，去参、枣、姜、草，加枳实、杏仁各三钱，以开肺与大肠之气痹。

小陷胸汤

黄连二钱　瓜蒌三钱　枳实二钱　半夏五钱

方解：暑兼湿热，热甚则渴，湿郁中焦，水不下行，上逆为呕，胃气不降，则大便闭。故以黄连、瓜蒌开其热结，半夏除痰强胃，加枳实之苦辛通降，开幽门而引水下行也。

三焦暑湿

暑湿蔓延侵三焦，舌白胸痞呕热潮。

烦渴自利尿短涩，湿热交混宜分消。

杏仁滑石芩连共，陈半通朴郁金蒿。

暑湿蔓延三焦，症见舌白胸痞、呕恶潮热、烦渴下利、尿短等症，由热处湿中，湿郁生热，二者交混，药当两解，杏仁滑石汤主之。

杏仁滑石汤

杏仁三钱　滑石五钱　黄芩二钱　广皮二钱　黄连一钱　郁金二钱　通草二钱　厚朴二钱　半夏三钱　青蒿三钱

方解：上法以滑、通先宣肺气，由肺气而达膀胱以利湿；厚朴、陈、夏以和胃而泻湿化痰；芩、连止湿热之痢；郁金芳香宣闭；青蒿解暑除热，俾三焦湿处之邪各得分解。

秽湿蒙窍

吸受秽湿体热蒸，头胀身痛呕逆频。

神昏尿涩渴不饮，先进至宝通神明。

茯苓皮汤二苓滑，芩腹通竹蔻薏仁。

此证乃表里、经络、脏腑、三焦俱为暑湿秽浊所困，较前证尤急，最易内闭外脱，故以至宝丹宣窍而清心包护神明，以茯苓皮汤利其郁热。

茯苓皮汤

茯苓皮五钱　薏仁五钱　猪苓三钱　腹皮三钱　白蔻仁钱半　通草二钱　竹叶三钱　豆卷三钱　枯黄芩三钱　至宝丹一粒化冲，竹叶灯心汤送。

暑湿转疟

暑湿寒热状如疟，舌白胸痞湿阻遏。

柴胡青蒿茵陈苡，草果苓夏藿瓜壳。

热加知芩栀滑石，夜热知柏鳖甲多。

暑湿外邪未尽，内犯中焦，踞于膜原，为阳明之半表半里。湿热阻遏，则营卫争，寒热时作，虽如疟状，不得与疟同治。如舌白，渴不多饮者，乃湿重于热，用柴胡青蒿饮治之。如见口渴，舌微黄，尿涩者，加知母、黄芩、栀子、滑石以清热利湿。如见日晡发冷，黄昏发热，直至天明，始汗出而解，是邪已陷入阴分，须转其枢机从阴分引其热邪外出，本方加知母、黄柏、鳖甲。

柴胡青蒿饮

柴胡二钱　青蒿三钱　草果一钱　藿香二钱　茵陈二钱　朴花二钱　法夏三钱　瓜壳三钱　苓皮三钱　苡仁五钱　鲜荷叶连梗半张

方解：上法以藿、朴、瓜、苡开上焦之湿郁，苓、夏、草果祛中焦之湿郁，茵陈以解膜原之秽湿，仍用柴、蒿由少阳转枢，俾出膜原而解。若邪入阴分，夜间发热，则须佐以知、柏、鳖甲，以清阴分之热，而搜深入之邪。

按：此证夜热与青蒿鳖甲汤证相似，但青蒿鳖甲汤证湿已化热，尽陷于里，膜原已无余邪，故无开湿之药。此则邪在膜原，尚未全陷入阴也。

又有伏暑、湿温过服寒凉，致脾胃之阳两伤，元气无权，邪反内闭，症现日晡寒热、口渴时饮、腹满不思食、二便阻滞、脉则虚软无力，虽服前方无效，宜用后方。

党参三钱　苍术二钱　草果一钱　厚朴二钱　附片一钱　干姜一钱　生姜一钱　乌梅三枚　白芍二钱　黄连三分

用法：上法升阳开浊，使正气得振，寒气涣散，热邪得以透发，然后再用白虎等法消之。虽当夏令，不可疑忌，按方施之，无不获效，此活法也。

暑温消渴、麻痹

消渴暑热伤少阴，厥阴麻痹热入深。

连梅冬地阿胶入，心烦神迷紫雪斟。

肾主五液而恶燥，暑先入心，助心火独亢于上，肾液不供，故渴饮不止，旋饮旋消，此乃暑伤少阴之消渴病，与寻常消渴病不同，连梅汤主之。肝主筋，而受液于肾，热邪伤阴，筋失所养，故麻痹也，亦以连梅汤治之。若心热烦躁，神识不清者，先与紫雪丹开暑邪之出路。

连梅汤

黄连二钱　乌梅（去核）三钱　麦冬（连心）四钱　生地五钱　阿胶三钱（化冲）

脉虚大而芤者加人参。

紫雪丹

五分凉水冲服。

方解：上法以黄连泻壮火，使不灼津，以乌梅之酸以生津，阿胶以化肝风而滋肾液，麦、地则清金而生肾水。大法合酸甘以化阴，增液以息风，则消渴、麻痹皆已。

暑湿胁痛

暑湿胁痛身寒热，或眩或呕或兼咳。

香附旋覆苏子霜，苡仁二陈方最切。

凡伏暑湿温，积留支饮，悬于胁下，而成胁痛之证甚多，医每多不识，因循误治，转生他病。此证因水饮不行，停于胁下，胁下者，少阳之部也，故见寒热往来如疟，或但潮热，或咳或不咳，或眩或呕，而胁下甚痛，皆水饮为患。只以香附旋覆花汤以通肝络，而疏少阳之膜，则水行气顺，其痛自已。若久不解，而痛剧者，间用控涎丹。

香附旋覆花汤

生香附三钱　旋覆花三钱（绢包）　苏子霜三钱　广皮二钱　法半夏五钱　茯苓三钱　生苡仁五钱

加减法：腹满者，加厚朴；痛甚者，加降香末。

方解：上法香附旋覆花善通肝络，而逐胁下之饮；苏子、杏仁降肺气而化饮；陈、夏和胃消痰；苓、苡以开太阳，而引水下行。

控涎丹

方见卷之一"风痹"条。

太阴暑湿

暑湿腹胀精神倦，便溏脉濡食不甘。

平胃二陈香砂藿，腹毛脉迟理中安。

夏月暑湿内侵脾太阴，症见胸腹胀满气结、大便溏泻、精神倦怠、脉来沉弱，乃太阴脾阳不振，方用除湿醒脾法。脉迟小者，宜理中汤。

除湿醒脾法

苍术三钱　厚朴二钱　广皮二钱　甘草一钱　茯苓三钱　半夏三

钱　广香一钱　砂壳二钱　霍香三钱　腹毛三钱

理中汤

党参三钱　白术（土炒）三钱　干姜一钱半　炙草一钱

用法：前法以平胃、二陈除湿消满，木、霍、砂壳芳香醒脾、宣湿解秽。若脉迟小，太阴寒重，须理中以温中胜湿为宜。

暑湿吐泻

暑湿身热而吐泻，内外交病治勿迟。

胃苓汤合香薷饮，清暑利湿而相宜。

夏月外感风暑之邪，内伤水湿瓜果，内外同病，症见身体发热、吐泻交作，形似霍乱，宜表里兼治，胃苓香薷饮主之。

胃苓香薷饮

香薷三钱　霍香三钱　厚朴二钱　苍术三钱　白术二钱　广皮二钱　茯苓三钱　猪苓三钱　上桂五钱　泽泻三钱　甘草一钱　扁豆皮三钱　雅连一钱

表邪重者，加薄荷、荆芥、苏叶等以解表，夏月最多此证，宜以是方为主，随其寒热加减。

热　病

热病伏邪发阳明，汗渴身热脉长洪。

竹膏薄荷朴花荷，余与温病治法同。

经曰：冬伤于寒，春必病温，至夏为热病。热病者，乃冬受微寒，未几病也。交夏以来，久伏之气已郁为热，后触时令之热，内外交蒸，故初病即发热汗出、口渴心烦、不恶寒而恶热、脉来长洪，是为热病。盖邪非外来，故但热而不恶寒，热自内发，故口渴饮水。其热已在阳明，不得误攻其表，初起宜加味竹叶石膏汤主之。

加味竹叶石膏汤

竹叶三钱　生石膏六钱　人参（洋参代）一钱　甘草一钱　麦冬三钱　制半夏一钱　薄荷叶一钱半　朴花二钱　鲜荷叶半张

加减法：是法以竹叶石膏汤治阳明之热而生胃津，加薄荷稍许以透邪，再加朴花、荷叶以清暑邪。

【变证治法】

服前方热势不衰，而有恶寒之象，脉见浮紧，是外有暴寒，寒在外而热在里也。宜先用辛温解表法，以透其外。外邪得透，再用清凉之剂。

若无表邪，误服辛散，耗伤津液者，宜清热保津法，加洋参、石膏治之。

若初起脉浮缓，自汗而兼恶风，此表有风而热在里也，宜银翘散先解其外。

若舌苔化燥，谵语昏狂，用人参白虎汤，加紫雪丹治之。

若见上症而便闭、脉沉实者，宜凉膈散，或大小承气汤治之。余照温病治法。

巴蜀名医遗珍系列丛书

中　寒

附子理中疗寒中，腹痛拘急噤牙关。

有汗身寒或吐泻，附子参术草姜煎。

无汗身寒加麻细，阴毒川乌用生煎。

呕吐丁香吴萸入，脉微欲绝倍参添。

夏月伏阴在内，阳虚之质贪食瓜果冰水，或坐卧阴凉，当风取爽，而成中寒之证。腹中剧痛，面白唇青，四肢厥逆而拘急，牙关紧闭，脉来沉迟细紧，或吐而不泻，或泻而不吐，喜热畏寒者，宜附子理中汤主之。若无汗者，加麻黄、细辛，阴毒加生川乌，呕吐加丁香、吴萸，脉微欲绝，倍加人参、黄芪，冷汗多者亦加之。

附子理中汤

人参三钱　白术（土炒）五钱　干姜三钱　炮附子五钱　炙草二钱

书载宋徽宗食水太过，病脾疾，国医不效，召杨介进大理中丸，上曰服之屡矣，介曰，疾因食水，请以水煎药，是治受病之源也，果愈。录此可知法外之法矣。

痧气（亦名青筋症）

痧证闷乱面唇青，腹疼身痛频恶心。

头目昏眩肢麻痹，憎寒壮热血气凝。

先宜刮刺通经络，藿香正气加减行。

痧气者，即秽浊也，古谓青筋症，南人呼为痧证。总由吸受秽浊，兼风寒外闭，经络不通，以致腹痛闷乱、寒热身痛、面青唇黑、呕吐恶心、头目昏晕、周身麻木、气血凝滞。宜先刮其手足弯及背部，或刺手足弯青筋，出紫黑血，使经络一通，其痛立减。再以藿香正气散，按寒热加减治之，或服人马平安散尤妙。

藿香正气散

方见前卷之三"暑湿"条。

人马平安散

治霍乱痧胀、山岚瘴疠及暑热秽恶，诸邪直干包络，头晕不省人事。

雄黄　硼砂　硝石各一两　朱砂五钱　梅片　当门子各二钱　飞金一百页或加牛黄，研细，瓶贮，每服二三分，或嗅少许于鼻内，至效。

伏　暑

伏暑头痛微恶寒，面赤烦渴舌腻涎。

或单发热午后甚，热时脘闷气烦冤。

天明汗解脉濡数，清宣温化自然安。

凡夏日受暑，其甚者发于当时，其微者发于秋后，又名秋时晚发，又称伏暑。是时凉风外袭，伏气欲出，以致寒热如疟，或微寒或微热，不能如疟分清，其脉必滞，或濡数，或濡缓，其舌必腻而涎黏，脘痞气塞，渴闷烦冤，每至午后则甚，入暮更剧，热时面赤心烦，热至天明，

巴蜀名医遗珍系列丛书

或半夜，得汗则诸羔稍缓。日日如是，必要二三候外，方得全解。倘调理非法，不治者甚多，不比风寒之邪一汗而解，温热之邪投凉则安，唯宜清宣温化，随症加减治之。

清宣温化法

杏仁四钱　蔻仁一钱半　苡仁五钱　法夏三钱　广皮二钱　茯苓皮三钱　藿梗三钱　通草二钱　连翘三钱　滑石四钱　青蒿二钱　枯芩二钱　鲜荷叶半张

加减法：服此方后，倘畏寒已解，独发热连绵者，加芦根、连翘，减去陈皮、半夏。

倘舌苔渐黄渐燥，渐黑渐焦，是阴气已伤，本法减陈、夏，加洋参、麦冬、玄参、细生地治之。

若神识昏蒙者，是邪已陷心包，加益元散、紫雪丹，甚则至宝、牛黄，随症轻重施之。

倘壮热神昏，舌焦齿燥，谵语脉实者，是邪已归并阳明，宜用增液承气汤。

伏暑寒证甚多，殊难枚举，务在临床留心而已。

方歌：清宣温化杏蔻仁，翘藿通滑芩二陈。苡仁青蒿鲜荷叶，清暑除湿两法匀。

方解：是法连翘、枯芩寒而不滞，取其清宣上焦之伏热。杏、蔻温香而不燥，取其温化上焦之气。陈皮、藿梗化气于中，通滑由上达下，引湿由小便而出。芩、夏、苡仁消暑湿于内。青蒿、荷叶解新邪于外也。

结　论

　　天之暑热一动，地之湿气自腾，湿热交蒸而成暑。故暑病必夹湿，但人体有阴阳偏胜之异，其阴虚之体，则暑多从热化；阳虚之体，则暑多从湿化。偏于热者，多手太阴证而宜清；偏于湿者，多足太阴证而宜温；湿热平等者，则两解之。又阴虚火旺者，邪归营分为多。阳虚湿胜者，邪伤气分为多。一则耐清，一则耐温。邪在上者，宜辛凉微苦，而兼淡渗，如清暑饮之类。在中者，以苦辛宣通，如半夏泻心之类。在下者，以温行寒性，质重开下，如桂苓甘露饮之类。此治三焦之大意，至病有转变，方亦随更。热在气分者，有白虎等法。湿在气分者，有正气等法。热在营分者，有清营等法。阴伤者，有复脉等法。又如湿热两重者、暑湿闭窍者、暑热化风者，变证极多，法无不备，审其阴阳，随证施之，运用之妙，唯存乎心耳。

巴蜀名医遗珍系列丛书

卷之四 | 湿淫病类

概　论

五行之中，唯土寄旺于四季之末，故四时皆有湿气。唯自大暑至白露为湿土司权，居一岁之四之气，故湿淫病以夏末秋初为最多，故湿为阴邪。经曰：地之湿气，感则害皮肉筋脉。又曰：诸湿肿满，皆属于脾。湿者，土之气，土者，火之子。故湿每能生热，热亦能生湿。如夏热而万物润濡也，其气秽浊黏滞，缠绵难愈，随人体质阴阳变化。如阳虚湿重之人，多从寒化，而为寒湿。阴虚火旺之人，多从火化，而为湿热。如湿从下受，则足肿体重。上受则头如裹，目如蒙。侵入中焦，则胸腹胀满，乍寒乍热，胃不思食，便溏尿赤等象。若坐卧卑湿，雨露沾衣，则为表湿。瓜果酒醴，从内而生，则为里湿。卒然昏倒，舌謇语涩，状如中风，则为中湿。或晨冒露雾，或感云障山岚而病者，曰冒湿。唯湿热一病，夏末秋初为多。湿温者，湿酿成温，温未化热，最难速愈，变证最多。又有湿流关节而感痛痹者，有湿入心包而神昏者，有夹暑邪而成暑湿伏暑者，有湿久不解酿成痢、黄疸各杂病者，复有流行性之湿疫。总宜辨其夹寒、夹热、夹风、夹食，或兼秽浊而施治。再与前暑淫病类互相参考，则不差矣。

冒　湿

首如裹兮目如蒙，身拘肢倦冒湿逢。

脉形濡缓苍防草，秦藿陈砂生姜同。

冒湿者，由于感受雨气雾露，冒于肌表，较伤湿为轻。初受其气，似乎有物蒙之，以致首如裹，遍体不舒，四肢懈怠，脉形濡缓，宜宣疏表湿法。

宣疏表湿法

苍术二钱　防风三钱　秦艽三钱　藿香三钱　陈皮二钱　砂壳二钱　甘草一钱　生姜三片

方解：法以苍、防、秦宣疏肌表之湿，藿、砂以畅其气，甘草以缓之，生姜温之。

寒湿伤表

表湿羌活胜湿汤，头身重痛倦热方。

脉来浮缓羌独活，川芎藁草蔓荆防。

寒湿伤表者，由居湿涉水，雨露沾衣，或连朝风雨，湿气侵袭，而伤太阳之表。湿邪凝着不移，故头项腰脊重痛。着于太阴，则肩背痛。着于阴阳之经，则一身尽痛。湿郁为热，然乃阴邪，故但微热而昏倦也。湿气内侵，则胸痞、舌白不渴、小便清长、脉浮而缓或濡小，宜此方主之。

羌活胜湿汤

羌活二钱　独活二钱　川芎一钱　藁本一钱半　防风三钱　蔓荆子二钱　甘草一钱

加减法：如身重、腰中沉沉然者，寒湿也，加酒洗防己、附子。

方解：此足太阳法也。经曰：风能胜湿。藁本祛太阳寒湿；荆防散太阳风湿；二活祛风胜湿，兼通关节；川芎升清治头痛；甘草缓燥药，使不过散；寒重腰沉痛，非加附子不解也。

里　湿

里湿脘闷面舌黄，渴不欲饮大便溏。

倦怠身重尿短涩，平陈泽蔻与藿香。

湿邪着里，升降失司，则胸脘痞闷，湿气上蒸，则头痛而胀，中焦不宣则大便溏而不爽，尿短而黄，外则肌肉隐黄，甚则浮肿。舌苔黄腻，渴不思饮，身体倦怠，微热汗少，脉沉而缓者，此皆湿气伤于里也。既未化热亦未夹寒，只宜芳香化浊祛湿，不可寒过燥，宜此法。

除湿汤

苍术三钱　厚朴花二钱　广皮二钱　茯苓皮三钱　泽泻三钱　法夏三钱　白蔻仁二钱　藿梗三钱　甘草五分

方解：湿为阴邪，虽未夹寒，究非芳香苦燥不能除。故以平胃散以燥脾除湿，二陈汤和胃渗湿，苓、泽利其水，蔻、藿畅其气，秽湿自解。

湿　温

湿温初寒后但热，汗出胸痞舌黄白。

渴而不饮身倦怠，肌肉烦疼无定脉。

午后潮热似阴虚，表散攻补祸最烈。

三仁半通厚朴杏，薏蔻滑竹功效捷。

此湿温病之提纲也，其邪初起，踞于气分，酝酿成温，尚未化热，不比寒湿之证辛散可疗，湿热之病清利乃解。是病性极黏腻，最难速解，治不如法，变证最多，每致不救。

是证之初，必恶寒者，乃阳气为湿所遏而恶寒，后但热不寒，则郁而成热矣。热甚蒸湿则汗出，湿蔽清阳则胸痞，湿气上蒸则舌白，湿热交蒸则舌黄，热则液不升而口渴，湿则饮内留，故渴不欲饮。湿困于脾，则身重肢倦。湿侵阳明，则肌肉烦疼。

湿温头痛恶寒，身重疼痛，有似伤寒，但伤寒脉浮紧；湿温脉濡细，自汗口渴身热，有似伤暑，但湿温舌白滑，口中涎腻，虽渴不思饮。

午后身热，状若阴虚者，湿为阴邪，旺于阴分也。

此证误与表散，则神昏耳聋，误下则洞泄，误滋补则病深不解，唯三仁汤为宜。如有变证，依照暑湿各条治之。此证脉无定体，如阳热偏甚，则见阳脉，阴湿偏甚，则见阴脉，各随证见，难拘一格也。

三仁汤

杏仁五钱　滑石六钱　通草二钱　白蔻二钱　竹叶二钱　厚朴二钱　苡仁六钱　半夏五钱

按：上法辛芳淡渗，轻开上焦，肺主一身气化，肺气一宣，湿热俱化。湿气弥漫，本无形质，以重浊之药治之，其去远矣。

湿温兼表

湿温寒热头身痛，咳嗽胸满脉濡浮。

薄翘荆竹茵藿卷，扁朴苓苡蔻壳舒。

湿温初起，复感外邪，症见寒热交作，头疼身痛，或咳嗽胸满，脉来濡而兼浮。宜内外兼治，解表除湿，药不可过凉，致湿邪不能外达也。

解表祛湿法

芥花三钱　薄荷一钱半　连翘三钱　竹叶三钱　茵陈二钱　藿香二钱　豆卷三钱　扁豆皮三钱　朴花二钱　苓皮三钱　蔻壳二钱　生苡仁四钱

方解：上法以芥、薄、翘、竹以清其表，藿、蔻、朴花芳香以宣上气而开胸痞，茵陈、苓、扁豆、豆卷、苡仁以和胃除湿，表里两解。

三焦湿郁

湿郁三焦泄不堪，寒热腹痛痞呕兼。

蒿薄藿香翘苓泽，神腹朴夏木蔻安。

湿温寒热未解，湿注肠胃，水泻不止，又兼腹痛胸痞，时复呕逆，宜内外并重，三焦分消。泻止后，仍须注重湿热，勿因水泻而骤进温热也。如系湿热作泻，当用苓、连苦燥湿、寒清热，其泻自止。

暑温同祛法

香薷三钱　薄荷一钱半　连翘三钱　淡竹叶三钱　蔻壳二钱　藿香二钱　茵陈二钱　厚朴二钱　大腹皮三钱　泽泻四钱　神曲二钱　木香一钱　茯苓五钱　法半夏三钱

方解：是法薷、薄、连、竹解表而清暑邪，蔻、藿、木香宣畅气机而除秽，腹、朴、茵、夏以泄中焦之湿满，苓、泽以利水而止泻。

【五加减正气法】

> 脘连腹胀便不爽，湿郁中焦一气汤。
>
> 便溏脘闷身肢痛，湿郁经脉二气良。
>
> 呕吐不止胸胀闷，舌苔黄腻三气方。
>
> 神倦气短头身重，舌白胸痞四气将。
>
> 泻泄转痢便红白，湿化为热五气匡。

湿邪之侵人，外而肌肤经脉，内而三焦脏腑，无处不到，无隙不入，故其为病，变态万状，不胜枚举，兹列五纲，可概其余。如脘连腹胀，大便欲解不畅，此湿郁中焦，升降不利也，宜一加减正气散，以升中焦之气。如大便稀溏，胸脘满闷，身肢酸痛，脉象模糊，此湿郁经络也，宜二加减正气法，以祛经络之湿邪。如湿温表解未尽，忽而呕吐不止，胸腹胀闷，小便短黄，舌苔黄腻，乃湿郁中宫，渐化为热，胃气上逆也，宜三加减正气法，以除湿热。如症见神倦气短，头晕身重，舌白胸闷，脉见沉伏，乃湿阻清阳，正气不能宣达，有似虚弱，而非虚也，宜四加减正气法，以升阳除湿。如湿温伏湿过重，初起即作水泻，三四日后，热甚转痢，见红白色者，宜除湿宣滞，通畅气机，其痢自止，不必即用痢门套方，以攻伐中气也，宜五加减法。

一加减正气散

藿香三钱　厚朴二钱　茯苓皮三钱　广皮一钱半　杏仁三钱　神曲二钱　大腹皮二钱　茵陈一钱半　麦芽二钱

方解：上法去原方之苏叶、白芷，以无表证也。去甘、桔，此证以中焦为扼要也。只以藿香化浊，厚朴、广皮、大腹泻湿满，加杏仁利肺与大肠之气，曲、麦升降脾胃之气，茵陈宣湿利水，藿香用梗，取其走中，茯苓用皮，兼可清热。以下四法，即依本方去杏、曲、腹、茵、麦诸味，而随证加之也。

二加减正气散

治湿郁经脉，四肢酸痛，大便稀溏，胸脘满闷，脉象模糊者。

藿梗三钱　厚朴二钱　茯苓皮三钱　广皮一钱半　防己三钱　豆卷三钱　通草二钱　酒桑枝七钱　苡仁四钱　灵仙一钱半

方解：上法因脘闷便溏，乃湿郁中焦，故仍以藿、朴、广皮以宣之。湿侵经络，则身痛，故加羌、防、灵仙以驱之。便溏不比大便不爽，故加通、苡合苓皮以利之。豆卷则以化中焦湿郁也。

三加减正气散

治湿温浊气上逆，呕吐不止，胸腹胀闷，舌苔黄腻。

藿梗三钱　厚朴二钱　茯苓三钱　广皮二钱　竹茹二钱　法夏三钱　枳壳一钱半　木香八分　姜制雅连一钱

方解：上法藿、朴、苓、广以解胸腹之秽浊，竹茹、半夏以降逆止呕，枳壳、木香行其滞气，姜连以治湿热之呕也。

四加减正气散

治神倦气短，头晕身重，舌白脘闷，脉见沉伏。

藿梗三钱　厚朴二钱　茯苓三钱　广皮二钱　白蔻一钱　木香一

钱　草果一钱　楂炭三钱　神曲三钱

方解：症见舌白脘闷，乃脾胃清阳为湿所困，故加草果、楂曲急运坤阳，加白蔻、木香芳香除秽，而醒中土之郁积也。中阳一复，则肢倦身疲皆愈也。

五加减正气散

治湿温水泻后，化热转痢，便红白者。

藿梗三钱　厚朴三钱　茯苓皮三钱　广皮二钱　黄芩炭三钱　雅连炭一钱半　银花炭三钱　扁豆皮三钱　青蒿二钱　绵茵陈二钱　广木香八分　大腹毛（酒洗）三钱　萝卜头一枚

按：上法因湿渐化热，故加清热除湿，调气畅中诸药，以宣其气机，则湿热俱化矣。

方歌：一气藿朴苓广皮，杏神麦芽腹茵陈。二气去杏加防己，桑枝通卷灵仙苡。三气去杏竹茹先，半夏枳壳与香连。四气去杏蔻木香，草果豆卷曲楂良。五气芩连银蒿扁，腹毛茵陈广木香。

伏气咳嗽

咳嗽一症，有内外两大因，本编专论外邪，未及内伤。所有六淫新感咳嗽，已散见于各条，不复重述，兹但列伏气咳嗽一证。《内经》云：秋伤于湿，冬生咳嗽。盖当初秋湿旺之际，伤于湿邪，脾土应之，其即病者，则为湿病，随其所现症状而相合。上袭于肺，遂为痰嗽病矣。治宜理脾为主，渗湿为佐。如因感受风寒而发者，宜外祛表邪，内化痰湿。有火旺体质，化为痰热，感暴寒而发者，宜外散表寒，内清痰火。

至若秋末燥气正旺，感其气而不即发者，燥气内侵于肺，肺失清降而作咳，名曰燥咳。治宜理肺为主，润燥为佐。总之不越两太阴之治也。以上所言伤湿伤燥而咳嗽者，皆由秋令之伏气而发于冬。其即发者，仍归伤湿及燥淫病类中治之。

痰　嗽

> 痰饮咳嗽脾不和，右脉弦滑口不渴。
>
> 舌白脘闷二陈治，脉虚神倦六君瘥。
>
> 鼻塞声重频涕嚏，头痛寒热杏苏多。

秋伤于湿，内伏于脾，酿久成痰，重则为饮。痰饮上袭于肺，气道阻碍，治节无权，直待冬来，稍感寒气，初客皮毛，渐入于肺，与潜伏之湿痰交相为虐，遂成痰嗽之病，终日咳逆不宁。盖肺被浊痰阻滞，气机急欲排之使出也。其脉必见弦滑，或微紧，右寸关必较余部不调，舌苔白滑，胸次不舒，痰白而稀，口不作渴，此皆秋湿伏气之见症也，宜加味二陈法治之。如右脉虚弱，久咳不愈，而见精神怠倦，饮食不思者，宜加味六君子汤治之。如兼感冒风寒，头痛鼻塞，涕嚏不已，恶寒发热，咳嗽清痰，脉弦无汗者，宜杏苏散主之。

加味二陈法

姜半夏五钱　茯苓块四钱　广皮二钱　炙草一钱　生苡仁五钱　杏仁泥三钱　生姜三片　饴糖一匙

方解：法以二陈燥脾湿化痰饮，苡仁以助之，生姜以温散之，杏仁以降其逆气，饴糖以和中，此治因痰致嗽之正法。盖痰湿致咳，重在除湿祛痰，肺气清而咳自止。若用镇咳药及酸敛剂以强止其咳，反增其困也。

加味六君子汤

炒潞参三钱　白术（炒）三钱　茯苓三钱　广皮（炒）二钱　干姜（炒）一钱　姜半夏三钱　细辛五分　五味五分　炙草一钱

方解：痰虽由湿所酿，亦由脾阳虚弱不能运化而成。不扶其脾，而唯治其痰，则痰旋化旋生，亦何益哉。故以六君补其中土，燥其脾湿，佐以姜、细、味，尤擅开阖之妙。此治脾胃虚痰作咳之神方也。

杏苏散

苏叶三钱　法夏三钱　茯苓三钱　陈皮三钱　桔梗一钱半　前胡三钱　杏仁三钱　枳壳一钱半　炙草一钱　大枣二枚　生姜三片

加减法：无汗脉弦，甚或紧者，加羌活三钱微透汗。汗后咳不止，去苏叶、羌活，加苏梗。兼泄泻、腹胀满者，加苍术、厚朴。头痛兼眉棱骨痛者，加白芷。热甚，加黄芩，泄者勿用。

寒饮相搏

寒饮相搏脉紧弦，恶寒身痛咳稀痰。

胸满舌白喘难卧，小青龙汤一服瘥。

内伏痰饮，外感风寒，较上证为重，症见喘咳稀痰、不欲饮水、胸满腹胀、舌苔白滑、头身皆痛、恶寒发热、呼吸紧迫、不能伏枕、脉紧无汗，此内有蓄饮，遇寒而发，唯小青龙汤为圣方。如自汗脉数（此因饮邪上冲为数，不可认为火数），为感风邪而发，不可再行误汗。宜去麻黄、细辛，倍桂枝以和其营卫。汗多不止，再加麻黄根，减干姜。此方不论冬夏，不论浅深，但系寒咳用之如神。

小青龙汤

伤寒表不解，心下有水气，干呕发热而咳，或渴或利，或噎或小便不利，少腹满或喘者。

麻黄二钱　桂枝三钱　杭芍三钱　五味一钱　干姜一钱　半夏三钱　细辛一钱　炙草一钱半　先煮麻黄，去上沫内诸药温服。

加减法：若微利者，去麻黄，加荛花（以茯苓三钱代之）。渴者，去半夏，加瓜蒌根。噎者，去麻黄，加附子（"噎"字注家多解为呃）。若小便不利，小腹满者，去麻黄，加茯苓。咳喘者，去麻黄，加杏仁。

方歌：小青龙汤治水气，喘咳呕哕渴利愈。姜桂麻黄芍药甘，细辛半夏兼五味。

《金匮》小青龙加石膏汤条下云：治肺胀咳而上气，烦躁而喘，脉浮者，心下有水，此汤主之。

按：小青龙汤乃治寒饮与外邪相搏之圣方，但后世痰喘属热者多，故仲师著《金匮》时，又于本方再加石膏。盖喘而烦躁，则内饮已化热，但水饮非温药不得开，故仍主本方加石膏，不但解内热，且以解方中药性之热，以监制麻黄也。于法尤精密矣。唯用本方时，石膏之量须重于麻黄约八倍，如用麻黄一钱，石膏宜用六钱或八钱方能奏效，少则无效，而转增烦躁也。

巴蜀名医遗珍系列丛书

痰饮胸痹

> 痞连胸胁逆攻心，薤白桂枝瓜蒌仁。
>
> 厚朴广皮法半夏，杏仁枳实减浮阴。

饮留胸中，气痹成痞，中道阻隔，气由胁下逆抢于心，致胸痛呕吐，皆痰饮为患，宜加味薤白汤。此证最多，宜注意。

加味薤白汤

薤白三钱　桂枝三钱　瓜蒌（捣）一枚　厚朴二钱　广皮一钱半　半夏五钱　杏仁三钱　枳实三钱

方解：是方即《金匮》枳实薤白桂枝汤，加杏仁、半夏、广皮三味以降气化饮，胸中之滞塞自开，亦去疾莫如尽之意也。

支　饮

> 支饮喘咳不得卧，面肿胸痹痞满坚。
>
> 葶苈大枣方最效，气开结散妙如仙。

支饮上扰胸膈，直阻肺气，不得下降，呼吸难通。气壅于上，故面浮肿。隔于胸膈，故胸痞满痛。卧则饮邪上升而喘，故不得卧。病急非急法不可，葶苈大枣泻肺汤迅泻肺中之壅塞，逐其水饮，其功甚伟，然其性慓悍，故缓之大枣。一急一缓，一苦一甘，相须成功。

葶苈大枣泻肺汤

苦葶苈（炒香捣）三钱　大枣五枚　煮成二杯，分二次服，得效减其制，不效再作服，衰其大半而止。

悬　饮

咳引胁痛谓之悬，脉来弦数水在肝。

桂姜枳夏苏陈杏，降香香附旋覆添。

《金匮》谓饮后水流在胁下，咳痛引吐，谓之悬饮。又曰：病悬饮者，十枣汤主之。此证因平素宿饮，留藏肝经，肝气阻隔，咳嗽牵痛，或左或右，或两胁皆痛，宜逐去肝脏水邪，气道得通，痛咳皆愈。但十枣汤太峻，以加减香附旋覆花汤治之。此证患者亦甚多，予皆以此法愈之。

加减香附旋覆花汤

生香附三钱　炙覆花三钱　桂枝尖三钱　生姜汁三匙　姜半夏五钱　枳实三钱　杏仁三钱　苏子霜三钱　降香末三钱　广皮二钱

方解：是法通肝结，逐痰饮，和胃以除湿，降肺以行气，法最精密，故效如响。

湿温痰喘

上焦不清痰热蒸，气急喘咳宜苇茎。

杏苡瓜仁和瓜茎，石蒲竹茹牛兜铃。

《金匮》谓喘在上焦其息促，太阴湿蒸为痰，上射于肺，喘促不宁，宜以加味苇茎汤轻宣肺气，以涤痰热，而开其闭。若寒饮喘咳者，治属饮家，不在此例。

加味苇茎汤

苇茎五钱　苡仁五钱　冬瓜仁三钱　瓜蒌三钱　杏仁三钱　石菖蒲一钱　竹茹二钱　大力子二钱　兜铃三钱

加减法：热重加黄芩、知母、滑石。有表邪加芥花、薄荷。

湿温误凉致变

湿温伏暑过寒凉，谵语神昏热愈强。

舌苔灰黑频呕利，三仁豆卷神藿香。

暑温、伏暑宜清宣，湿温宜温化。医者见其身热口渴，径投寒凉，或见腹满而误用硝黄，则邪必内陷。外则身热益甚，内则谵语神昏，频欲呕利，舌苔灰黑，其脉右胜于左。此邪尚在气分，为寒凉之药所阻，非温宣透法，不克望其转机，以三仁汤加味治之。若兼阴者，再加香薷、益元散，其邪自得透解。医者每见神志不清，遂谓热入心包，而进犀角、黄连、紫雪辈，服下益神昏，肢厥身热愈高，遂束手无策，而不明其故者多也。

三仁汤

见前，加豆卷四钱，神曲二钱，藿香二钱。

加减法：胸痞脘闷，再合小陷胸汤，或香连丸、左金丸等。

阳明湿热

湿热化燥入阳明，汗谵满秘热如焚。

苔刺口渴神昏冒，腑实急下法三承。

便利竹膏先救液，更加芦斛地藕生。

湿温初起，误为外感，投以辛燥之剂，化热必烈。或体瘦质燥之人，感受热重湿轻之证，湿易化燥，转入阳明，必大汗、身壮热、谵语便秘、腹满硬痛、口渴苔刺、面目俱赤、脉沉实者，酌用大小承气汤下之。如便不闭急，慎勿攻之，宜以竹叶石膏汤加味以救其液。

小承气汤

大黄四钱　厚朴三钱　枳实三钱

加味竹叶石膏汤

生石膏一两　人参（洋参代）二钱　麦冬四钱　鲜竹叶三钱　鲜石斛六钱　生地汁六钱　芦根五钱　甘草一钱　鲜藕汁一杯

湿热侵营

湿陷心包神志昏，舌謇痰壅笑或痉。

清心开痰功最妙，至宝牛黄量减增。

舌燥津枯壮火盛，清瘟败毒效更深。

湿温伏暑，着于经络，多身痛身热之候，医者误以为寒而汗之，湿热遂窜入心包，神昏窍闭，舌强痰壅，或笑或痉，皆危象也。宜以清心开痰法治之，兼服至宝丹，或牛黄丸以开其窍，庶可挽回。若舌苔干燥，津液枯竭，脉象洪数，壮火尚盛者，不宜前法，须以清瘟败毒饮泻壮火、滋阴液。神昏甚者，仍兼服紫雪、牛黄，以救其急，俟神清后，再投养阴之剂，或可补救。

清心开痰法

见卷之二暑温条。

清瘟败毒饮

石膏八钱　知母三钱　生地五钱　犀角一钱　黄连三钱　栀子三钱　桔梗三钱　黄芩三钱　赤芍三钱　元参三钱　连翘三钱　丹皮三钱　甘草一钱　竹叶三钱

用法：此方泻壮火，滋阴液，气血兼治，而尤重在清上。湿热化火，往往投以犀、羚无效，而热不稍减者，唯此方最效。

湿热痉厥

厥阴湿热成痉厥，神昏口噤四肢逆。

筋脉拘挛时作止，清离定巽效攻捷。

湿热不解，侵入足厥阴肝脏，肝中相火亢盛，火动而风生，风火旋动，筋脉牵引，拘急抽搐不宁，甚则角弓反张，神识迷乱，形若尸厥，《内经》所谓血之与气，并走于上，则为暴厥是也。外窜经脉则成痉，内扰膻中则为厥，痉厥并见，危可立待，宜清离定巽法挽救之。

清离定巽法

方见卷之二"温痉"条。

湿流关节

> 湿流经脉关节疼，舌白沉细寒湿凝。
>
> 松杉苏竹桑甘桂，归芎芍芪效最神。

湿入经脉，聚于关节。关节者，机关之室，真气之所过也。节者，骨节之交，神气之所游行出入也。今神真之气为湿邪所伤，故关节疼痛而烦，湿为阴邪，故脉沉而细，舌白而润。此与历节风似异而实同，萧氏七节汤最妙。

七节汤

黄芪四钱　秦归三钱　杭芍三钱　川芎三钱　桂枝节三钱　甘草节一钱　桑枝节（如指大）三枚　杉枝节三个　松节三枚　苏枝节三枚　竹枝节三枚

方解：上法以芪、归、芍、芎为君，具黄芪五物之功，助以各枝节，能使关节中停蓄之风湿一扫而空。若足痛者，再加牛膝；阳虚寒重者，加附子。

伏暑化疟

> 伏暑如疟脉数弦，暮热早凉渴汗烦。

巴蜀名医遗珍系列丛书

青蒿鳖甲汤知母，花粉枯芩与桑丹。

伏暑湿温不解，转入少阳，每届日晡，寒热往来，热多于寒，或单热不寒，热时头痛渴饮，心中烦躁，热至天明，始汗出而解，夜夜如是，其脉弦数，左甚于右。此邪入于阴也，不可作疟治，宜后方。

青蒿鳖甲汤

青蒿三钱　知母三钱　桑叶三钱　牡丹皮三钱　鳖甲五钱　花粉三钱　枯芩三钱

方解：上法以鳖甲入阴络以搜邪，知母、花粉清热滋液，黄芩清少阳胆热，丹皮清少阳血分，桑叶清少阳气分，此治少阳热疟之良方也。

中　湿

中湿类风不同因，痰壅舌謇神志昏。

沉缓朴菖瓜枳壳，银花二陈与郁金。

倘或痰潮危在顷，苏合香丸可回春。

中湿者，由其人素有痰饮，中气素亏，偶被湿侵，与痰相搏而上冲，侵犯包络，令人忽然昏倒，神识迷闷，中风之证亦颇相似。此丹溪所谓东南之地卑湿，由湿生痰，痰生热，令人卒倒昏冒是也。其脉沉缓、沉细、沉涩，与中风之脉弦、数、滑大不同，且无口眼㖞斜、不仁不用之异，即与暑温、湿温邪陷心包者亦有异。此病之因则湿也，其成病则痰也，宜加味二陈法治之。倘痰筑喉间，声如鼎沸，尤为危候，再以苏合香丸灌之。倘得痰平人省，始有转机，否则不可救也。

加味二陈法

石菖蒲一钱半　朴花三钱　瓜蒌四钱　枳壳二钱　银花三钱　半夏六钱　广皮三钱　茯神三钱　郁金三钱　佩兰一枝　生姜汁一勺

方解：上法二陈除湿涤饮，朴花、瓜、枳以散逆逐痰，蒲、郁芳香以宣窍，银花、佩兰辛芳透络，更助以苏合香丸大力，则痰降神清矣。此与暑温、湿温邪陷心包有间，彼则痰热皆重，故药味多凉，此则中阳不足，过凉则痰愈闭矣。

湿热痹痛

> 寒战热炽身烦痛，舌灰面黄滑杏仁。
> 防己蚕沙姜桐夏，赤豆栀翘薏苡仁。

《金匮》曰：经热则痹。盖痹之因于寒者固多，因于热者亦不少。本证舌色灰滞，面目萎黄，知其为湿中生热也。寒战热炽，热在经络也。周身骨节烦疼，知其为痹证，若泛用治湿热之药而不顾及经络，则罔效也，宜此方。

宣痹汤

杏仁五钱　滑石五钱　防己四钱　蚕沙三钱　醋炒半夏三钱　山栀三钱　连翘三钱　苡仁五钱　赤小豆三钱　片姜黄二钱　海桐皮三钱

方解：上法以防己祛经络之湿，杏仁化肺气而开上痹，连翘清气分之湿热，赤小豆（乃饭红豆，非药店之相思子也）清血分之湿热，滑石、苡仁等合清湿热，姜黄、桐皮所以宣络而止痛也。

寒湿痹痛

> 风寒湿邪成痹痛，体酸骨节屈伸难。
>
> 独寄辛防灵归草，桂心狗脊秦膝添。

肝肾虚寒，风湿内攻，遂致腰膝疼痛，周身亦酸痛拘急，屈伸不利，此阴邪胜也。肝主筋，肾主骨，能屈而不能伸者，病在筋；能伸不能屈者，病在骨。故体酸骨痛，屈伸不利也。初起实者，五积散主之。属虚者，独活寄生汤主之。

五积散

见前卷之一风痹条。

独活寄生汤

独活二钱　桑寄生五钱　灵仙二钱　细辛一钱　防风二钱　当归三钱　茯苓三钱　桂心二钱　狗脊三钱　秦艽三钱　牛膝二钱　炙草一钱

方解：阴寒湿淫，非辛温不解。方中独活、细辛通少阴血脉之寒湿，秦、防疏风而升阳，寄生益气血而祛风湿，牛膝、狗脊以健骨强筋，当归活血，桂心祛寒，苓、草除湿益气。俾气血流通，寒湿得解，痹痛斯愈。

湿郁发黄

> 湿热发黄胸腹胀，滑茵栀苓草薢将。

陈夏杏苡通连柏，阴黄肢厥四逆汤。

黄疸一证，《金匮》颇详，兹仅列湿温发黄，以备一格。盖夏秋之间，湿热之气蒸于外，水谷之湿蕴于内，三焦气不通，则腠理闭塞而无汗，小便涩而不利，湿热遏郁，故发黄疸。宜升降脾胃之气，宜利三焦，使湿邪仍由小便而出，则黄可解。如大便秘结，腹硬满而燥黄者，宜茵陈蒿汤，由大便逐之。如黄而不明亮，其色暗而肢厥脉微者，宜茵陈四逆汤。

按：黄疸之证，原因甚多，各有治法，兹不具载，博考诸家可也。

滑茵退疸汤

滑石五钱　茵陈七钱　栀子炭三钱　茯苓皮五钱　草薢三钱　黄连一钱　广皮二钱　黄柏炭二钱　生苡仁五钱　杏仁三钱　通草二钱　半夏三钱

方解：上法以杏仁、苡仁开肺，宣上焦之气，苓、夏、陈皮以宣中焦之滞，草、通引湿以达膀胱而利水道，重用茵陈以解湿热之郁，连、柏、栀子以燥湿清热，以成退疸之功。

附简便良方

干油菜一两，洗净切细，同鸡蛋一枚，菜油煎熟（不可加盐），随意食之，神效之至，任何黄疸皆效。一服未愈，再作服，以愈为度。此菜乃野生，又名野油菜，随地皆有，药最贱而效最奇，屡试屡验。

茵陈蒿汤

见卷之二温病条。

茵陈四逆汤

炮附子三钱　干姜五钱　炙草二钱　茵陈八钱

加减法：阴黄为脾家寒湿为病，色如烟熏，或过服寒凉所致。多见

巴蜀名医遗珍系列丛书

四肢沉重，身体寒冷，皮肤起粟，胸痞腹满，自汗自利，小便赤少，渴不欲饮，甚则呕吐。宜祛脾经之寒湿，以四逆加茵陈主之。若因冷食不化，腹中结痛者，本方去甘草，加枳实、白术、草蔻。小便不利，加桂枝、茯苓、泽泻。

湿郁太阴

太阴寒湿四肢寒，自利目黄倦欲眠。

舌謇语重苔灰滑，四苓木瓜朴果添。

足太阴主四肢，中土阳郁，故四肢乍冷。湿伤脾，而气下溜，故自利。湿气上熏，故目黄。白滑与灰，寒湿苔也。中气虚寒，心阳不振，故神倦懒言而欲眠。脾窍在舌，湿邪阻窍，则舌謇而语声迟重。湿以下行为顺，故以四苓祛湿下行。加木瓜以平木，治其侮也。厚朴温中行滞，草果燥脾而祛寒、芳香而达窍。

四苓加味法

生白术四钱　猪苓三钱　泽泻三钱　茯苓四钱　草果仁一钱　木瓜二钱　厚朴二钱　半夏三钱

加减法：阳素虚者，加附子二钱。

太阴寒湿

内伤水来侮土病，寒湿白术附子汤。

涎涕腹胀时多尿，足软肛坠大便溏。

腰背胛眼脊皆痛，丸冷阴阴痛不当。

苍附五苓陈半朴，虚寒理中附苓苍。

寒湿之病，由阳气素虚之体，先伤于湿，又伤于生冷，湿本阴邪，阴寒更甚，阳气益衰。阴盛于上，则涎涕外泛，时唾清涎；阴盛于中，则腹胀不食，肛门坠痛；阴盛于下，则多尿，或尿不利，两足软痛；伤于肝肾，则腰脊、睾丸皆痛。以上各证，总以脾脏为枢纽，中气不虚者，苍附五苓汤主之。气虚者，理中加味主之。

苍附五苓汤

白术三钱　茯苓三钱　泽泻三钱　猪苓三钱　上桂一钱　苍术二钱　附子二钱　广皮一钱半　半夏三钱　厚朴二钱

理中附苓汤

人参（以潞参四钱代）二钱　白术三钱　干姜二钱　炙草一钱　附子二钱　茯苓三钱　苍术须三钱

夏秋湿热

湿热热汗舌润黄，烦渴尿赤脉势强。

热重湿轻苍白虎，湿热两停甘露良。

夏秋之交，湿热交蒸，易感湿热，症见身热自汗，舌黄而泽，烦渴尿赤，脉来洪数，与湿温之证迥别。当辨其湿胜、热胜，若热重于湿者，苍术白虎汤增损；湿热两停者，桂苓甘露饮加减治之。

巴蜀名医遗珍系列丛书

苍术白虎汤

治湿轻热重，而见身重头疼，胸满妄言，多汗身热，两胫逆冷。

苍术三钱　茯苓皮五钱　石膏八钱　知母四钱　生甘草一钱　粳米一杯

桂苓甘露饮

石膏五钱　寒水石四钱　滑石五钱　甘草一钱　白术三钱　茯苓皮四钱　猪苓二钱　泽泻二钱　肉桂五分

用法：河间此方，以三石清暑热，五苓利湿热。如舌苔白者，或黄泽者，皆可用之。稍干燥者，则宜去肉桂。

湿温便血

便血湿热伤厥阴，肛门热痛弦数诊。

槐花丹皮赤芍药，白头地榆柏连芩。

湿热不解，热邪传入厥阴，血液内燥，症见腹时作痛、大便下血、肛门热痛、左关脉见弦数，此热伤阴络也，宜加味白头翁汤。

加味白头翁汤

槐花三钱　赤芍三钱　丹皮炭三钱　地榆炭三钱　秦皮三钱　黄芩二钱　黄连一钱　黄柏炭二钱　白头翁三钱

白头翁汤为厥阴便血主方，加槐、芍、丹、榆以凉血止血。

寒湿便血

小肠寒湿粪后红，脉来弦细黄土功。

黄土生地芩甘草，阿胶白术附子同。

前证乃湿热伤阴络而便血，故法主清凉。此则因寒湿渗入小肠而便血，其面色必萎黄，脉必弦细无阳，不可误认湿热，其血必在便后，与湿热之血多在便前不同。湿热之血来自大肠，此宜黄土汤为主。

黄土汤

灶中黄土二两　生地炭三钱　黄芩炭三钱　土炒白术四钱　阿胶（蛤粉炒）三钱　炙甘草三钱　熟附子三钱

加减法：下血多者，加当归、酒芍。寒湿甚，宜去柔加刚，以苍术易白术，再加炮姜、益智。

寒湿疝痛

寒湿成疝脉数弦，寒热往来痛牵连。

舌白不渴椒姜桂，吴萸柴茴青陈全。

凡素有肝郁，或因暴怒，又猝感寒湿，秋月最多是证。既有寒热往来之表证，又有脐痛、少腹胀痛，或牵引胁痛之里证，表里俱急，脉虽弦数，而舌白不渴，宜桂枝汤以两解之。

巴蜀名医遗珍系列丛书

按：疝病之因甚多，兹仅论湿病中寒湿为疝之一证，以备规矩，不暇详也。

椒桂汤

川椒（炒黑）三钱　桂枝三钱　良姜一钱半　柴胡三钱　小茴（炒）三钱　广皮一钱半　吴萸二钱　青皮一钱半　急流水煎服，覆取微汗，不汗再服，兼饮生姜汤促之。

方解：方以椒、萸、茴香入肝以散寒湿；柴胡引邪达表，协以桂枝，使邪由表而解；佐青陈二皮以伐肝邪，以散滞气；温以良姜，以宣下焦之寒；急流水迅驱浊阴也。

寒湿脚气

脚气多因寒湿凝，两脚浮肿麻木疼。

便溏尿短腹满胀，鸡鸣吴榔姜用生。

苏陈木瓜牛膝梗，加入通草与苍苓。

寒湿滞着下焦，气血不得宣通，而成脚气。两脚浮肿、麻木酸痛、举步艰难、大便稀溏、溲短腹满、脘痞味淡、胃困等症，宜鸡鸣散主之。如阴寒重而痛甚者，再加乌、附等以散阴寒。凡阴寒湿气，足胫肿而色黄白，不赤不热，以此为别。如兼风寒外邪，周身必恶寒发热，唯两足疼而身不疼，乃足气病也。

鸡鸣散

苏叶三钱　木瓜三钱　生姜三钱　牛膝三钱　吴萸三钱　陈皮二

钱　桔梗二钱　槟榔三钱　加苍术三钱，通草二钱，茯苓三钱，鸡鸣时空心冷服，当下黑便而愈。

方解：法以姜、萸祛阴寒，橘、榔逐湿滞，诸味皆以气胜，紫苏以行血中之滞气，木瓜平木而舒筋，桔梗以开提清气于上，牛膝以引诸药通于下。服必鸡鸣者，借阳气之动，以助药力之发挥。冷服者，从其类也。再加苍术燥湿，通、苓淡渗尤良。若阴寒重者，宜加姜、附、川乌、羌活、防风，其效尤捷。

湿热脚气

腿脚热肿痛难当，二活二术生地黄。

知柏芍归牛膝草，木通防己木瓜榔。

脚气寒湿之外，湿热亦多，凡脚胫肿而色赤红焮热者，湿热也。此证若在南方，往往脚气冲心而不治。若红肿如云，根自足起，上升入心，则呕血而死。若额目与肾皆黑，则冲心喘急而死，不可忽也。本证宜加味苍柏散主之。

加味苍柏散

苍术二钱　白术二钱　羌活一钱半　独活一钱半　生地二钱　知母二钱　焦黄柏二钱　白芍二钱　当归一钱半　牛膝二钱　槟榔二钱　生甘草一钱　木通二钱　防己二钱　木瓜三钱

用法：上法除湿清热、舒经活络，为湿热足气之疗法。

巴蜀名医遗珍系列丛书

湿郁经脉

湿郁经脉身热痛，胸腹白疹泄汗多。

薏苡竹叶滑通草，茯苓白蔻连翘瘥。

此证外而经络，内而脏腑，皆为湿热充斥。风湿在表则身热自汗，湿郁经脉则身痛，侵于肠胃则下泄。白疹者，风湿郁于孙络而不得宣也。此风湿热皆盛，药忌辛燥，宜辛凉以解肌表之热，辛淡渗在里之湿，表邪从气化而散，里邪从小便而祛，双解表里之妙法也。

薏苡竹叶散

生苡仁五钱　竹叶三钱　滑石五钱　蔻仁一钱半　茯苓块五钱　连翘三钱　通草二钱

用法：上法乃辛凉淡渗法。若风暑寒湿杂感，咳嗽头胀，不饥舌白，肢体酸痛，而发白疹者，又宜人参败毒散之辛温苦燥法矣。两证夏秋最多，宜辨明而治，不可误也。

湿邪伤阳

湿久伤阳脉细微，神倦肢寒元气亏。

补中参芪柴升草，白术当归与陈皮。

湿温已解，病者身体素弱，湿伤阳气，或过服寒凉，而见精神倦怠、四肢不暖、气息微弱、不饥不食、脉象沉微无力等症，当大补中气，温暖元阳，而虚可复。勿因湿温为病，因循坐误也。阳虚甚者，加姜、附扶阳。

补中益气汤

人参三钱　白术四钱　黄芪五钱　炙升麻五分　炙柴胡五分　陈皮一钱半　当归二钱　炙甘草一钱

加减法：阳虚脉迟，加厚附片三钱，干姜二钱。

湿热伤阴

　　　　　湿热伤阴脉细数，舌干齿燥盗汗出。

　　　　　潮热不眠神气倦，六味复脉俱可服。

湿温已尽，阴气大伤，脉见细数，舌干齿燥，午后潮热，两颧发赤，夜不能寐，盗汗时出，心烦体躁，神气虚弱，此湿热伤阴也，六味地黄汤、复脉汤皆养阴补虚之妙剂也。

六味地黄汤

复脉汤

二方俱见前。宜加龙、牡、茯神、夜交藤、钗斛等，以育阴潜阳。

结　论

湿为重浊无形有质之邪，从外而受者，则由空气之中所含湿量过重，人身卫阳不密，则湿乘隙侵入体内，每多头晕胀痛、身热身疼、肢倦神疲等症，仍当驱之外出。审其夹寒，则有宣疏表湿、羌活胜湿等法。夹热则有解表祛湿、暑湿同祛诸法。从内而生者，则因多食生冷，脾阳不运，每患腹胀、便溏、泄泻、体倦、不饥不食等症，则当驱之下出。湿而兼寒，则有除湿正气等方。兼热则有桂苓、甘露、苍术、白虎等方。若内外合邪，化寒化热，病情万变，其要扼定三焦。若湿阻上焦，则开肺气，达膀胱，如启上闸、开支河，导水以下行也。湿滞中焦，则升降脾胃之气，使清气上升，则浊阴自降矣。其在下焦，除湿之中必兼用风药，如卑湿之地，得清风而自燥矣。至于变证，各有专条，各有治法。要之色苍而瘦之人，每多阳旺阴虚，湿易化热。色白体肥之人，每多阴盛阳虚，湿易化寒，且湿必兼秽浊，治须清透芳香，则邪易解。最忌酸腻，反以助邪。本病与暑温、伏暑证本一源，治法略同，须前后互参，触类旁通可也。

卷之五——燥淫病类

概　论

　　六气之中，自秋分至立冬，为燥金主气，乃一岁中五之气，《性理大全》谓：燥为次寒。是燥乃凉气也。当盛夏之时，溽暑炎蒸，汗出溅溅，肌肤潮润而不燥也。迨夫秋风渐爽，燥金司令，人体肺金应之，肌肤干槁而燥矣。故燥属凉，乃寒之渐也，即燥之本气，燥之正化也。若是时天气反热，气候违常，则燥从热化而为热燥，乃燥之复气，燥之对化也。故燥之为气，随天时转变，有凉燥、热燥之殊。《内经》谓：阳明之胜，清发于中，左肋胁痛，溏泄，内为嗌塞，外发癫疝。大凉肃杀，华英改容，毛虫乃殃，胸中不便，嗌塞而咳，此即所谓燥之正气也。喻氏嘉言谓：诸气膹郁，诸痿喘呕，咳不止而出白血死，此即所谓燥之复气也。故治燥病，当审其为凉燥、热燥而处以苦温或辛凉，随证治宜，而顺天时。叶氏谓上燥治气，下燥治血，尤为扼要。更须辨明内外，由于外感燥气者为外因，由于内伤津枯者为内因。至若恶寒咳嗽，嗌塞稀痰为凉燥。咳逆乏痰，喉痛嗌干为热燥。中燥则胸腹痛剧，燥结则大便不通，血燥则皮枯身痒，燥疫则壮热昏谵。燥病虽寥寥无几，但须加以预防。凡燥热不清，肺失清肃，久则酿成肺病，实则为肺痈，虚则为肺痿，不可不慎也。

凉燥伤肺

凉燥伤肺头微痛，鼻塞痰咳体憎寒。

脉弦无汗荆桂芍，杏苏姜枣陈桔前。

秋深燥令，火气无权，人感之者，是谓凉燥。初客手太阴，太阴合于皮毛，其症头痛恶寒无汗、咳嗽稀痰、鼻塞嗌塞、舌苔白薄、脉浮微弦。此寒凉之气冒于肌表也，宜苦温平燥法。

苦温平燥法

荆芥花三钱　炙桂枝一钱半　酒芍二钱　杏仁三钱　陈皮一钱半　紫苏叶三钱　苦桔梗一钱半　前胡二钱　大枣二枚　生姜三片

方解：凡感燥之胜气者，宜苦温为主，故以陈、杏、苏、荆以解之，加白芍之酸，桂枝之辛，是遵《内经》"燥淫所胜，平以苦温，佐以酸辛"是也。秋燥之证，每多咳嗽，故佐前、桔以宣其肺，姜、枣以和其营卫。方与杏苏散同义，如寒重无汗者，再加羌活可也。

热燥伤肺

桑菊饮治风热燥，头目昏痛口鼻干。

咳逆喉疼脉浮数，虚燥救肺汤可安。

参草麦膏桑枇杏，胡麻阿胶相机参。

经云：燥化于天，热反胜之。感受风热燥气，则头目昏疼，口鼻干燥，咳逆乏痰，或兼喉痛，脉则右寸浮大或数者，桑菊饮以清解之。若燥气化火，肺金被刑，津液受伤，而见上症，或干咳，或痰稠黏，上气喘急，身体发热，咽喉干痛，鼻干唇燥，胸满胁疼，心烦口渴，右脉浮数或两寸独大，此皆燥伤于上也。叶氏所谓上燥治气，宜清燥救肺汤治之。

桑菊饮

见卷之二温病条。

清燥救肺汤

鲜桑叶十片　鲜枇杷叶十片　生石膏五钱　甘草一钱　阿胶二钱（化冲）　肥麦冬四钱　黑芝麻三钱　泡沙参三钱　甜杏三钱

加减法：痰多加川贝、瓜霜，血虚加生地，热甚加犀、羚，神昏加牛黄。

燥伤肺阴

燥气渐伤肺胃阴，或热或咳舌无津。

沙参麦冬甘玉竹，桑膏斛贝扁豆生。

燥久不解，肺胃津液已伤，或身热，或干咳，痰不易出，或强咯之，唯有少量稀沫稠黏，口干舌燥，脉见虚数。正如绮石所谓，肺有伏逆之燥火，膈有胶固之燥痰，药宜清润，加味沙参麦冬汤治之。

加味沙参麦冬汤

北沙参三钱　麦冬三钱　生甘草一钱　玉竹二钱　桑叶一钱半　地骨皮三钱　鲜斛五钱　生扁豆三钱　川贝二钱　花粉一钱半

巴蜀名医遗珍系列丛书

方解：是法以参、麦、玉竹清养肺阴，斛、扁、粉、草清养胃阴，骨皮以清虚热，川贝以化虚痰，药皆清润而不滞腻，庶免妨胃也。

燥气化火

燥气化火耳目疼，咽痛龈胀热上蒸。

薄荷连翘栀甘桔，绿豆加减法轻清。

燥气郁而化火，上走清窍，症见耳痛、目赤肿痛、龈胀咽痛之类，宜辛凉清上，翘荷汤加减主之。

翘荷汤

薄荷梗二钱　连翘二钱　甘草一钱　黑栀皮二钱　苦桔梗二钱　绿豆皮三钱

加减法：耳鸣加羚角、苦丁茶，目赤肿痛加鲜菊叶、苦丁茶、夏枯草，咽痛加牛蒡子、黄芩。

燥伤肺络

清金宁络燥化火，喉痛咳血脉沉数。

旱莲沙参玄麦地，枇杷桑叶玉竹和。

燥气化火，肺络被劫，咳逆太甚，血络受伤，而现痰中带血、胸胁窜疼、喉中干疼，皆燥火为患，宜甘寒润降、清金宁络法治之。

清金宁络法

麦冬四钱　玉竹二钱　北沙参四钱　元参五钱　桑叶四钱　旱莲五钱　细生地五钱　枇杷叶四钱

方解：法以麦冬、玉竹清肺之燥，沙参、元参以润之，生地、旱莲清其血络，桑叶、枇杷清降肺气，使肺得清降，咳血自止。燥证不用苦寒者，以燥为虚邪，与火不同，苦寒之药反燥化矣。

燥　咳

> 燥咳喉痒胸胁疼，舌干脉数橘竹参。

> 紫冬百部麦甘草，百合瓜蒌枣糖水。

燥气内伏，干咳乏痰，或有少量之痰不易咯出，喉间干痒，咳甚则胸胁引痛，脉沉而劲，或右寸数大，舌苔白薄少津，宜加味橘皮竹茹汤治之。如咳剧震动血络，喉痛吐红，脉转沉滑或沉数，此燥气已化火也，当用清金宁络法治之。如咳逆气短，甚则有汗，咽喉干燥者，肺气虚损也，当用金水相生法治之。蹉跎失治，则成肺痨，须先事预防也。

加味橘皮竹茹汤

泡沙参四钱　竹茹三钱　炙陈皮三钱　紫苑四钱　炙冬花四钱　炙百部三钱　麦冬四钱　瓜霜三钱　米百合五钱　炙草二钱　大枣三枚　冰糖一两

方解：此方为余所拟，治咳嗽，痰不易出，卧则痰气上升而咳，不能伏枕，服二陈燥剂益剧，服清燥救肺辛凉诸方皆无效。余察其痰多而涎黏，乃肺燥而脾湿也，投以此方，一剂病减，再剂痊愈。历试多久，莫不随手奏效。又以此方治小儿百日咳、吐乳，诸治无效，本方加半夏，亦一剂而效，然不可用于湿痰咳嗽。

清金宁络法
方见卷之五"燥伤肺洛"条。

金水相生法　　百合服食方
米百合一两　冰糖一两　同炖热，早晚空心服，每次一两，日服二两，连续服食，以愈为度。此方治干咳乏痰，喘嗽久不已及痰中带血，肺痨初起皆效。

肺虚咳血

咳血不止渐成痨，八仙玉液效功高。

梨蔗芦茅墨藕地，童便鸡白柿霜浇。

凡咳血、吐血、脉右大者，治在气分；脉左大者，治在血分。此证内因肝火灼肺，外因燥热袭肺，是先由气分，而后伤及血分，所吐虽是血，其病实在气。用药仍当重在清金降气、甘润寒化，切忌苦寒之味，如三黄、泻心等方，皆苦寒之品，治实火者也。燥为焦枯之象，由阴亏失润，津液枯涸而然，故症现肌肤炽燥，神气衰减，小便赤，咽中干，只宜寒润之，大忌苦寒。若吐血、咳血久而不止，必成痨瘵，治则难矣。连用八仙玉液汁救之，继用甘平之药沙参麦冬汤辈收功。

八仙玉液汁
雪梨汁一杯　甘蔗汁一杯　芦根汁一杯　茅根汁一杯　京墨汁三匙　生藕汁一杯　清童便一杯　鸡子白三枚　真柿霜一杯半　重汤炖温

频服之。

此顾松园治痨瘵咳血之效方也，纯用甘凉清降，于法最合。

燥气伤阴

燥久阴伤夜热潮，干咳津枯皮毛焦。

脉来细数或痉厥，复脉六味宜缓调。

失血之后，阴液必伤。其浅者，甘凉益胃，尚且为功；若伤及肝肾之阴，症见午后潮热、两颧发赤、咳喘乏痰或痰多而咸，皆真阴亏之象，均以培养津液为主。肝木全赖肾水滋养，肾水枯竭，肝风乃动，更见痉厥者，急用三甲复脉及定风珠等以复其阴而息其风，继以六味地黄合生脉散以缓调之。

复脉汤、定风珠、地黄汤并见前。

燥　闭

松柏通幽燥居中，大腹胀满便不通。

松柏麻仁冬葵子，桔蒌蕤腹蜂蜜冲。

燥气留着肠胃，气机不爽，一无他症，唯腹作胀，大便不行，燥邪盘踞于表，既非火结，亦非寒结，只宜辛滑通润，大便自行。

松柏通幽汤

松子仁五钱　柏子仁三钱　冬葵子三钱　火麻仁三钱　苦桔梗二

钱　瓜蒌壳三钱　薤白头三钱　大腹皮（酒洗）二钱　加蜂蜜一两
冲服。

　　方解：此五仁法也。松、柏、葵、麻，皆滑利之品，可以润肠，较
硝、黄之推荡尤稳。下窍不通，须开提上窍，故佐以桔、薤、瓜壳，既
能闭上，亦能润下，更以大腹宽肠、蜂蜜润燥，幽门得宽，何便之不
通哉。

血　燥

　　　　　　　燥伤血液便不通，筋急肤痒皮毛枯。
　　　　　　　滋燥养营二地草，归芍黄芩芄防风。

　　肺主皮毛，肝主筋爪，肝血不足，风热胜而金燥，故外现皮毛枯
槁、肌肤炽燥、瘙痒不宁，内则筋急爪枯、大便不通，此燥伤血液也。
叶氏谓下焦治血，宜滋燥养营汤主之。

滋燥养营汤

　　当归三钱　生地三钱　熟地三钱　杭芍三钱　酒芩一钱半　秦芄一
钱半　防风一钱　甘草一钱

　　方解：上法以归、地、芍养血滋肝，黄芩清肺热，芄、防散肝风，
并能荣筋，甘草以缓其急，则内外燥气一齐解矣。

二阳寒燥

寒燥头痛身热寒，胸胁疝瘕痛牵连。

柴桂各半汤加味，茴茴木楝自然安。

寒燥两伤太阳少阳，表里齐病，既有太阳之表证，又有少阳之里证，少阳又复累及肝木，发为疝瘕。上引胸胁作痛，下牵睾丸作痛，或呕或泻，寒热往来，并宜柴桂汤加味治之。

柴桂各半汤

柴胡二钱　黄芩炭一钱半　人参一钱　生姜三片　大枣二枚　炙草一钱　姜半夏二钱　桂枝二钱　酒芍二钱　吴萸一钱半　小茴三钱　广木香八分　川楝一钱半

方解：法以小柴胡达少阳之气，即所以疏肝也，合桂枝而外出太阳，加芳香定痛、苦温通降，湿燥寒同为阴邪，故从足经例。

三阴寒燥

中燥胸胁腹俱痛，或呕或泻脉紧弦。

温燥二陈椒姜桂，益智丁萸苡仁全。

燥淫直中三阴，症见胸痛者，肝脉络胸也；胁痛者，肝木本位也；腹痛，木病克土也。燥气在上则呕吐，在下则泄泻，舌白滑不能食，脉弦而紧，皆阴寒为病而兼表证者，宜此法。

温燥汤

茯苓三钱　吴萸二钱　川椒炭一钱半　广皮炭三钱　良姜二钱　益智仁二钱　姜半夏四钱　公丁香一钱　桂枝二钱　苡仁四钱

方解：法以二陈和胃除湿、止泻降逆；椒、萸、丁香直入肝以祛寒，芳香化浊以流气；桂枝以化太阳之寒气；姜、智以温中；苡仁以祛湿而理筋之拘挛。若寒燥过甚，腹痛胀满不通，下引睾丸，痛不可忍者，天台乌药散以迅扫之。

阳明燥结

阳明燥结胀满坚，面青脉涩痛难堪。

此是寒凝须急下，天台乌药妙如仙。

阳明寒燥，腹中坚满，痛如刀绞，危急难忍，手不可近，燥结成瘕者，此阴寒凝聚，急当温下。查其脉短涩而迟，面色青黄者，天台乌药散迅通之。

天台乌药散

乌药五钱　木香五钱　炒小茴五钱　良姜五钱　青皮五钱　槟榔五钱　川楝肉十枚　巴豆三十六粒　先以巴豆微打破，拌炒川楝，以巴豆黑为度，去巴豆不用，但以川楝同前药末细，黄酒下一钱，姜汤亦可，日再服，痛不可忍者，日三服。此方治一切寒疝，或少腹、脐旁痛引睾丸，腰胁皆痛，此散效功甚雄。

方歌：天台寒凝诸疝痛，青皮槟榔与木香。巴豆拌炒川楝肉，乌药良姜小茴香。

热燥便闭

阳明热结脉沉数，面赤舌黄便不通。

体弱菔硝汤最妙，壮实三一承气攻。

阳明燥证，已从热化，脉必沉数，面色赤而舌燥黄，大便秘结，而腹坚满者，此先由胃积热生燥，继则大肠津液枯槁，肠中宿垢秘结，肺津无以滋润，不能润达肠腑，传导之官失其常度，遂致窒涩不宣。其势轻者，用前松柏通幽法润以行之。倘其势急者，宜服菔硝通结汤主之，三一承气汤亦主之。

菔硝通结汤

朴硝五钱或一两与鲜莱菔切片同煮，至莱菔熟烂，捞出，添生莱菔片再煮，换至五次，用莱菔二三斤，将朴硝咸味提尽，余浓汁三茶杯，分三次饮下，两点钟一次，以便通为度。病重者，朴硝用至一两，加莱菔二斤。凡素虚难任攻下者，此法最宜。脉虚者，可加野台参以为之扶持，庶无他虞。并治痢疾里急后重、腹痛亦最效。

三一承气汤

见前卷之二温病。

用法：阳明燥结，大便不通，若由于肠枯液燥而虚闭者，宜松柏通幽润而行之。若燥火有余，舌苔老黄，属实者，则须用菔硝承气法，当辨明虚实，庶不致误也。

阴结便秘

> 寒燥阴结脉沉迟，胸腹胀满食不思。
>
> 困倦嗜卧舌暗滑，半硫丸子正堪施。
>
> 或用温脾姜桂附，草朴大黄功亦奇。

上证乃阳明热燥，故主承气；此证乃阳明阴寒凝闭，肠胃不通，如天寒地冻，须春阳丽空，则雪化冰消。其脉沉迟短涩，面色青黄，胸腹胀满，饮食不入，舌苔灰白，困倦嗜卧，宜半硫丸及温脾汤治之，不可误投苦寒也。

半硫丸

半夏一两　石硫黄一两　以生姜汁同熬，入干蒸饼末搅匀，入臼杵数百下，为丸如桔子大，每服十五丸至二十丸，姜汤下，空心服，妇人醋汤下。

按：丁氏《化学本草》谓：硫黄用大服，则为泻药。然须用石硫黄，土黄不可服。每日须服丸三钱始有效。

燥　疫

> 燥疫头疼壮热烦，骨节酸痛神昏谵。
>
> 咳逆声哑舌焦卷，清瘟败毒汤可蠲。

燥疫一证，吴鞠通虽有发明，然只论寒燥，而燥热时疫一证，则付缺如。此证乃风燥酿疫，秋冬为最多，即流行病之一种。盖当秋令天气应凉而反热，或暴凉暴热，寒暖不常，人感其乖戾之气，则热伏于内，凉束其外，而有发白喉者，有发喉痧及痘疫、疹疫者。其证虽变状多端，而原因总归于风燥热毒，气血两燔，唯清瘟败毒饮气血两清，燥毒自解。上证初起，多头痛目眩，憎寒壮热，咳嗽气逆，咽干口渴，或骨节酸痛，声音嘶哑，神识昏迷，唇焦舌黑而卷，言语错乱，肌肤甲错，六脉弦数，悉以清瘟败毒饮治之。

清瘟败毒饮

方见卷之四"湿热侵营"条。

按：疫必有毒，毒即病菌也，吸自口鼻，由气管达于血管，将气血凝结，壅塞津门（即淋巴腺总汇管之口），津郁为痰，阻滞气机，故见种种肺病；内陷心包，以致心筋质炎，故现种种神经病。治者总宜清解气血药中参以透解血毒之品，如桃仁、红花之类，俾血活气行，毒不能留矣。又助以牛黄、至宝、紫雪及紫金锭等芳香灵异之品，以清镇神经而通诸窍，则神自清矣。

又有神识昏迷，虽进辛香凉泄、芳香逐秽，如牛黄等品，俱不效者；盖其包络瘀血，凝结过甚也。宜仿吴又可三甲散（地鳖即䗪虫、鳖甲醋炒、穿山甲土炒、僵蚕、柴胡、桃仁）以通络活血，病始可解。盖病久气钝血滞，非拘于恒法所能愈也。此方宜为散服，亦可煎服。

结　论

燥为阳明秋金之化，金燥则水源竭，而灌溉不周，兼以风生燥、火化燥，《素问玄机病原式》谓：诸涩枯涸，干劲皴揭，皆属于燥也。然须辨清内外二因。若风燥伤及气分，津液不腾，宜甘凉清润以滋肺胃，佐以辛通，如桑菊饮、清燥救肺汤及沙参麦冬汤等是也。如伤及血络，则有清金宁络诸法。燥久伤及肝肾之阴而见虚象者，则有复脉、地黄诸方。燥居于中，伤及肠胃，大便燥结者，则有通幽诸法。若燥在血脉，而见皮枯身痒者，则有养营之法。至若流行性之燥疫，尤为年中所常有，则有清瘟之法。至于寒燥，乃燥之正气，唯近年天时有所变，而人体阴虚者多，故寒燥一病反少于热燥，然本编亦备列无遗。再燥虽化火，不可同火治，盖燥为血液衰少不足之疾，故其脉多细微而涩，凡药苦寒易化燥，风药易伤阴，皆在所忌也。

卷之六　寒淫病类

概 论

经曰：冬伤于寒。谓立冬之后，寒水司气，人感其邪，伤于太阳之经，即病寒热无汗，脉来浮紧，名曰伤寒是也。经又曰：今夫热病者，皆伤寒之类也，或愈或死，皆以六七日之间，其愈皆以十日以上。故今又称伤寒为急性热病，又号为急性传染病，又称为肠窒扶斯病。以其病原体寄生繁殖于小肠黏膜中，其病型同于中医之伤寒病，遂直称伤寒为肠窒扶斯。此大误也。考肠窒扶斯，属手太阳小肠之病，乃伤寒证候群中之一证耳，断不可以尽括伤寒之六经证也。

近代细菌之学昌明，知伤寒为病，因病原体之侵入人身，其邪（即毒素也）轻者，呈头眩鼻塞、咳嗽之象。其邪重者，则发为头项痛、腰脊强、恶寒发热、无汗等状，而脉亦变为浮大紧数矣。其所以现此症状者，由于人身的大脑腺状体有调节体温的中枢，若受寒邪之刺激，遂起兴奋，而升高体温，陆续输送满含毒素之血液于表，以冀作汗而解。此生理自然抗病之妙机也。唯其营液既伤，不能自汗，毒莫由达，遂迫于筋骨，窜于经俞，而种之上症作矣，乃定其名曰太阳证。证者，病之证据也，谓脉浮、头项强痛为太阳经病之证据也。须审病者体质之差别、寒邪之重轻，而处以发汗或解肌之方剂，以助其自然良能之不逮。使猬集于皮肤之寒邪，随汗以尽驱于外，而诸恙自已。设此不解，则病毒转入呼吸、消化、泌尿等器（消化管包括食道、肠、胃而言）后惹起种种之病。邪踞于此，而呈现实证，则用泻下剂以逐之，由肠管而出，则病亦解。半表半里者，指胸腹二腔间、三焦膜网，适当气管支、肺、心、肝、脾、胃等相连之膜也。若病毒集此，使上列诸脏器之一部或数部发生异状，即为半表半里之里证，则用和缓剂而缓调之，此伤寒之大法也。唯病情难定，进退无常，要在提挈阴阳，界划经纬，二气殊感，而应以营卫。六经递传，而统以巨阳。脏腑未入，则总解于经，风寒杂侵，不越乎表。此絜矩之道也。

至《伤寒论》中，阴阳之辨，乃盈虚消长之机。其义有二，一为病之阴阳，一为人体之阴阳。所谓阴者，即神经沉衰，血液减少，机能消退，或寒性之意。其病势沉伏，肢厥脉微，而多恶寒是也。所谓阳者，即神经兴奋，血压增高，机能亢进，或热性之意。其病势发扬，脉大而多发热是也。如其人元阳素虚，则病多从阴化，如其人元阴素弱，则病多从阳化。同一症也，而阴阳各殊，治法迥异。苟不明此，鲜不以寒为热，以热为寒，失之毫厘，谬以千里矣。

伤寒辨证，首重在脉。经曰：微妙在脉，不可不察，六经病式不同，脉亦各殊其状。太阳之脉浮，阳明之脉大，少阳之脉弦，太阴之脉沉细，少阴之脉微细，厥阴之脉微缓。以脉测病，病无遁情。举凡虚实之变态，寒热之消长，表里之进退，阴阳之胜复，气机一动，无不形之于脉。又复审其病情，探其嗜欲，在太阳则恶寒，在阳明则恶热，在少阳则喜呕，在太阴则食不下，在少阴则但欲寐，在厥阴则不欲食。病情既得，参以脉证，然后定名施治，决其死生，占其愈期。其制方也，味不过三四，而效如桴鼓。法则有宜汤宜散宜丸，一剂分为三服两服、顿服停后服、温服少冷服、少少咽之、服后啜粥、多饮暖水之异，而且分久煮分合煮、去滓再煮、渍取清汁，或用水用酒及浆水潦水、甘澜麻沸等，各具妙理。至精至当，可谓尽诊治之能事，无毫发之遗憾矣。陈修园谓经方权夺造化，愈用愈神奇，诚不虚也。惜近世习于浅陋，畏用经方。庸妄之徒，更复肆其诽谤，以为古方不适今病，坐令圣方废堕，宝藏湮没，谁之咎哉。

《伤寒论》全书共三百九十七法，一百一十三方，神明变化，始终一贯，但其词旨古奥，义蕴渊深，条目繁多，未易领会，非初学所能了悟。因采《金鉴·伤寒心法要诀》，以便初学记诵，先熟乎此，再玩味全书，则易读易解，而有会心之乐矣。

按：每岁自小雪节起，交太阳寒水，为六气之终，而完一岁之气，故列寒病为本编之末。

伤寒传经从阳化热、从阴化寒原委

六经为病尽伤寒，气同病异岂期然。

推其形脏原非一，因从类化故多端。

明诸水火相胜义，化寒变热理何难。

漫言变化千般状，不外阴阳表里间。

六经，谓太阳、阳明、少阳、太阴、少阴、厥阴也。为病尽伤寒，谓六经为病，尽伤寒之变化也。气同，谓天之六气感人，为病同也。病异，谓人受六气，生病异也。岂期然，谓不能预先期其必然之寒热也。推其行脏原非一，谓推原其行脏不同，盖形体有厚薄，脏腑有虚实，非一也。因从类化故多端，谓人感受邪气虽一，因其形脏不同，或从寒化，或从热化，或从虚化，或从实化，故多端不齐也。明诸水火相胜义，谓水胜则火灭，火胜则水干也。化寒变热理何难，谓邪至其经，或从阴化寒，或从阳化热，即水火相胜，从化之理，何难明也。漫言变化千般状二句，谓伤寒变化千般，总不外乎阴阳表里间也。

太阳风邪伤卫脉证

中风伤卫脉浮缓，头项强痛恶寒风。

病即发热汗自出，鼻鸣干呕桂枝功。

中风病名也，伤卫，谓风伤卫也。盖足太阳膀胱，水蒸之气，内充各脏，外走肌肉，出皮毛而为卫外之气，卫气固密，邪安从入，卫气偶虚，外邪乘之。邪即伤寒菌也。邪伤于卫，则太阳受其刺激，其机能立时亢进，放出异常之体温于表，蒸动汗液，冀其毒素随汗液排出，故发热汗出。卫气既伤，营血亦损，则血管弱而动缓，故脉缓。足太阳经脉上额，交巅，入络脑，还出别下项，连风府，夹脊抵腰，各部比于其他体部含毒血液充盈之度强，而凝滞窘急，故头项痛、腰脊强。恶风寒者，为其所伤，故畏而恶之。鼻鸣者，卫气不外达，则内壅于肺，鼻为肺窍也，又逆传于胃而作呕。以上各症，皆太阳中风使然，唯桂枝汤能调和营卫，而驱其邪也。

桂枝汤

桂枝三钱　白芍三钱　生姜三钱　大枣四枚　炙草三钱　服法必如《伤寒论》所规定，否则无效。

太阳寒邪伤营脉证

伤寒伤营脉浮紧，头疼身痛恶寒风。

无汗而喘已未热，呕逆麻黄汤发灵。

伤寒，病名也，谓寒邪伤于太阳营分也。寒主收束，故脉为之拘束而紧。营者，血也，邪伤周身之血脉，故身疼、头项腰痛，是邪兼犯太阳之经脉也。无汗则卫气不通，壅塞于肺而喘，邪侵于胃则上逆而为呕，宜麻黄汤发其汗则愈。

麻黄汤

麻黄三钱　桂枝三钱　杏仁二钱　炙草一钱

《伤寒》诸方，凡煮法、服法俱详论中，本编不复赘载。

风寒营卫同病脉证

中风浮紧遍身痛，头疼发热恶寒风。

干呕无汗兼烦躁，伤寒身重乍时轻。

浮缓呕逆无汗喘，头疼发热恶寒风。

烦躁而无少阴证，营卫同病大青龙。

中风，谓风伤卫之病，症见头疼、发热、恶风寒、干呕等状，反见浮紧伤寒之脉，身疼痛乃寒伤营之症。今以中风之病，而得伤寒之脉与症，更兼无汗之表实、内热之烦躁也。《伤寒》谓寒伤营之病也，身重

巴蜀名医遗珍系列丛书

不痛，乍有轻时，乃风伤卫之证也。浮缓亦风伤卫之脉也，又兼呕逆、无汗而喘、头疼发热、恶寒恶风，乃寒伤营之症也。是以伤寒之病，而得中风之脉与症，更兼太阳无汗、内热之烦躁也。无少阴证，谓无少阴之身重但欲寐之症也。此乃风寒中伤营卫同病也，二证皆无汗实邪，故均主以大青龙汤发之。

大青龙汤

麻黄三钱　桂枝三钱　杏仁二钱　炙草二钱　石膏六钱　大枣四枚　生姜二钱

误服三汤致变救逆

伤寒酒病桂勿与，呕吐不已血脓鲜。

尺迟服麻致漏汗，恶风肢急小便难。

微弱汗风青龙发，厥惕悸眩热仍然。

身瞤振振欲擗地，桂加附子真武痊。

凡伤寒无汗，及患酒病，状似太阳中风，皆勿与桂枝汤也。误与则表气愈固，里气更逆，呕吐不已也。误与酒病，则湿热内伤营血，而必吐脓也。此误服桂枝汤之变证，当随证治之可也。尺迟，谓伤寒尺中脉迟也。误服麻黄汤发汗，遂致汗出不止，名曰漏汗，兼见四肢拘急，小便难而少也。盖尺中脉迟，是营气不足，不可发汗也。误发之，则变逆证，当以桂枝加附子汤救之。若大青龙汤证，脉当浮紧，今脉浮缓而微弱，反汗出，是大青龙汤脉证未具。若误以大青龙发之，其人厥冷，筋惕心悸，头眩热仍不退，身肉瞤动，振振不能支持，欲仆于地也，当以真武汤救之。

桂枝加附子汤

本方主误汗，拘急漏汗，阳虚之证。去白芍加桂枝一钱，附子三钱，主风湿身疼不能转侧。

真武汤

本方治中外虚寒，水气上逆，病后水肿尤神。

茯苓三钱　白芍三钱　白术三钱　生姜三钱　附子（炮）二钱

三阳受病，传经欲愈脉证

伤寒一日太阳病，欲吐烦躁数急传。

阳明少阳证不见，脉静身和为不传。

伤寒一日，太阳受病，二日阳明受病，三日少阳受病，此其传经之常也。若初病颇欲吐，若燥烦，脉数急者，则邪盛传经而不解也。若二三日阳明少阳证不发生，脉静身安者，则邪衰不传，欲自愈矣。

太阳腑病蓄水蓄血脉证

太阳阳邪有水逆，消渴发热汗出烦。

小便不利水入吐，脉浮而数五苓攒。

少腹硬痛尿自利，蓄血桃仁承气煎。

太阳中风，有渴欲饮水，水入即吐者，名曰水逆。饮水多而小便少者，名曰消渴。症见发热汗出，风邪也，烦热也。小便不利，水入即吐，停饮也。浮数，风热脉也。均宜五苓散。多服暖水，令微汗，外解太阳，内利停水则愈。如欲饮冷水者，是内热甚也，以五苓散加寒水石、石膏、滑石可也。若少腹硬满拒按，有似膀胱蓄水，但小便自利，非停水，乃膀胱蓄血也，宜桃仁承气汤主之。

五苓散

泽泻三钱　茯苓三钱　桂枝三钱　白术三钱　猪苓三钱

桃仁承气汤

大黄（醋炒）五钱　芒硝二钱　甘草一钱　桂枝二钱　桃仁二钱

阳明表病脉证

葛根浮长表阳明，缘缘面赤额头疼。

发热恶寒而无汗，目痛鼻干卧不宁。

阳明乃胃与大肠两经之代名词，本条所指，乃足阳明胃经也，阳气之最盛者，其位主里，内候胃肠，外候肌肉，故有病经、病腑、病肠之分。阳明为多血多气之经，若受病毒之刺激，则其血液膨胀，血管亢进，变为长大之脉。足阳明胃经起眼下，夹鼻绕面行，入齿环唇，邪中其经，则有目痛、鼻干、唇焦诸状。胃络通心，热邪上侵，则烦不得卧，热色现于面，故面赤、连前额头疼。若发热恶寒无汗者，乃阳明经之表证也，宜葛根汤。

葛根汤

此方并主太阳阳明合病下利。

葛根三钱　麻黄二钱　桂枝二钱　白芍二钱　炙草二钱　生姜二钱　大枣四枚

阳明热病脉证

白虎烦渴热阳明，汗出身热脉长洪。

不恶寒兮反恶热，合柴兼见少阳经。

太阳已罢，而传阳明，不传少阳，亦未入腑，其热渐深，表里俱热，为阳明经热病也。其脉来长洪，烦躁口渴，汗出身热，不恶寒，反恶热，宜白虎汤清之。若阳明未罢，又传少阳，兼见弦脉、寒热往来、口苦耳聋、目眩而呕、胸胁痛之症，则白虎合小柴胡汤主之。

白虎汤

生石膏八钱　知母四钱　炙草二钱　粳米五钱　渴甚加人参二钱。

徐氏曰：亡阳有二，下焦阳虚，飞越于外，而欲上脱，主参附温之；随汗奔涌于外，此法降之。

阳明腑病脉证

胃实脉大腑阳明，大便难兮脾约同。

蒸蒸潮热濈濈汗，满痛始可议三承。

热邪入腑，阳明之脉必大。其证有三，曰胃实、曰大便难、曰脾约。脾约者，太阳阳明也；胃实者，正阳阳明也；大便难者，少阳阳明

巴蜀名医遗珍系列丛书

也。皆为可下之证，但有轻重之别。必见蒸蒸潮热，身肢濈濈然汗出，或满或痛，始可察其微甚，以三承气汤、麻仁丸下之可也。

调胃承气汤

大黄四钱　炙草三钱　芒硝三钱

小承气汤

大黄四钱　枳实二钱　厚朴二钱

大承气汤

大黄三钱　厚朴四钱　枳实三钱　芒硝三钱

脾约丸

麻仁一两　白芍五钱　枳实五钱　大黄一两　厚朴一两　杏仁一两　蜜丸。

阳明慎汗慎清慎下

阳明表证反有汗，桂枝加葛中风传。

热证无汗亡津液，燥渴仍从白虎瘥。

胃实热汗原应下，恶寒浮缓表为先。

欲知定硬识矢气，不转微涩下之冤。

舌滑尿白小便数，便硬休攻导自安。

小便数多知便闭，无苦数少是津还。

阳明表证应无汗，反有汗，是从风邪传来，仍从表治，宜桂枝加葛根汤。阳明热证应有汗，反无汗，是或吐或汗或下，亡其津液，若无燥渴，则从表治；若有燥渴，仍从热治，宜白虎汤。

胃实自汗、潮热原应下，若有恶寒浮缓之表，宜先解表，表解乃可攻之。

欲知大便硬定未定，当少与小承气汤。转矢气者，已成定硬，当与大承气汤攻之。若不转矢气者，未成定硬，攻之必溏，勿更与也。

若阳明证具，而脉微涩者，不可下，下之则冤死也。舌滑尿白，里热微也。虽小便数，大便硬，其热远在广肠，亦不可下，用蜜煎导法，自可安也。

凡小便数多，知大便必硬，而无或满或痛之苦，当审其小便日几行，若日减数少，是津液还于胃中，慎不可攻，不久必自大便出也。

桂枝加葛根汤

即桂枝汤加葛根一味。

导法

白蜜一味，炼如饴糖，加牙皂末少许，乘热作锭，如指长大，纳谷道中，以手急抱之，欲便则去之。猪胆汁半杯入醋少许，灌入谷道，食顷即便，此法尤捷。

少阳脉证

往来寒热胸胁满，脉弦目眩而耳聋。

口苦默默不欲食，心烦喜呕少阳经。

或渴或咳身微热，或胁硬痛腹中疼。

或悸不呕尿不利，舌苔白滑小柴宗。

脉弦，谓少阳病脉也，少阳乃三焦与胆两经之代名词，阳气之初生者也。足少阳胆经之脉，起目锐眦，入耳，其支者，会缺盆，下胸中，循胁。邪中其经，则往来寒热，胸胁满，目眩耳聋，口苦默默，不欲饮食，心烦喜呕，少阳经主症也。或渴或咳，身微热，或胁硬痛，腹中痛，或悸不呕，尿不利，舌苔白滑者，皆少阳或有之症。均宜小柴胡汤，随症加减治之。

小柴胡汤

柴胡四钱　人参一钱半　炙草一钱半　半夏三钱　黄芩一钱半　生姜一钱半　大枣三枚

柴胡加减法

方歌：胸烦不呕去参夏，加蒌若渴半易根。腹痛去芩加芍药，心悸尿秘苓易芩。胁下痞硬枣易蛎，不渴微热桂易参。咳去参枣加干味，小柴临证要当斟。

少阳经主症，宜小柴胡汤主治也。其或有之症，务要临证斟酌加减可也。若胸中烦而不呕，去半夏、人参，加花粉。若渴者，以半夏易花粉。若腹中痛，去黄芩加白芍。若心下悸，小便不利者，加茯苓，去黄芩。若胁下痞硬，加牡蛎，去大枣。若不渴，外有微热者，去人参，加桂枝微汗之。若咳者，去参、枣，加干姜、五味。

少阳禁汗吐下

少阳三禁要详明，汗谵吐下悸而惊。

甚则吐下利不止，水浆不入命难生。

少阳病，禁汗吐下。若误发汗，则生谵语。若误吐下，则惊悸而神不安。少阳经即有心下硬，不可下，下之则利不止。即有胸中满，不可吐，吐之则水浆不入，变成危候，命难生也。

少阳可汗可吐可下

> 胸满热烦栀子豉，痞硬冲喉瓜蒂平。
> 发热恶寒肢烦痛，微呕支结柴桂宁。
> 郁郁微烦呕不止，心下硬痛大柴攻。
> 误下柴胡证仍在，却与柴胡振汗生。

上言其禁，恐失宜也。此言其可，贵变通也。胸满烦热，太阳少阳轻邪也，宜栀子豉汤涌之。胸满痞硬，气上冲喉，不得息者，太阳少阳重邪也，宜瓜蒂散吐之。发热恶寒，四肢烦疼，微呕，心下支结，太阳少阳表证也，宜柴胡桂枝汤微汗两解之。郁郁微烦，呕不止，心下痛硬，少阳阳明表里证也，宜大柴胡汤缓攻两解之。若经误下，未变逆，柴胡证仍在者，复与柴胡汤以和解之。若解，则身振振发战汗而解，以下后虚故也。

栀子豉汤

生栀子七枚　香豉四钱

加减法：若少气者加甘草，呕者加姜汁，此治病后虚烦之神方。

瓜蒂汤

瓜蒂七枚

柴胡桂枝汤

柴胡四钱　桂枝二钱　黄芩一钱半　人参一钱半　炙草一钱　半夏

三钱　杭芍一钱半　大枣三枚　生姜一钱

三阳合病并病

> 合病两三经同病，并病传归病一经。
> 二阳合病喘满发，自利葛根呕半平。
> 太少利芩呕加半，明少弦负顺长生。
> 滑数宿食大承气，三阳合病腹膨膨。
> 口燥身重而谵语，欲眠合目汗蒸蒸。
> 遗尿面垢参白虎，浮大汗下禁当应。
> 二阳并病汗不彻，面赤怫郁大青龙。
> 表罢潮热手足汗，便难谵语大承攻。
> 太少头项痛眩冒，心下痞硬如结胸。
> 禁汗吐下唯宜刺，谵惊不食利多凶。

一经未罢，又传一经，二经三经同病，而不归并一经者，谓之合病。二经三经同病，而后归病一经独病者，谓之并病。

二阳：谓太阳阳明也，太阳则有头痛发热、恶寒无汗，阳明则有肌热恶热、心烦不眠之症，相合同病也。喘满发：谓二阳合病，当下利不下利，更加胸满而喘，宜麻黄汤发之。自利：谓二阳合病，当有之症，宜葛根汤也。呕半：谓二阳合病，不下利，但加呕者，宜葛根汤加半夏也。

太少：谓太阳少阳合病也，太阳则有头痛发热、恶寒无汗，少阳则有寒热往来、口苦、耳聋目眩、胸胁痛之症，相合同病也。利芩：谓太阳少阳合病，当自下利，宜与黄芩汤也。呕加半：谓太阳少阳合病，不下利但见呕者，宜黄芩汤加半夏。若不呕利，但见太阳少阳之证，非合病也，宜柴胡桂枝汤两解之。明少：谓阳明少阳两经之证同见，下利合病也。弦负：弦为少阳木脉，木胜则土负，负则死也。顺长生：长为阳明土脉，土盛则木不能灾为顺，顺则生也。

滑数：谓阳明少阳合病，下利黏秽者，脉必滑数，是宿食也，宜大承气汤；呕酸苦者，宜大柴胡汤。三阳：谓太阳、阳明、少阳合病也，症见腹胀满、口中干燥、身重难转侧、谵语喜睡、合目则出热汗、遗尿不知、面有油垢等状，此皆三阳热盛，津液枯竭之证。脉虽浮不可汗，脉大亦不可下，唯宜白虎加人参益气生津，清热可也。若三阳合病，未经汗下，津液未伤，病轻者，宜柴葛解肌汤清解之。

二阳：谓太阳阳明并病也。汗不彻：谓邪在太阳，发汗未彻，又传阳明也。面赤：谓邪犹怫郁于太阳阳明之表，未并阳明之腑，宜大青龙汤解两经之热也。

表罢：谓太阳证罢也，症见潮热、手足汗、大便难、谵语，是邪已归并阳明腑也，宜大承气汤攻阳明实热。

太少：谓太阳少阳并病也。症见头项强痛、目眩昏冒、心下痞硬，如结胸证，是太阳少阳二经之证，尚未归并，其邪未定，禁不可汗下，唯宜刺大椎、肝俞、肺俞，以泻其热也。若误发汗，则必谵语；误下则必心烦而惊，水浆不入，下利不止。变此恶候，命多凶也。

麻黄汤

方见前。

葛根加半夏汤

即葛根汤加半夏一味，治二阳合病，不下利，但呕者。

黄芩汤

上方治太阳少阳合病，下利干呕者。

黄芩三钱　白芍三钱　炙草二钱　大枣二枚　加半夏三钱，生姜二钱。

柴胡桂枝汤

方见前。

大承气汤　大柴胡汤

二方见前。大柴胡汤治热结在内，心下急呕不止，郁郁微烦，柴胡证仍在者。

白虎加人参汤

方见前。

柴葛解肌汤

柴胡三钱　葛根三钱　羌活二钱　白芷二钱　黄芩三钱　杭芍二钱　桔梗一钱半　石膏五钱　甘草一钱半　加生姜、大枣。

加减法：无汗恶寒甚者，去黄芩；冬月加麻黄，春月少加，夏月加苏叶。上方治三阳合病，头目眼眶痛，鼻干不眠，恶寒无汗，脉微洪者。

大青龙汤

方见前。

三阴受病，传经欲愈脉证

伤寒三日三阳尽，热微烦躁入阴传。

其人能事而不呕，脉小尿清为不传。

伤寒三日，三阳受邪为尽，三阴当受邪。其人身热虽微而烦躁者，谓邪去阳入阴，阴不解也。若其人反能食而不呕，脉静小，小便清，乃邪未入于阴，为不传，欲自愈也。

三阴阴邪脉证

> 太阴阴邪沉迟脉，吐食腹满有时疼。
>
> 手足自温利不渴，理中汤主悸加苓。
>
> 腹满去术加附子，呕多去术加姜生。
>
> 虽吐下多还用术，渴欲得水倍术宁。
>
> 欲作奔豚术易桂，干姜寒倍参腹疼。

足太阴脾，乃阴气之极盛者。太阴阴邪：谓邪从阴化寒证也，其脉沉迟，症见吐食、腹满时痛，乃太阴里寒证也。手足自温：乃邪入阴也。自立不渴：脏无热也，宜理中汤主之。

理中汤

人参三钱　白术三钱　干姜三钱　炙草三钱

加减法：心下悸，加茯苓。腹满，去术，加附子。吐多，去术，加生姜。虽吐若下利多，还用白术。渴者，倍加白术。若脐下悸，欲作奔豚，去术易桂。中寒，倍加干姜。腹痛，倍加人参。舒氏每用必加砂仁、半夏。水泻渴甚，脾不输津也，倍白术，加花粉。外有热象，再加桂枝至效。

太阴阳邪脉证

阳邪嗌干腹满痛，误下时痛大实疼。

大承桂枝加芍大，脉弱芍大当审行。

阳邪，谓太阴邪从阳化热之证也。足太阴之脉，布于胃中，上络于嗌，嗌即咽也。热侵太阴，故腹满而咽干。腹满痛，太阴有余证也。因误下而邪陷太阴，当分轻重治之。若腹有时痛，有时不痛，宜桂枝加芍药汤和之。若腹大满，无时不痛，宜桂枝加大黄汤下之。兼阳明胃实，以大承气汤下之。若脉弱者，即当行大黄、芍药，须斟酌减之，以其人胃气弱易动也。

桂枝加芍药汤

桂枝三钱　白芍（酒炒）六钱　炙草三钱　生姜三钱　大枣四枚

上方倍白芍，重在和营而治血滞。腹痛，再加大黄三钱，酒炒枳实钱半，即桂枝大黄汤，以治太阴从阳化热，邪入阳明之法。如脉虚者，不可用，只宜温经醒脾制逆，如理中加蔻、半、香、砂、橘、朴之类，皆活法也。

太阴阳明表里同病

腹满时减复如故，此是寒虚气上从。

腹满不减不大便，转属阳明乃可攻。

太阴病，腹时满，腹时不满，而减后如常，此为太阴寒邪，寒虚之气上逆，当温之，宜厚朴生姜汤。若腹满不减，终日胀满，或不大便，此为转属阳明，实热内壅之满，当攻之，宜大承气汤。

厚朴生姜甘草人参半夏汤

上方主汗后胀满，中虚邪伏者。

厚朴三钱　生姜三钱　炙草二钱　人参一钱半　半夏三钱

少阴阴邪脉证

少阴阴邪脉沉细，背寒欲寐口中和。

咽痛腹痛骨节痛，厥利清谷四逆瘥。

少阴乃心肾两经之代名词，阴气之初生者也。少阴受邪，则心力沉衰，流入动脉系之血量速度减退，故脉见细象；发温生机亦随之衰弱，遂来恶寒，甚或厥冷；人身背为阳，腹为阴，阳气虚，则背恶寒，阳气内困，不能外出，故但欲寐。口中和，谓口不干也。咽痛、腹痛、下利清谷，寒盛于中也。骨节疼痛、四肢厥冷，寒淫于外也。宜四逆汤温中散寒也。

人与天地同一橐籥，天地之气行于阳，则开而晓，行于阴，则阖而夜，人之气亦然。气行于阳，则动而寤；行于阴，则静而寐。凡病人但欲寐者，皆邪客于阴之故。阴即少阴也。盖少阴属水主静，即使热邪传至其经，在先之脉虽浮大，此时亦必变为沉细。在先之证虽烦热不宁，此时亦必变为昏沉嗜卧。但须辨其脉若细弱沉数，口中燥，为热化证。

脉沉微细，口中和，为寒化证也。

四逆汤

生附子五钱　干姜三钱　炙草二钱

此方为温经回阳之峻剂，药仅三味，能起死回生，凡一切阳虚阴盛为病，皆当早服，勿待其阳欲脱而始放胆用之也。此方加减所治甚广，略举如下。

术附汤：即本方加白术、大枣，治风湿身体烦疼及中寒发厥、心痛者。

干姜附子汤：即本方去甘草。治汗下后，昼躁夜静，不呕不渴，无表证，脉沉微，无大热者；又治中寒厥逆，眩仆无汗，或自汗淋漓及外热烦躁，阴盛格阳者。

姜附归桂参甘汤：服姜附汤，须服此和营补气，始得药病相当也。

四逆汤变方甚多，不能备载，熟读《伤寒论》自知。

少阴阳邪脉证

少阴阳邪沉细数，口燥咽干大承汤。

少阴心烦不得卧，黄连阿胶是主方。

阳邪，谓少阴阳邪从阳化热证也。少阴病，但欲寐，阴邪则脉沉细则无力，阳邪则脉加数而有力矣。始病即口燥而咽干，水不上升，热之甚也，宜大承气汤急下之，泻阳救阴也。少阴病，但欲寐，二三日以上变为心烦不得卧，是阳邪乘阴，阴不能静也，宜黄连阿胶汤清阳益阴也。

黄连阿胶汤

黄连二钱　黄芩二钱　白芍三钱　阿胶二钱（化冲）　鸡子黄三枚（分次冲）

是方以有情之鸡子黄，交媾阴阳水火，是回天手段，凡温病心烦不得眠，服之亦覆杯而安。

少阴太阳表里同病

少阴脉沉而发热，麻黄附子细辛汤。

若二三日无里证，减辛加草用之良。

少阴病，脉沉为阴寒之证，当无热，今反发热，是兼有太阳表证，宜麻黄附子细辛汤急温而散之。若二三日热仍不解，亦无里寒吐利之证，去细辛，易甘草，缓温而和之。

麻黄附子细辛汤

本方去细辛，加炙草一钱，即麻黄附子甘草汤。《金匮》治少阴水证，少气脉沉虚胀者。

按：少阴标寒本热，太阳标热本寒。少阴病始得之，反发热，是少阴得太阳标阳之化也。若其脉浮，佳兆也。今反脉沉者，虽得标阳之化，其邪则陷入少阴之里，主此汤，俾太阳少阴交和于内外则愈。

厥阴阴邪脉证

厥阴阴邪微细厥，肤冷脏厥躁难安。

囊缩舌短胎滑黑，四逆当归四逆先。

少满痛厥姜萸入，蛔厥静而复时烦。

得食而呕蛔闻臭，烦因蛔动乌梅丸。

厥阴乃肝与心包络之代名词，阴气之已尽者也，阴尽则阳生，此阴阳消长之道。病毒至经，迫于上半身而及头脑，则夹心火之热，热从阳化；病毒迫于下，则夹肾水之寒，而从阴化。故厥阴为病，阴阳错杂，寒热混淆，当详细辨之。

若足厥阴肝经，邪从阴化之寒证，其脉微细，四肢厥冷，周身肌肤皆冷，此厥阴阴寒脏厥也，更兼烦躁，无暂安时，外肾为寒收引，缩入腹中，妇人则乳缩而阴收，舌苔滑黑而短缩。盖足厥阴肝经之脉，起于足大趾，循股内入阴中，环阴器，抵少腹，属肝络胆，夹胃贯心膈也。兹见上阴寒之证，宜先服当归四逆汤。若少腹满痛，而又厥冷，本方再加吴萸、生姜可也。

前证乃厥烦而无暂安时，若蛔厥则不然，有时烦有时静，虽厥而吐蛔，得食而呕，因蛔闻臭而呕也，其烦亦因蛔动而始烦也，是为蛔厥，宜乌梅丸。

当归四逆汤
当归三钱　白芍三钱　桂枝三钱　细辛一钱　木通一钱　炙草一钱　大枣六枚

当归四逆加吴茱萸生姜汤

前方加吴萸二钱，生姜四钱，酒水各半煎。主手足久寒、脉细欲绝，其人素有久寒者，及男妇寒疝、脐下冷、引腰胯而痛等症。

乌梅丸

乌梅　干姜　当归　黄连　黄柏　川椒　桂枝　人参　附子　细辛

厥阴阳邪脉证

> 阳邪热厥厥而热，消渴热气撞心疼。
> 烦满囊缩舌焦卷，便硬尚任大承攻。
> 四逆不分四逆散，咳加姜味下利同。
> 悸加桂枝腹痛附，下重薤白秘尿苓。

厥阴从阳化热之证，其手足厥而复热，热而复厥，是为热厥。厥微而热微，厥深则热深也。消渴，谓饮水多而小便少也，乃热甚而体液耗也。热气上撞心疼，是火夹木邪而逆也。烦满，谓少腹烦满也。囊缩，乃外肾为热灼筋，缩入腹也。舌焦卷，谓舌苔干枯而卷也。便硬，谓大便硬，尚可任攻，宜大承气汤。四逆不分者，谓寒热之厥疑似不分也，宜四逆散。疏达厥阴，其厥不作，再审寒热可也。或咳者，于四逆散中加生姜、五味子，下利亦加，故曰同也。心下悸加桂枝，腹痛加附子，泄痢下重加薤白，尿秘不利加茯苓。

大承气汤

见前。

巴蜀名医遗珍系列丛书

四逆散

枳实三两　白芍三两　柴胡三两　炙草三两　为末，白汤下，日三服。

治伤寒少阴证，阳邪入里，而成四逆者，与直中阴寒之四逆不同。凡病在一经，有宜用热药者，有宜用寒药者。如少阴证，有用白虎汤、四逆散之寒药者，有用真武汤、四逆汤之热药者。用寒药者，治少阴传经之热证也。用热药者，治少阴直中之寒证也。故病情无定，随人身阴阳偏盛而变化。阴虚之体，病多从热化而宜清。阳虚之体，病多从寒化而宜温也。

按：邪自太阳传至太阴，则腹满而嗌干，未成可也。至少阴，则口燥、咽干而渴，未成消也。至厥阴，则成消渴者，以厥阴风火之威，易消水也。

按：《伤寒论》云：凡厥者，阴阳气不相顺接，便为厥。厥者，手足逆冷是也。盖厥逆一证，阴阳俱有，大旨不外阴阳二气不相接顺。厥阴一病，不问寒热，皆有厥。若无厥，则非厥阴也。太阴寒微，故手足温而无厥。少阴寒甚，故为寒厥，而无热厥。厥阴阴极生阳，故寒热二厥皆有之。阴阳不相顺接者，谓血气痞塞，不能升降，所谓天地不交否者是也。再以科学生理明之，人身血行有二：一起右心室，以顺行周身，是谓动脉；一起动脉尽处，受动脉之血逆行，还入左心室，是谓静脉。更出更入，如环无端，无须臾之息。若有障碍，则出入受阻，厥逆于是发，脉道于是绝，乃至于死也。所谓阴阳二字，即指营血卫气阻滞于内，不能透达于肌表，故为厥也。

少阴厥阴外热里寒脉证

少阴里寒外热证，面赤身反不恶寒。

厥利清谷脉微绝，通脉四逆主之先。

利止参加脉不出，葱入面色赤炎炎。

腹痛加芍咽桔梗，呕加生姜妙如仙。

少阴里寒外热之证，面赤不恶寒，格阳外热也。四肢厥冷，下利清谷，脉微欲绝，阴极里寒也。宜通脉四逆汤主之。服四逆汤，下利止，脉仍不出，加人参。面色赤者，加葱。腹痛加芍药，咽痛加桔梗，呕加生姜。

通脉四逆汤

即四逆汤倍干姜。

通脉四逆加人尿胆汁汤

即前方再加猪胆汁少许，童便一盏兑服。治阴盛格阳，热药入口即吐，故以寒性而有情之尿、胆和之。

经方微妙精详不可思议。其审查病情，辨别经络，参考药性，斟酌轻重，于所治之病，不爽毫发，故覆杯而愈，效如桴鼓。修园谓经方权夺造化，洵非虚也，但人之疾病无穷，方难尽合，故方必有加减损益。如其病之大体相同，而所现之症或不同，则不更立一方。即于是方之内，随症加减，或加减其药味，或加减其分量，药味虽同，而义已别，立名亦异，此经方之严也。兹将四逆加减等方，证治之区别，罗列于下。

巴蜀名医遗珍系列丛书

干姜附子汤

治汗下后，昼日烦躁不得眠，夜而安静，不呕不渴，无表证，脉沉微，身无大热者，此为温经回阳强心之主方。以后诸方，皆本此方加减。

干姜一两　生附子二枚

甘草干姜汤

治误服桂枝汤，得之便厥、咽中干、烦躁吐逆者。

炙甘草四两　炮干姜二两

按：论中干姜俱生用，唯此方用炮，因本证因阳亢而反亡阳，乃亡阳之变证，与虚寒亡阳不同，故用同气相引之法，以复其阳。后世用此方以治吐血，又本此意。用四物汤加炮姜，以治产后脱血，虚阳外露而发热者。仲景又以此汤治虚寒肺痿。

白通汤

治少阴病，下利脉微者。

葱白四茎　干姜一两　生附子一枚

白通加猪胆汁汤

治少阴病，下利脉微，与白通汤利不止，厥逆无脉，干呕烦者，服此汤脉暴出者死，微续者生。

前方加人尿五合，猪胆汁一合。

四逆汤

本方主治手足厥冷者，下利清谷者；腹拘急，四肢厥冷，下利恶寒者；大汗出，热不去，拘急，四肢厥冷者；下利腹胀满，身体疼痛者。凡中寒、中湿及伤寒阴证、霍乱等症，若有厥冷恶寒、下利腹痛等，皆宜服。凡阴证身静而重，语言无声，气少难以喘急，目睛不了了，口鼻气冷，水浆不入，大小便不禁，面上恶寒，有如刀刮者。又治伤寒阴证，唇青面黑，身背强痛，四肢厥冷，以及诸虚沉寒等证。

炙甘草二两　干姜一两半　生附子（破八片）一枚

通脉四逆汤

炙甘草二两　生附子（大者）一枚　干姜三两

服汤后，其脉渐出者愈。面赤色者，加葱九茎。腹痛，加芍药二两，去葱。呕，加生姜二两。咽痛，加桔梗一两。利不止，脉不出，加人参二两。此方主治阳欲绝而无脉者。

茯苓四逆汤

茯苓六两　人参一两　生附子一枚　炙草二两　干姜一两半

治发汗后，病仍不解，烦躁者；手足厥冷而烦躁者；肉瞤筋惕，手足厥冷者；心下悸而恶寒，腹拘急下利者；治四逆加参汤证，而兼心下悸，小便不利，身瞤动而烦躁者。

附子汤

治少阴病一二日，口中和，背恶寒者。凡称"少阴病"三字，含有脉沉细而微与但欲寐之见症，却不发热，只该背恶寒，此为少阴证之确据。此方又治身体疼痛，手足寒，骨节痛，脉沉者。

炮附子二枚　茯苓二两　人参二两　白术四两　芍药三两

真武汤

治少阴腹痛，小便不利，四肢沉重疼痛，自下利，或咳或呕者。又治太阳病，汗出不解，仍发热，心下悸，头眩，身瞤动，欲擗地者。

茯苓三两　芍药三两　生姜三两　白术二两　炮附子一枚

四逆加参汤

治脉微而利不止者。本方又名四味回阳汤，治元阳虚脱，危在顷刻者。治伤寒阴证，身冷，额上、手背有冷汗者。治血脱，手足逆冷者，亟与本方，迟则不救。

炙草二两　干姜一两半　生附子一枚　人参二两

综观以上诸方，皆以附子为主药，干姜、甘草为副，其余则随症增损，而附子一味不去。盖附子一物，用于阴证，能使新陈代谢机能之极度沉衰者振奋复起，则以此机能沉衰之甚者为目的。盖机能甚沉衰时，则体温之发生减少，故皮肤寒冷而恶寒粟起，至于呼气及粪便之排泄物亦带冷气。又以致心脏衰弱，脉变微细、沉弱、沉小、沉迟等。口唇四肢之末端，瘀血厥冷，且四肢之运动神经因营养不给，而起不全麻痹，或全麻痹。知觉神经由停滞废物之刺激，而发异常感觉或疼痛。又筋肉亦为营养失调而弛纵，故在外表感生四肢倦怠脱力、腹壁软弱无力，于里则致大便失禁，或下利，及完谷下利。又以分解机转减弱，而排泄物臭气消失，尿变稀薄透明等。并使其他脏器组织机能，同时沉衰。此时若用附子，则生机不致万全绝灭，则能振起复兴其机能。至于干姜与附子，俱为大热药，亦能振兴机能之沉衰，能去沉寒痼冷、驱逐水毒，二者相等。然其异处，在附子剂证，有下利、厥冷等水邪下降之征，而少上迫之候。而干姜证，则水邪下降之征少，上迫而发呕吐、咳嗽、眩晕、烦躁等症者多。故附子以治水邪之下降为主，而治上迫为客。干姜以治上迫为主，以治下降为客。二药相合，则能挽回绝阳，驱逐上下之阴霾，一扫而空。更辅以甘草，有缓解组织之作用，尤以因筋肉之急剧紧缩所发疼痛，如里急挛急，而兼治厥冷、烦躁、冲逆等症。故凡阳虚一切证候，皆以四逆为加减。读者宜细心研求其理，临床自有运用之神妙矣。兹录陈修园治霍乱运用诸方之法，俾知取则。

【霍乱】

按：修园所论，系寒霍乱，即真性霍乱，与热霍乱迥别，不可误认。

此证大吐大泻，一阵紧一阵者，其人必汗出如雨，身冷如冰如水，目眶塌陷，声音低小，鼻唇指甲青黑，手足挛急，甚至肌肉消脱，六脉沉伏，或无脉，危在顷刻者，设仲景方不能救。如吐泻初起，唯用理中。若吐泻甚而烦躁者，则用吴茱萸汤。若吐泻汗出，发热恶寒，四肢厥冷而拘急者，宜四逆汤。若吐泻而小便复利，里寒外热，脉微欲绝者，亦主四逆汤。又恐力量不及，必以通脉四逆汤为主，而多服之。凡亡阳证，宜用生附、干姜。初起加参，反缓姜附之力，必俟阳归其宅，而后加参，则阳不复脱矣。又有服干姜加至一两，附子加至二两，厥回利止，唯汗出未止者，此阳回而阴不固也。宜于前方倍人参、甘草，或尿胆之类，以救阴固阳，则安矣。观此，可知运用诸方先后缓急之法也。

两　感

一日太阳少阴病，头痛口干渴而烦。

二日阳明太阴病，满不欲食身热谵。

三日少阳厥阴病，耳聋囊缩厥逆寒。

水浆不入神昏冒，六日气尽命难痊。

两感者，脏腑表里同病也。一日头痛，太阳也；口干烦渴，少阴也。二日身热谵语，阳明也；腹满不欲食，太阴也。三日耳聋，少阳

巴蜀名医遗珍系列丛书

也；囊缩而厥，厥阴也。传经之邪，其为病也渐，两感之邪，其为病也速。盖因阳邪酷烈，正不能御，所以三日后水浆不入，六腑之气欲绝，昏不知人。五脏之神已散，而不即死者，赖有胃气未尽耳。故又三日，其气乃尽而死。

张洁古制大羌活汤，以辛甘散太阳之表，苦寒清少阴之热，施之于表里不急者，固为得法。若夫一日则口干烦渴而头痛，二日则身热谵语、腹满不欲食，三日则耳聋、囊缩而厥、水浆不入、昏不知人，传变如此迅速，大羌活汤反失机宜。当遵仲景治有先后之说，审其表里孰急，随证治之，犹或可活。故于此证，依伤寒例治之如后。

一日：初病一日，表里俱热者，依少阴病得之二三日，口燥咽干之法，用大承气汤重剂以泻阳邪之烈。表里俱寒者，依少阴病始得之，反发热脉沉之法，用麻黄附子细辛汤以解阴邪之急。

二日：二日表里俱实者，依阳明病，谵语有潮热、腹满时减、减不足言之法，用大承气汤攻之。表里俱虚者，依三阳合病，腹满身重、面垢谵语之法，用大剂白虎加人参汤清之。

三日：三日表里热者，依热深厥亦深之法，用大承气汤下之。表里寒者，依脉微欲绝、手足厥冷之法，用当归四逆加吴萸生姜汤温之。缓则不及事矣，其间颇有得生者。

汗下失宜坏证

太阳三日已发汗，若吐若下若温针。

不解致逆成坏证，观其脉证犯何经。

难辨阴阳六经证，重困垂危莫可凭。

唯用独参煎冷服，鼻上津津有汗生。

太阳病，三日已经发汗，或吐或下或温针，苟或相当，即成解证。如其不当，不但病不解，或因而致逆，变成坏证，当观其脉证，知犯何经之逆。如汗后亡阳，渴躁谵语，下后寒中，结胸痞硬，吐后内烦腹满，温针后黄衄惊狂之类，随证治之可也。

倘或脉微欲绝，神昏不能言，循衣摸床，叉手冒心等，重困垂危，难辨阴阳，六经莫可凭之证，此时唯宜用人参煎汤，徐徐冷服，以待其机转，倘得鼻上津津有汗，则为可生之兆也。

独参汤

人参（或洋参代）五钱　浓煎徐徐灌下，治一切虚脱垂危之证。

表　证

表证宜汗太阳经，无汗发热恶寒风。

头项强痛身体痛，若出自汗表虚明。

表证者，谓寒邪在表，恶寒发热，恶风，头项强痛，身体痛也。太阳主表，故曰表证。有是证，无汗者，皆属表实。虽有是证，若自汗出者，皆属表虚，未可轻汗。即有风邪，只宜桂枝汤解肌可也。表实无汗，重者，麻黄汤主之。表实躁热甚者，三黄石膏汤主之；微者，大青龙汤主之。不躁有热者，桂枝二越婢一汤主之。以上表证，不必悉具，亦不论日之多寡，但见有头痛恶寒，即为表未罢。虽有里证，当先解表。表解已，乃可攻之。临证者，不可不详辨也。

里　证

里实宜下不大便，恶热潮热汗蒸蒸。

燥干谵语满硬痛，便溏为虚不可攻。

里证者，谓热邪内结，不大便，恶热潮热，自汗蒸蒸，口燥咽干，谵语，腹满硬痛也。阳明腑主里，故曰里证。里实者，有胃实、有大便难、有脾约，三者均为可下之证，但有轻重之别。三承气汤、脾约丸，量其可者而与之。若见上症，而便溏，为里虚，不可攻也。论中有急下数证，不待便实而下之者，是下其热也，非下其结也。

阳　证

阳证身轻气高热，目睛了了面唇红。

热烦口燥舌干渴，指甲红兮小便同。

阳证，谓阳热之证也。不论三阳三阴，凡见是证，均为阳热有余也。阳主动，故身轻也。阳气盛，故气高而喘也。阳主热，故口鼻气热也。阳主寤，故目睛了了而不眠也。目睛不了了，亦有热极蒙眬似不了了，然必目赤多眵，非若阴证之不了了而神短无光也。阳气热，故身热面唇红，指甲红也。阳热入里，故心烦口燥，舌干而渴，小便红色。表实者，三黄石膏汤发之。里实者，三承气汤下之。表里不实，而热盛者，白虎解毒等汤清之可也。

三黄石膏汤

治伤寒温毒，表里俱热，狂吠欲走，烦躁大渴，面赤鼻干，两目如火，身形拘急，而不得汗，六脉洪数者。并治小儿麻疹内热盛，而外感风寒，疹忽收没者至效。

黄连二钱　黄芩三钱　栀子三钱　黄柏二钱　石膏八分　香豉三钱　葱白四根　麻黄一钱半　生姜三片　大枣二枚　细茶一撮

黄连解毒汤

治阳毒热极，发疹发斑，烦渴谵妄，或下后便溏，壮热不退者。

黄连二钱　黄芩三钱　栀子三钱　黄柏三钱

栀子金花汤

即前方加大黄四钱，治上证而大便硬，当攻下者。

三承气汤　白虎汤

俱见前。

阴　证

阴证身重息短冷，目不了了色不红。

无热欲卧厥吐利，小便白兮爪甲青。

阴证，谓阴寒之证也，不论三阴三阳，凡是见证者，均为阴寒不足也。阴主静，故身重也。阴主寐，故目不了了，但欲卧也。阳气虚寒，故息短，口鼻气冷也。阴淫于外，故面无红色，四肢厥冷，爪甲青也。阴邪入内，故呕吐，下利清谷，小便清白也。以上皆三阴阴证，临证者，以理中附子、四逆吴萸等汤，择其宜而与之可也。

理中汤　附子汤　四逆汤

俱见前。

吴茱萸汤

此方治厥阴病，干呕，吐涎沫，头痛者；又治少阴证，吐利，手足厥冷，烦躁欲死者；又阳明虚寒，食谷欲呕者；并主霍乱、一切吐利、厥逆、烦躁第一方。

吴茱萸五钱　人参三钱　生姜五钱　大枣八枚

阳盛格阴

阳盛格阴身肢厥，恶热烦渴大便难。

沉滑爪赤小便赤，汗下清宜阴自完。

经曰：阳气大盛，阴气不得相营也。不相营者，不相入也。既不相入，则格阴于外，故曰阳盛格阴也。其外症虽有身肢厥冷，颇似阴寒，而内则烦渴、大便难、小便赤、恶热不近衣、爪甲赤、脉沉滑，一派阳实热证。汗、下、清三法得宜，则阳得以消，阴得以完全也。表实无汗，三黄石膏汤。里实不便，三承气汤。热盛无表里证，宜解毒白虎汤。

刘完素曰：蓄热内甚，脉须疾数。以其极热蓄甚而脉道不利，反致脉沉细欲绝。俗不明其理，反谓寒证，其误滋甚。或始得之，阳热暴甚，而便有此证候者，或两感热甚者，通宜解毒加大承气汤下之。后热稍退，而未愈者，黄连解毒汤调之。或微热未除者，凉膈散调之。或失下极热，以致身冷脉微，而昏冒将死，若急下之，则残阴暴绝必死，盖阳后竭而然也。不下亦死，宜凉膈散或黄连解毒汤养阴退阳，积热渐以消散，则心胸再暖，而脉渐以生也。

阴盛格阳

阴盛格阳色浅赤，发热不渴厥而烦。

下利尿清爪甲白，浮微通脉复阳还。

经曰：阴气太重，阳气不得相营也。不相营者，不相入也。不相入，则格阳于外，故曰阴盛格阳也。其面见浮浅之红色，身亦发热而心烦，颇类阳热，其内不渴，下利清谷，小便青白，爪甲青白，四肢厥冷，脉浮微欲绝，一派阴寒虚证，宜通脉四逆汤冷服之，从其阴而复其阳。利止脉不出者，倍加人参。下利无脉，宜白通加猪胆人尿汤。四肢厥冷，烦躁欲死，宜吴茱萸汤。各有所宜，临时审酌可也。

阳　毒

阳毒热极失汗下，舌卷焦黑鼻煤烟。

昏喋发狂如见鬼，咽痛唾血赤云斑。

六七日前尚可治，表里俱实黑奴丸。

热盛解毒里实下，表实三黄石膏煎。

阳毒谓阳热至极之证也。因应汗不汗，应下不下，失其机宜，而成热毒炎炎不已。津液枯干，故舌卷焦黑，鼻内生煤烟也。热毒内犯心包，故神昏嚜憬，发狂如见鬼神，咽疼唾血液。热毒外搏肌肤，故发赤也，如锦云之斑也。六七日前，日浅毒未深，犹可治。表里俱实者，谓有是证，而见无汗便秘，宜黑奴丸两解之。无表里实证，但热甚者，宜黄连解毒汤。兼烦渴者，合白虎汤清之。里实不便者，宜解毒承气汤下之。表实无汗者，宜三黄石膏汤发之。

黑奴丸

小麦成黑疽者名小麦奴　黄芩　麻黄　大黄　芒硝　釜底煤　灶突烟　梁上尘　上八味，共末，蜜丸重四钱，新汲水下，服后若渴饮冷水者，恣意饮之，须臾自当寒振汗出、腹响微利，诸恙即解。

白虎解毒汤

即黄连解毒汤合白虎汤。

解毒承气汤

即解毒汤合承气汤。

阴　毒

阴毒寒极色青黑，咽痛通身厥冷寒。

重强身疼如被杖，腹中绞痛若石坚。

或呕或利或烦躁，或出冷汗温补先。

无汗还阳退阴汗，急灸气海及关元。

阴毒，谓阴寒至极之证也。血脉受阴毒之邪，故面色青黑也。阴毒内攻于里，故咽痛、腹中绞痛也。阴毒外攻于表，故厥冷，通身重强疼痛，如被杖也。独阴无阳不化，故阴凝于腹，若石之坚顽也。或呕或下利，或烦躁，或冷汗出，皆阳虚不足。或有之证，均以温补为先，宜四逆汤倍加人参。若有是证，其人无汗，宜还阳散、退阴散温而汗之，使寒退而阳伸也。凡遇此证，俱宜急灸气海、关元二三百壮，随服药饵，未有不生者。

还阳散

石硫黄　为末，每服二钱，新汲水调下，良久寒热汗，不出再服之，汗出愈。

退阴散

炮川乌　炒干姜　等分为末，每服一钱，盐汤滚数沸服。四肢不温，连服三次，必温。热服若吐，冷服亦可。

凡病总不外乎六经，以六经之法，按而治之，无不立应。一经见证，即用一经之法。经证腑证兼见，即当表里两解。若太阳与阳明两经表证同见，即用桂枝、葛根以合解两经之邪。兼少阳，更加柴胡。兼口渴，而小便不利，即以三阳表药加入五苓散之中。兼口苦、咽干、目眩，更加黄芩。兼口燥、心烦、渴欲饮冷，当合用白虎汤于其间，并三阳表里而俱解之。若三阳表证与三阴里寒同见，谓之两感，即当用解表于温经之内。若里重于表者，但当温里，不可兼表。无论传经、合病、并病、阴阳两感，治法总不外乎此也。

伤寒阴证阳证辨认法

张目不眠，声音响亮，口臭气粗，身轻恶热，此辨阳证十六字外证诀。

目瞑嗜卧，声低息短，少气懒言，身重恶寒，此辨阴证十六字外证诀。

舌苔干黑，芒刺满口，须分阴阳。

有为少阴中寒，真阳遭其埋没，不能熏蒸津液者，必见阴证。以上诀验之法，主姜、附、芪、术、砂、半、故纸等药，驱阴以救阳，阳回则津生。

有为阳明火旺，灼干津液者，必见阳证。以上诀验之法，法主白虎、承气法，重加生地、麦冬、玄参，急驱其阳以救阴，阴回则津润。

厥逆一证，须分阴阳。

如外见阳证，则为阳厥，法主胶、地、天冬、麦冬、黄连、鸡子黄之类，破阳行阴，以复其脉。若阳实便闭者，宜白虎、承气以通其厥。

如外见阴证，即为阴厥，法主四逆，加芪、术、萸、椒、砂、半之类，温经回阳而止厥。二证以上法辨之。

谵语一证，有阴阳虚实之不同。

经云：实则谵语，谵语者，妄言乱语也。虚则郑声，郑声者，祖守一语，重复言之也。

在阳明为实证，为谵语，乃阳明胃实，燥结不通，阳火亢极，真阴有立亡之象，故神明内乱，狂谵无伦，外见阳证。法主三承气汤，急驱其阳，以救其阴。

在少阴为虚证，为郑声，乃少阴中寒，魄汗出而下利，气虚阳脱，神魂无主，细语呢喃，说了又说，错乱颠倒。法主姜、附、芪、术、参、茸、故纸、益智，急回其阳，以固其脱。

烦躁一证，须分阴阳。

有为少阴亡阳，身热多汗而烦躁者，乃肾中真阳随汗而浮越于外，必见阴证，脉必沉而微细，或豁大而空。法主芪、术、姜、附、故纸等，急回其阳。

有为阳明热越，身热多汗而烦躁者，乃胃中津液随汗而尽越于外，必见阳证，主人参、白虎等法，速彻其热。

昏睡一证，与不眠一证，阴阳之辨。

少阴昏睡为阴霾盛而阳不开，必见阴证，脉必微细，法当急回其阳，以御其阴。

阳明昏睡，为热甚神昏，必见阳证，脉必洪滑，法当速彻其热，以回其阴。

昏睡与不眠，其证不同，其法相同。

在阳明，张目不眠，乃其常也，然热盛则神昏，似睡不醒之症，其人必见口臭气粗、汗出恶热、舌苔燥黄等象，宜连彻其热。

在少阴，但欲寐，乃其常也，然有里阴过甚，隔拒真阳，使不得内交于阴，随汗外越，亦不得眠，其人仍见头眩身重如山、少气懒言、舌苔白滑，其法均须回阳。

咽喉痛一证有寒有火。

火痛内外俱肿，赤热兼见，饮水吞津不痛，而饭粒不能下，可食软不可食硬。寒痛不赤热不肿，不臭秽，略可硬饭，饮水吞津则痛甚，可食硬，不可食软。

呃逆一证，有虚寒，有实火。

若胃实闭结，阳火上冲而呃逆者，真阴立尽之候也，必见阳证，宜急下以救其阴。

若脾胃虚寒，气不健运而呃逆者，其气缓，非死证，必见阴证，主姜、附、芪、术、蔻、半、丁香、柿蒂、人参、甘草，温而纳之。

头痛一证，六经皆有，宜分经主治。

太阳头痛连脑后，甚则项脊强、骨节疼痛，中风桂枝汤，伤寒主麻黄汤。

阳明前额连眼眶胀痛，主葛根汤；热渴，主白虎汤。

少阳痛在两侧，主柴胡汤。

太阴湿痰壅塞胸膈，症兼腹痛自利，手足温，或欲吐不休，头为眩痛，主姜、附、砂、术、半，温中除痰。

少阴中寒，阴寒截阻真阳，不得上达，阴邪直犯至高之处，则头痛如劈，重不可举，症兼身重恶寒、四肢逆冷，主芪、术、姜、附、砂仁、故纸，温经化其寒气。

厥阴痛在脑顶，阴邪上达，兼腹痛拘急，手足冷过肘膝，主姜、附、砂、半、芪、术、椒、萸、肉桂、故纸、胡巴，温经散邪。

若血虚肝燥，风火交扇，上攻头顶，痛不可近，症见口苦咽干、恶热喜冷，主归、地、芩、连、柴胡、胆草，以清肝阳。

泄泻一证，属太阴，法主理中。久而失治，则瞳神散大，目必盲。

此证世医徒知分利，气化日伤，阳神日陷，脾土日亏，阳光渐坠，而眼渐昏蒙，甚至双目不开，闭久生障，目遂渐昏坏。此阳气下陷，不能升举，羞光怕日，眼皮欲坠，津液不能上腾，目中干涩，此火不足也。法主芪、术、桂、附，补火植土、回阳止泻；白蔻、砂仁，宣畅脾胃；故纸、益智，收固肾气，则阳回而津自升，目开而障自落。

凡瞳神散大，为肾阳不足，阴霾上盛之故。世医谬谓肾水不足，如果水不足，则必瞳仁缩小，是火土熬干肾水之症，又主壮水之主以镇阳光。

目直视视为危证，须分阴阳。

若阳明胃实，火亢水亏，外见口臭、恶热等症，最主直视。直视者，肾水垂绝之候，法当急下救阴，主大承气。

少阴中寒，真阳埋没，津液不能上腾而直视者，津不营目也。此则不患水绝，而患亡阳，必见阴证。法当补火植土以回其阳，主芪、术、姜、附、砂、半、椒、黄、故纸、益智之类。二证以上诀辨之。

小便痛一证，须分虚实。

便前痛为实热，主生心血，通小肠利火腑。

便后痛为阳虚，便出则气愈泄、化源伤，故痛也。主芪、术健脾，砂、半开胸，故纸、益智收纳肾气。

奔豚一证，为阴邪上逆，非四逆汤加吴萸不能治。发汗后，脐下筑筑动气，尤非原方不效。

胀满一证，见于汗吐下后者，皆真气耗散，脾胃气虚，津液枯槁，阴邪内壅为病，总以芪、术、砂、半、桂、附、故纸、益智为第一方。

亡阴亡阳之辨证法。

亡阴之汗，身畏热，手足温，肌热汗亦热，而味咸，口渴喜凉饮，气粗脉洪实是也。

亡阳之汗，身反恶寒，手足冷，肌凉汗冷，而味淡，微黏，口不渴，而喜热饮，气微脉浮数而空是也。

止汗之法。

汗为心液，故汗多乃亡阴也。止汗之法，必用清心火、敛肺气为正治。唯汗出太甚，则阴气上竭，而肾中龙雷之火随水而上。若以寒凉折之，其火愈炽。唯用大剂参附，佐以咸降之品，如童便、牡蛎之类，冷饮之，汗立止。此与亡阳亡阴之汗大相悬绝。阳未动，以阴药止汗。阳既动，以阳药止汗。而龙骨、牡蛎、黄芪、五味收涩之品，则两方皆可随宜用之。

结　论

　　伤寒一证，西医称为染及全身之特殊传染病，由伤寒杆菌侵入人体，能使全体各器官组织俱受其害，而最难治。故《伤寒论》一书，亦为人身全体而言，与其他一切外感时病迥乎不同。是以伤寒一病，古称专科。世医因其头绪纷繁，病情复杂，苦难索解，置而弗问。然细阅全书，虽法近四百，实皆为救误而设。根据每一经之生理机能，及其气化，悬想其必经之阶段，而决其必生之变态，而据为种种之病条，处以适宜之方剂也。其正治之法，一经不过三四条而已。读《伤寒论》，先将本编六经纲领熟习，并将六经相传之理，与夫并病、合病、两感、直中、阴阳相格相似，各种辨认，了然于胸，再钻研原论，则无往而不得矣。据《难经》又言，伤寒有五，有中风、有伤寒、有湿温、有热病、有温病，此五者，即本编之风、寒、湿、暑、火淫诸时行病是也。以诸病相似，故古人皆以伤寒称之，且诸邪有随时互相兼感而发为病。其现症又皆有头疼发热，或有汗无汗，或恶风恶寒，不食倦卧，烦渴等象，最易误认为豨，指鹿为马。而历代著家，鲜有系统之作。故笔者不厌求详，于六淫之邪，剖析精微，俾学者有所遵循而获实益，庶不致临证惶惑，望洋兴叹也。

卷之七

时行泻痢病类

概　论

经谓：春伤于风，夏生飧泄及肠澼。又曰：邪气留连，乃为洞泄。是数者，皆春时伏气致病也。盖风木之气，内通乎肝，肝木乘脾，脾气下陷，日久而成泄泻。然六淫之邪，皆能病泄，不独风也。如伤于风曰飧泄，伤于火曰火泄，伤于暑曰暑泄，伤于湿曰湿泄，伤于燥曰燥泄，伤于寒曰寒泄。六泄之外，复有脾泄、肾泄、洞泄、滑泄、食泄、饮泄等症。飧泄则完谷不化。火泄则脉数而渴，痛一阵，泄一阵。暑泄则面垢烦渴。湿泄则胸痞不渴。燥泄则身燔而咳。寒泄则脉迟腹痛。脾泄则食后作泄，肾泄则天明而作，洞泄则直倾于下，滑泄则日久滑脱，食泄则吞酸泄臭，饮泄则且饮且渴。

若夫痢疾，则有风寒热湿、噤口水谷、休息五色、时痢燥痢、疫痢之分，亦皆六淫之为病也。然风痢者，似肠风下血，而有坠痛。寒痢者，下稀水而清腥，腹中切痛。热痢者，如鱼脑而稠黏，窘迫而痛。湿痢者，色如豆汁，胸闷腹疼。若下痢不食，或呕而不能食，名噤口痢。糟粕脓血杂下，名水谷痢。时发时止，名休息痢。五色脓血相混而下，名五色痢。感受时气，内陷成痢者，曰时痢。秋伤燥气，逼于大肠，曰燥痢。染受疫毒，互相传染，曰疫痢。综上各症，虽名目繁多，为病各殊，总不外寒热虚实、新感与伏邪之辨而已。

飧 泄

飧泄木泄即风泄，完谷肠鸣腹痛疼。

两关弦缓术苓草，防荷姜萸芍广陈。

飧泄即木泄、风泄也，由春伤于风，风木贼土，陷而为泄，其脉两关不调，或弦而缓，肠鸣腹痛，完谷不化，宜培中泄木法。

培中泄木法

焦术三钱　杭芍三钱　茯苓三钱　炙甘草一钱　广皮一钱半　炮姜一钱　吴萸一钱　防风三钱　新荷叶半张

加减法：有热者，去姜、萸，加芩、连、粉葛。胸闷尿赤者，夹湿也，佐苓、泽。吞酸嗳腐者，夹食也，加楂、朴。

方解：上法术、芍、陈、防，即治痛泄之要方，用以为君，以泻木安土。佐苓、甘以培中，姜炭暖土，吴萸疏木止痛，荷叶升清助脾。

火 泄

火泄内热或伤暑，暴注下迫腹痛疼。

烦渴泄黄小便赤，玉露饮子法最灵。

火泄者，因有积热，或外伤暑气，泄时暴注下迫，腹痛心烦，口渴，泄多黄水，小便赤色，后重里急，肛门焦痛，脉数苔黄，虽泄仍滞涩，非如食泄，泄后觉宽之可比也。宜玉露合四苓治之。

加味玉露饮

茅术二钱　茯苓三钱　泽泻三钱　猪苓三钱　石膏四钱　寒水石三钱　滑石四钱　甘草一钱

方即桂苓甘露饮去桂，加甘草。

暑　泄

　　　　夏月暑泄薷苓汤，面垢壮热渴喜凉。

　　　　大便稠黏小便赤，脉数自汗主清凉。

　　长夏暑湿之令，有患泄泻者，每多暑泄也。夫暑热之气，不离乎湿，盖因天之暑热下逼，地之湿热上腾，人在气交之中，其气即从口鼻而入，直扰中州，脾胃失其消运之权，清浊不分，而为便泄。其泄稠黏，小便热赤，脉来濡数，或沉滑，面垢有汗，口渴喜凉，通体之热，热似火炎。宜以薷苓汤外解暑邪，内利湿邪可也。

薷苓汤

方见卷之三"暑湿"条。

加减法：汗多者，去香薷，加银花、连翘、青蒿、六一散。

湿　泄

　　　　脾胃湿盛咸水泄，懒食溏泄色多黄。

　　　　清浊不分尿短涩，胃苓升阳除湿汤。

湿泄之为病，脉象缓涩，泻水而不腹痛，胸前痞闷不渴，小便短黄，亦有腹中微痛，大便稀溏之症。随寒热加减，胃苓汤及升阳除湿汤择而用之。

胃苓汤

白术三钱　苍术二钱　茯苓三钱　猪苓三钱　泽泻三钱　肉桂一钱　陈皮二钱　厚朴二钱　甘草一钱

加减法：夹热者，去桂，加黄芩、黄连。夹寒者，加吴萸、姜、附。夹食者，加楂、曲、麦芽。

升阳除湿汤

苍术三钱　广皮一钱半　防风一钱半　神曲（炒）二钱　麦芽（炒）三钱　泽泻三钱　炙草二钱　升麻五分　柴胡五分　羌活五分　猪苓二钱　生姜三片

方歌：升阳除湿泻不停，苍术陈皮共防风。神曲麦芽泽甘草，升麻柴羌猪苓同。

清气在下，浊气在上，久泻不止，虽胃苓无效，当予升清阳、鼓胃气，清浊既分，泄泻自止。若重予分利，是徒竭其阴，其泄转甚矣。

燥　泄

燥热乘金泻之因，身热咳嗽下利清。
口渴脉大宜清肺，杏桑骨草胶梗苓。

肺属燥金，而感受秋燥之复气，症见身热咳嗽，肺气膹郁，不能宣泄，势必移于大肠而作泻。肠胃之津液，随泻而泄，故病者形容惨晦，焦急不堪，津液下夺，上则口渴，脉象浮大而虚。慎不可用止泻香燥之剂，愈增其困。宜喻嘉言加味泻白散治之，则源清而泻自止。

加味泻白散

杏仁三钱　桑皮五钱　地骨皮五钱　甘草一钱　阿胶三钱　桔梗三钱　枯芩三钱

上法清金润燥，洁流清源，上下兼治，不止泻而泻自止，身热咳嗽皆愈，此原因疗法也。

寒　泄

理中治虚寒湿伤，食少喜热面青黄。

腹痛肠鸣吐冷沫，大便腥秽似鸭溏。

太阴虚寒，腹痛肠鸣，喜热恶寒，小便清白而长，口吐冷沫，泄如鸭溏，食少倦怠，脉沉而迟，宜理中汤主之。

理中汤

人参　白术　炮姜　炙草

加苍术、益智、粉葛、茯苓、粳米以暖培脾土，燥湿升清尤良。

洞　泄

补火生土命门虚，久泄虚痫此法宜。

桂附芡智破故纸，莲米吴萸菟丝齐。

凡飧泄、洞泄，命门无火，久泻虚痢，而见脉沉迟细，四肢不暖，宜峻补肾阳，治脾无益也，尤忌分利，宜补火生土法。

补火生土法

厚附片二钱　肉桂一钱　菟丝五钱　故纸三钱　淡吴萸二钱　益智三钱　芡实四钱　莲子四钱

方解：凡久泻久痢，必伤乎肾，但须辨其肾阴肾阳。前证所伤在阳，命门无权，故洞泄如倾。法以桂、附大补命门之火而生土，菟丝、故纸温纳肾气，智、萸暖下固中，芡、莲补脾固肾，脾肾得固，久泻虚痢皆愈。唯泄伤肾阴者，不宜此法耳。

脾虚泄

脾虚食后即作泄，腹满不渴少精神。

面黄懒食肌消瘦，参苓白术奏奇功。

脾虚泄者，脾不健运，每逢食后即欲泄，腹满不渴，精神短少，面黄懒食，肌肉消瘦，脉来濡缓等症，宜参苓白术散治之。

参苓白术散

人参三钱　焦术三钱　茯苓三钱　炙草一钱　苡仁四钱　桔梗一钱半　山药五钱　莲子五钱　扁豆四钱　砂仁一钱

滑　泄

清气下陷失健运，肛门下坠泄频频。

补中益气诃榴芍，久泻肠滑宜四神。

泄痢不已，气虚下陷，谷道不合，肛门下坠，宜补中益气汤加减治之。兼肾气不收者，宜四神丸。

补中益气汤

方见前。加诃子肉三钱，石榴皮三钱，杭芍（土炒）三钱。

四神丸

治脾肾两虚，久泻或五更泄。

肉果霜　破故纸　五味子　吴茱萸

食　泄

饮食过伤泄酸脓，噫臭腹热胀满疼。

口渴恶食身夜热，平胃楂曲麦芽全。

过食伤胃，频泄酸脓，痛而不泄，得泄则痛松，嗳腐吞酸，胸脘痞闷，恶闻食气，脉则气口紧盛，或右关沉滑，口渴，小便赤涩等症，又有渴能饮水，饮而后泄，泄而后渴，为饮泄，宜胃苓汤加减治之。

加味平胃散

苍术三钱　厚朴二钱　广皮二钱　甘草一钱　楂炭三钱　神曲二

巴蜀名医遗珍系列丛书

钱　麦芽三钱　鸡内金一枚

痰　泄

泄有定时腹逼胀，或痛不痛病属痰。

缓滑平陈木泽蔻，沉滑有力备急丸。

凡泄有定时，到时则泄作，过时则泄止，乃痰泄也。其症泄时腹中逼胀，肛门努挣，而所泄不多，或无所泄，但频频作胀而欲泄，每日按时而作，时过泄止，神色不瘁，饮食如故，或有头晕恶心者，脉缓滑者，加味平陈汤治之。若腹痛胀，两关沉滑有力者，宜下其痰，备急丸下其痰则愈。此证人多不识，宜注意之。

加味平陈汤

茅术二钱　广皮二钱　油朴二钱　姜半夏五钱　茯苓四钱　广香一钱　白蔻一钱　泽泻三钱　甘草五分　加生姜同煎。

备急丸

有成品。

木乘土泄

木乘土泻脉微弦，肝旺脾虚治不难。

异功山莲梅瓜扁，石脂余粮芍同煎。

肝旺脾虚木来乘土，泄泻不休，脉右关微弱，左关见弦，乃土虚木贼也。凡温脾升阳之姜、附、豆蔻、故纸之类，气热味辣，虽温脾脏反助肝阳，肝愈强则脾愈受戕，至补中益气可治气陷之泄，非斡旋积秽之品。若景岳之胃关煎，味厚滋阴，有妨碍脾之健运，唯喻氏之酸敛甘缓法，王孟英亦宗之，为最妙。

泄木培土法

潞党参（米炒）五钱　焦术（土炒）四钱　茯苓三钱　炒广皮一钱　炙草三钱　怀药（生）五钱　扁豆四钱　建莲三钱　乌梅炭三钱　木瓜三钱　土炒杭芍三钱　炒蒺藜一钱　赤石脂二钱　余粮二钱（冲药服）

方解：上法以四君合山、莲、扁豆补土之虚，为正治；陈皮炒炭以为宣降，而免辛窜；梅、瓜、芍以敛肝阳，而止滑泄；蒺藜以反佐；石脂、余粮和服，取其涩以止脱也。药用甘淡酸涩法。

虚燥久泄

久泄亡阴腹胀疼，暮热朝凉渴如焚。

气喘不卧汗烦躁，胶地二冬蜜和匀。

此条补燥泄之遗漏，因感秋燥而泻，医者不识，用香燥之剂以止泻，反增腹胀痛，或疑积凝，大用消导，其病转甚。症现朝凉暮热，乃阴伤也；大渴引饮，津液竭也；气喘不能仰卧，真气不归源也；多汗烦躁，孤阳不宁也。宜清燥润肺，后养其阴，加味二冬膏治之。

加味二冬膏

阿胶二两　生地三两　天冬三两　麦冬三两　蜂蜜三两

同收膏服，肺清阴复，则气平渴泻俱止，再与甘淡补脾善后。

按：此病最难认识，医者既昧于前，又误于后，从以止泻为急，而泻转甚，遂束手无策，以为怪病，予见甚多，故选录之。

暑风洞泄

　　　　小儿暑风身壮热，大渴洞泄尿赤涩。

　　　　沙苡银豆竹鲜斛，六一瓜皮地浆设。

此条补暑泄之遗。时当暑令，小儿每多是症，治不如法，往往成慢脾风，而不可治。凡小儿夏月身热，洞泄不止，大渴引饮，尿少而赤，涕泪全无，此暑风侵于脾胃也。幼科多作惊风治之，或用胃苓皆误。

清暑和中法

沙参五钱　生苡仁四钱　银花五钱　生扁豆四钱　鲜斛五钱　冬瓜皮四钱　滑石四钱　生甘草二钱　鲜竹叶三钱　澄地浆水煎。

方解：上法沙参甘寒清肺益脾，苡仁淡以和脾利水，石斛、冬瓜皮除虚热利水，浆水盖土止泻，纯以甘淡清凉，不犯苦燥，乃治暑泄而兼湿者之良法。若舌苔垢腻或白滑而渴，乃兼湿，宜玉露饮。

时　痢

　　　　时痢痢疾感时气，发热无汗偏身疼。

　　　　热为邪束因作呕，仓廪汤散有奇能。

时痢者，感受时气，随经陷入而为痢。其症身热，无汗，遍身疼痛，热为寒束，频作呕逆，须以仓廪汤散之，邪解痢自止。

仓廪汤

即人参败毒散加陈仓米一味。

用法：此方喻氏盛称其功，名为逆流挽舟法，治噤口痢有殊功，但须审其外为风寒闭束者方可用。若湿热壅盛，而身发热，成噤口者，大忌也。

噤口痢

火毒冲胃成噤口，热渴干呕不能食。

脉虚参连石莲饮，实热连军好酒烹。

虚寒宜用六君子，炮姜蔻仁和砂仁。

噤口痢者，下痢不食，或呕不能食也。痢而能食，知胃未病，今不能食者，由胃湿热壅塞胃口而然，又有误服痢药，犯其胃气者，止涩太早，留邪于中者，或脾胃虚寒，湿邪干犯者，或肝木乘脾者，或宿食不消者，皆能使病人噤口。若虚热上冲而阻隔者，参连开噤散主之。里热盛，上冲心作呕，而噤口者，用大黄酒主之。因虚寒者，加味六君汤主之。

按：噤口之因甚多，当详审其脉，如右部浮濡沉细，乃胃虚也；洪大急滑，火热也；浑浑浮大或浮弦，浊气上壅也；沉而滑，或右滞涩，宿食停积也；迟细者，胃寒也；弦急者，木胜也。细别其脉而治之，更为确当。倘绝不思食，下痢无度，不可治也，唯有独参汤合陈仓米浓煎频服，以冀万一也。

参连饮

人参（洋参代）一钱半　黄连（吴萸水炒）一钱　石莲子二钱　甘草一钱　糯米一杯　再加砂糖、白蜜、姜汁、莱菔汁冲服尤妙。

大黄酒

大黄四钱　黄连二钱　好酒煎徐徐服之。

按：参连饮治虚热脉虚者；大黄酒治火毒上攻作呕，脉实堪下者。

加味六君汤

人参　白术（土炒）　茯苓　广皮　法夏　炮姜　白蔻仁　砂仁　炙草

贴脐法　王瓜藤散

即王瓜藤叶经霜者，烧灰，香油调纳脐中，即有效。

湿热痢

痢疾湿热腹窘痛，鱼脑稠黏入厕频。

舌赤唇焦喜饮冷，芍药绝神二方圣。

湿热痢者，以湿热伏于肠胃，酝酿而成，以致腹中窘痛，频频下痢，入厕无度。伤及血分，则色赤；伤及气分，则色白；气血俱伤，则赤白兼下。热邪蒸腾，则舌赤唇焦、小便短赤、喜饮冷水、脉来沉数等症，宜当归芍药汤或绝神丹皆良。

当归芍药汤

当归七钱　杭芍七钱　广木香二钱　枯芩三钱　雅连（吴萸水炒）

二钱　槟榔三钱　肉桂一钱　滑石四钱　甘草一钱　枳壳三钱

　　加减法：腹痛甚者，加大黄三钱。

　　方歌：初痢内外无大热，芩连枳木芍归榔。桂草尿涩滑石倍，痢数窘痛入大黄。

绝神丹

　　当归五钱　杭芍五钱　枳壳二钱　广香二钱　莱菔子二钱　槟榔二钱　滑石三钱　油朴二钱　大黄三钱　粉甘草一钱　黄芩二钱　红花一钱

　　加减法：肛门似烙，加黄连一钱半，蜂蜜一两（冲）。方虽平淡，屡用屡效。

　　方歌：芍药当归枳壳黄，木香莱菔朴槟榔。黄芩滑石红花用，甘草和中服之良。

　　凡痢疾初起，须要逐秽行气，使毒物净尽，不可骤补。行滞解毒之后，要和血调气，半消半补。痢渐愈，宜补养气血，庶免肿症。

痢后调和法

　　　　　　　　痢疾下后调气血，宜用香连和胃汤。

　　　　　　　　黄芩芍药香连草，陈皮白术缩砂当。

　　　　　　　　赤虚更加椿榆炒，白虚参苓共炒姜。

　　痢疾攻后，病势大减，宜调和气血，宜香连和胃汤主之。

香连和胃汤

　　黄芩炭二钱　炒芍三钱　广香八分　炒黄连一钱　砂仁一钱半　炙

甘草一钱　焦术三钱　广皮（炒）钱半　当归（土炒）三钱

加减法：赤痢下血多者，加炒椿根皮、炒地榆。白痢日久气虚者，加高丽参或潞参、茯苓、炮姜以温补之。若滑脱甚者，即以补中益气加附子神效。

寒湿痢

过食生冷成寒痢，腹痛后重白清腥。

平胃姜萸雄黄木，附白桂赤痛甚军。

寒痢之证，因炎热食凉，过食生冷，冷则凝滞，中阳不能运化，清气不升，脾气下陷，故腹痛后重、痢下色白、稀而清腥、脉迟苔白，当去其寒，兼扶脾土。寒痢亦有赤色者，经谓：血得汗则凝泣，不可以其赤而概谓热也。凡痢色青黑腥薄，为肝肾腐败之象，犹以为热，则害不胜言。或如苋汁，如冻胶，如淡血水，如死猪肝血，如玛脑色，皆属阴寒，不可误也。此证因有寒积，当先去其滞，然后温补。

加味平胃散

苍术炭二钱　厚朴二钱　广皮一钱半　炙草一钱　淡吴萸一钱　干姜（孕妇以醋炒艾叶代之）一钱半　广木香一钱　明雄一钱　色赤加肉桂一钱，色白加附片一钱。

加减法：滞者加麦芽、山楂。又凡冷痢初起，脉虽弱，尚未见纯阴之脉，于本方去姜、萸，加槟榔、草果。又滞涩甚痛拒按者，酌加酒军以温下之。

虚寒痢

太阴冷痢脏虚寒，肠鸣切痛实难堪。

面唇青白喜热饮，理中养脏效如仙。

寒而有积滞者，宜用上法。邪少虚多，或久痢不已者，因脏气本虚，阳气不振，故痢时肠鸣切痛而唇青白，口虽渴，喜热饮，宜理中汤加减。若久而滑脱，脉气微弱者，真人养脏汤治之。庶寒得温散，滞痢自已。

理中汤

人参三钱　白术四钱　干姜二钱　炙甘草一钱　肉蔻一钱　砂仁一钱半　广皮一钱半　厚朴一钱半

加减法：白痢再加附片，赤痢加肉桂。

真人养脏汤

人参三钱　白术（土炒）四钱　广香一钱　秦归（土炒）三钱　炒芍三钱　肉桂一钱　炙草一钱半　肉蔻二钱　诃子肉二钱　乌梅三枚

方歌：寒痢须用养脏汤，人参白术广木香。归芍肉桂炙甘草，粟壳诃子肉蔻良。

风　痢

风痢每因泻而成，腹疼后重下血清。

培中泄木汤为主，热去姜萸佐连根。

虚湿风痢胃风治，八珍减地梅桂增。

经云：春伤于风，夏生飧泄、肠澼。盖因春令伤乎风邪，风木内干，胃土被戕，则清气下陷，而为飧泄，久则传太阴而为肠澼。故风痢之症，每见作泄，而后成痢，脉沉小而弦，腹微痛而有后重，似肠风而下清血。此春令之伏气，至夏而发，乃木胜土虚之候也。如体素寒者，宜仿前飧泄，以培中泄木法治之，再加木香、苍术。体素热者，本法去姜、萸，加芩、连、葛根。倘日久体弱者，以古法胃风汤治之。

培中泄木法

方见卷之七"飧泄"。兼寒者，加木香、苍术。兼热者，加黄芩、黄连、葛根。

胃风汤

治风冷乘虚入客肠胃，水谷不化，泄泻注下，腹胁虚满，肠鸣疠痛，及肠胃湿毒下如豆汁或下瘀血，日夜无度，妇人妊娠久痢、胎漏黄汁等。

人参三钱　茯苓三钱　川芎二钱　肉桂一钱　当归三钱　白芍三钱　白术三钱　炙草一钱　粟壳（现无粟壳以乌梅代之）三枚

湿　痢

湿痢豆汁色浊浑，胸痞不渴少精神。

温化湿邪平胃散，木藿神蔻与姜生。

湿痢者，里急后重，胸痞闷，不渴，舌苔滑腻，痢下如豆汁，或白或黄，积不思谷食，精神倦怠，脉缓而濡，宜温化湿邪法。兼寒加姜、砂，兼热加芩、连，总宜查其兼证施治。

温化湿邪法

苍术（土炒）三钱　厚朴二钱　广皮一钱半　藿香二钱　蔻壳一钱半　神曲二钱　广香八分　生姜三片

加减法：兼寒者加炮姜一钱半，砂壳二钱。兼热者加黄芩炭二钱，黄连（炒）一钱。

方解：湿酿成痢，虽不兼寒，而湿为阴邪，仍宜温药化之。木、藿、蔻壳宣上中之滞，神曲、厚朴化积除湿，陈皮畅气，苍术燥湿，生姜煨中，中焦通畅，滞下愈矣。

水谷痢

水谷糟粕脓血兼，脉缓无力倦不餐。

保元升柴苍神木，芍防加入兼平肝。

水谷痢者，糟粕脓血杂下，腹中微痛，登厕频频，饮食少餐，四肢困倦，脉细缓无力，或关部兼弦，此脾胃虚寒，虚则不能健运，寒则不能消化也，宜用调中益气汤治之。此证多因风木克土，土虚不能运者。本法加白芍、防风，以平肝木。有因劳役过度，脾阳困顿者，亦宜本方。阳虚者，加故纸、吴萸；兼食者，加楂曲。总当辨其或木胜，或火衰，加减治之。

调中益气汤

人参三钱　黄芪三钱　炙草一钱　升麻五分　柴胡五分　木香一

巴蜀名医遗珍系列丛书

钱　苍术（土炒）二钱　神曲（炒）二钱

加减法：脉弦加白芍三钱，防风二钱。阳虚脉小者加故纸三钱，吴萸一钱。兼食嗳臭者加山楂二钱，神曲二钱。

方解：参、芪、草即保元汤也，以培中焦之气，升、柴以升清阳，苍、曲化湿燥脾，木香和胃醒脾。此与补中益气汤同义，而善于化湿升阳。凡伤湿倦怠，脾阳下陷等证，皆可用之，最效。

休息痢

休息涩早邪流连，脉弱面黄补中全。

血痢参椿散最效，不应脉实宜香连。

下痢屡发屡止，久而不愈，面色痿黄，脉形濡滑者，为休息痢也。多因止涩太早，积热未尽，或不能节饮食戒嗜好，所以时作时止也。亦有过服寒凉而致者，肝脾内伤而致者，元气下陷而致者，肾虚不固而致者，当细审其因而治之。若脉弱，面黄，身体怠倦者，以补中益气汤加减治之。若虚滑而无积滞，痢色赤者，以参椿散治之。倘服药不应，脉见沉实，虽日久仍当攻之，以香连丸为宜。总当辨明所因而施治可也。

补中益气汤

方见卷之四"湿邪伤阳"条。

加减法：腹中隐痛者，加吴萸、姜炭以化中焦之寒。赤痢缠绵，加秦皮、白芍以清肝脾之血。肛门重坠，更加升麻、桔梗以升下陷之元。虚滑不禁，再入骨脂、龙骨以固下焦之脱。

人参樗皮散

治脏毒夹热，下血久痢，脓血不止。

人参（洋参代）樗根白皮（东引者去粗皮醋炙，无此药者以椿根皮代，其性同）二味等分为末，米饮或酒调下。

又方：椿根白皮（东南行者，去黄皮）一两，人参一两，木香二钱，粳米一撮，煎汤服。

香连丸

有成品。

治补涩太早，积未清者，本方加茯苓、枳实，煎汤冲丸服。

昔喻嘉言治一休息痢，日久不已，昼夜十余行，面目浮肿，肌肤晦黑，脉沉数有力。喻氏曰，此阳陷入阴也，以人参败毒散滚服之，厚被覆体，使汗缓缓久出，并教患者努力忍便，使内陷之邪提从表出乃愈。此又一法也。

五色痢

疫毒五色五黄汤，犀地芩连柏大黄。

元胡金铃鸦胆子，银茅贯仲急煎尝。

五色痢者，五色脓血相杂而下也。前哲皆谓白色其来浅，乃浮近之脂膏。赤者，其来深，由脂膏而切肤络也。纯血者，阴络受伤，多由热毒以迫之，故随溢而下，此最深者也。其实凡人患痢疾时，其肠中之黏膜必有红肿之处，与疮疡无异也。其肿处溃脓，其液即白痢也。若血管烂破，有血液流出，即赤痢也。脓血兼下，即赤白痢也。若青赤黄白黑杂下，即五色痢也。其青者胆汁，黄者粪，赤者血，白者脓，黑者宿垢，最重难治。若再有脏腑尸臭之气，则凶。此证或因止涩太早，热滞未尽，渐酿而成；或因感受时疫，其毒火蕴伏胃肠所致。当审其脉证，若脉实有力，胸腹如灼，腹痛甚厉而拒按，烦躁口渴，唇舌焦黑者，乃毒火甚炽，脏腑将腐朽也，急宜凉血解毒逐疫为主，犀角五黄汤治之。

犀角五黄汤

犀角一钱　生地四两（捣汁冲）　黄芩三钱　黄连三钱　生大黄四钱　元胡（炙）二钱　金铃子（醋炒）三钱　黄柏三钱　鸦胆子（豆腐皮泡软包鸦胆子七粒，吞服，每次服五包，共三十五粒，服三次共计一百零五粒，须去壳选完整者）　先用银花一两半生半炒，鲜茅根三两，鲜贯众一两，三味煎汤代水。

用法：上法凉血解毒、急攻逐疫为主，仿喻氏疫在下者，决而逐之之法。妙在佐鸦胆子一味，喜治热性赤痢，解毒清血、防腐生肌之要药。世有服之不效者，因所服仅数粒，故无效。予每用一次服三十五粒，其效如响。此方须昼夜连服二三剂，循环急灌，盖救焚解围，不可缓也。

次方：五色势缓白头翁，犀角芩连黄柏同。归芍银花生甘草，鸦胆三七药汁冲。

五色痢本疫毒所成，较常痢为重。小儿患之，每多不救。盖脏腑嫩弱，不堪毒火之焚燎也。如服前方次数已减，粪色渐转，腹痛渐缓，脉势渐退，唯小便尚赤，舌仍鲜红者，宜减其制，加减白头翁汤主之。

加减白头翁汤

白头翁三钱　黄芩三钱　黄连一钱半　黄柏一钱半　犀角粉八分　当归三钱　白芍四钱　甘草一钱　银花五钱　鸦胆子每服二十五

粒　三七（末冲一钱，每服五分）

方解：上法以白头翁清肝疏郁，三黄泻火逐疫，犀、草、银花凉血解毒，归、芍和血，鸦胆、三七既能解毒清血，又能防腐生肌。若腹尤痛甚者，加沉香磨汁冲服。若痢初起势缓者，即服此方加大黄可也。

阴虚五色痢

　　　　　　阴虚五色痢频频，腰膝酸软耳虚鸣。

　　　　　　心悸咽干烦不寐，猪肤连胶茹楠沉。

《医通》谓五色痢由脏腑气化并伤，是以五色兼见，大抵此证有虚实两种。实即疫毒是也，虚则阴虚也。盖肾主藏精，其位最下最深，深者既病，其浅而上者，安有不病之理。仲景以五液注下，脐筑痛，命将难全，即指阴虚五色痢而言。张石顽谓痢下五色，脓血稠黏，滑泄无度，多属阴虚。此证不拘次数多寡，便见腰膝酸软，耳鸣心悸，咽干目眩，不寐多烦，或次数虽多，而腹不甚痛，或每痢后而烦困更增，掣痛反甚，饮食不思，脉气虚数。此与上证虚实迥别，急宜猪肤连胶汤以救之。

猪肤连胶汤

黄连二钱　黄芩三钱　白芍四钱　阿胶四钱（化冲）沉香汁一匙　鸡子黄二枚（搅入汤中）猪肤一两，白蜜一两，二味煎汤代水。

方解：上法以猪肤汤甘咸救阴，且血肉有情，生津最速；以鸡子黄汤苦味以坚肠，尤妙在鸡子黄以定中州而息肝风，此虚多邪少之治也。

虚坐努责

虚坐努责腰尻酸，寝食俱废阴液残。

复脉丽参乌贼骨，山萸五味白蜡煎。

前证若虚坐努责，按腹不痛，一日数十度，小腹腰臀抽掣酸软，尻骨酸坠，不耐坐立，寝食俱废，里急欲便，坐久而不得便，便后则困欲增，方书所谓实坠粪前虚坠后是也。此阴虚欲垂脱之候。若认其里急后重为实邪而攻之，则速其毙耳。凡一切久痢虚坐努责，皆同此法，增损复脉汤主之。

增损复脉汤

高丽参三钱　寸冬四钱　干生地五钱　炙草三钱　生白芍四钱　阿胶三钱（冲）　山萸肉四钱　五味二钱　乌贼骨五钱　白蜡三钱（冲）

本方即复脉汤去麻仁加味。

上法滋敛酸涩，提补阴气，为阴虚救脱之法也。如滞热未尽者忌之。

六味地黄汤

本方加龙骨、牡蛎亦最效。

痢后复虚法

阴气两亏参燕汤，舌干脉弱津液伤。

洋参条参泡参等，麦冬燕窝兰蔗浆。

凡痢后邪少虚多，阴液元气两伤，不饥不食，舌干尿短，脉弱无神，此胃阴虚也，宜三参冬燕汤滋养气液以善走。

若痢后阳虚，宜仿前痢后调和之法。胃阳虚如舌白滑，不思饮，脉濡弱，小便清长是也。

三参冬燕汤

西洋参二钱　苏条参三钱　泡沙参五钱　光燕条二钱　肥麦冬四钱　青蔗浆一杯　兰叶三片

按：五色痢因止涩太早，积滞未尽而成者，仍以绝神丹等以荡其积。若不因止涩而由染受疫毒传染，初病即现五色者，乃疫毒所致，宜五黄治之。若因阴虚五液俱下者，照猪肤等法治之。此外又有肾阳亏损者，宜补火生土法，或八味地黄汤治之。勿谓五色痢概属热也，宜于脉之虚实、病之新久辨之。

燥　痢

燥痢滞痛体若燔，脉涩津涸舌红干。

二冬二皮桔甘杏，地胶卵黄蜂蜜煎。

舒驰远曰：痢之为病，其纲凡四。一曰陷邪，即时痢也。二曰时毒，即疫痢也。三曰滑脱，即虚痢也。四曰秋燥，盖秋伤燥气，肺失清肃，其气陷入肠胃搏结为痛。肺移燥于大肠，则大肠气壅，白者重在气之滞，赤者重在血之涩，但清其燥、润其枯，痢自已。此证现状，腹燔疼痛，里急后重，皮毛焦枯，身体炽燥，口涩咽干，舌苔干红，脉涩细数是也。上证纯系一团干燥之象，大忌辛燥苦燥之品，宜杏冬汤。

杏冬汤

杏仁五钱　天冬四钱　麦冬四钱　骨皮四钱　桑皮五钱　桔梗三钱　生地五钱　阿胶三钱（冲）　甘草三钱　鸡子黄二枚（冲）　蜂蜜一两（冲）

上法乃清燥润肺之方也，全不治痢，而痢自止。盖清其源，而流自洁也。

疫　痢

疫痢热渴势如焚，喉塞声哑腹剧疼。

面赤舌燥虚急下，大承银花贯芍槟。

疫痢者，即《内经》所谓奇恒痢也，又德日医所谓赤痢也，为八大传染病之一。据西医研究所得，其病毒非菌即虫，约有两种，一为菌毒赤痢，一为变虫型赤痢，大旨以清热解毒、防腐生肌等法为治。昔贤喻嘉言治此证，用生大黄四两，黄连、甘草各二两，急病急治也。其病之来，即面赤唇红，壮热口渴，舌苔黄燥，脉息滑实而数，下痢里急沿门阖境，率皆如此，此即疫痢相兼之证。张隐庵谓三阳并至，三阴莫当，九窍皆塞，阳气旁溢，噫干喉塞，声哑谵语，其脉反缓小迟涩，盖阳烈伤阴，是以脉小沉涩。急宜大承气汤，重加败毒，以泄阳救阴，缓则莫救。

加味大承气汤

生大黄六钱　厚朴三钱　元明粉四钱（化冲）　枳实四钱　生甘草

一钱　银花一两　赤芍五钱　白芍五钱　槟榔三钱　贯众一两

服后病减者，减其制，加鲜生地四两捣汁冲，三七二钱、鸦胆子四十九粒以清血热、防腐生肌，然后再用冬燕汤以善后。

按：急性疫痢，每发于秋气燥热之时，其毒流行蔓延，感而即发，其势甚暴，即见身壮热，口大渴，脐腹痛如刀割，里急后重，或肠垢带血，或纯下鲜血，日夜不计度次，面赤唇红，吐酸呕苦，胸腹如焚，小便涩痛，脉洪数而弦劲，舌色如杨梅。此由血分热毒，与积滞相并。吴又可所谓下痢脓血，更加发热而渴，心腹痞满，呕而不食，此疫痢兼症，最为危急是也，唯有急下之一法。然下之法，亦有缓急轻重之殊，非谓以承气汤一概而论也。何廉臣曰：予每见赤痢之人，其初起之日，即见面赤怫郁，舌苔黄燥，壮热口渴，脉息滑实而数，下痢里急，沿门阖境率皆如此。此即疫痢相兼之症，予每以喻氏仓廪汤、吴氏槟芍顺气汤两方加减，罔不应手奏效。

按：疫痢相兼，既有表证，又有里证，故称疫痢。何氏以二方合用，内外两解，故效。然无头痛、发热、恶寒之表证者，仓廪汤不可轻用。医不执方，合宜而用，然不可不知此治法也。

肠溃汤

　　　　　　热毒郁久肠溃疡，痢下腐臭痛难当。

　　　　　　解毒生化银甘芍，三七鸦胆共煎尝。

疫毒瘀热致肠中脂膜腐烂，变为溃疡性而下注，所下多似烂炙色，臭而腐，时时切痛，后重，即其明证。治必化腐生肌，以救肠中之腐烂，久而肠烂而穿，药无所施矣。宜张氏解毒生化丹主之。

解毒生化丹

银花一两　生白芍六钱　甘草三钱　三七三钱（细末冲）　鸦胆子六十粒　先将三七、鸦胆用白糖水各送服一半，即将余三味兼服。

加减法：虚者加山药、人参；夹热者，重加石膏。张氏曰：东西治痢之药，其解毒清血之力远不如鸦胆子，其防腐生肌之力远不如野三七，且于夹虚之痢，而不知辅以山药、人参，于夹热之痢，而不知重用石膏，宜其视赤痢为至险之症，而治之多不收全功也。

虚　痢

老年久痢脾肾伤，食滑便溏双补汤。

参苓山莲蓉巴芡，菟丝故纸味盆匡。

老年下痢，气血两虚，如偏于阳伤者，以真人养脏汤、补中益气汤治之。如偏于阴伤者，以参燕及六味地黄等汤治之。唯脾肾二脏阴阳两伤，食滑便溏，无腹痛气胀、里急后重等症，邪少虚多，不可偏寒偏热，唯宜甘淡平补，以双补汤为主。

双补汤

人参（洋参代）二钱　茯苓二钱　山药五钱　莲子三钱　苁蓉三钱　巴戟三钱　芡实四钱　山萸三钱　菟丝四钱　故纸三钱　五味一钱　覆盆三钱

方解：法以参、苓、山、莲、芡实甘温而淡者补脾渗湿，余皆升补肾脏阴中之阳而兼能益精气、安五脏者也。此阴阳平补之法，乃痢疾善后之法也。

赤　痢

　　　　　赤痢须分热与寒，里急后重腹痛连。

　　　　　脉数苔黄芩芍治，脉弱尿清理中全。

　　古谓赤痢属热，白属寒，此非确论也。白痢有寒有热，赤痢亦有寒有热，当以脉证为凭。若痢下纯红，欲便先痛，便后痛减，脉来洪数，舌黄尿短赤者，热痢也，照当归芍药汤加桃仁、地榆治之。倘痢色纯红，而脉来迟小，舌无苔，小便清者，寒也，加味理中汤治之。

　　当归芍药汤

　　加桃仁三钱，地榆炭三钱。

　　加味理中汤

　　理中汤加肉桂一钱，秦归四钱，广木香一钱，乌梅三枚。

虚性赤痢

　　　　　血痢日久口舌干，脉来细弱腰膝酸。

　　　　　鹿霜枸杞仲丝断，血余石脂地瓜安。

　　凡患血痢，日久而仍不止，脉来细弱，口舌干燥，腰膝酸疼，频频下坠，此阴阳两虚，伤及肝肾也。宜固收肾气，涩以固脱法，鹿霜煎主之。

246

鹿霜煎

鹿角霜三钱　苁蓉三钱　枸杞三钱　菟丝四钱　赤石脂三钱　杜仲三钱　续断三钱　木瓜三钱　熟地黄八钱　发灰一钱（煎）

上方为治阴虚及阳，久患血痢不止者之良法。即便血证偏于阴伤者，此方亦一服如神。

按：前编寒湿痢一则，不仅为白痢而言。因世医只知白痢多寒，而不知赤痢亦多寒者，故不厌求详，重述于后。加味理中汤乃为脾阳虚而设，若脾肾之阳两虚者，又以景岳之理阴煎、胃关煎为宜。

理阴煎

治真阴虚弱，胀满呕吐，恶心泄泻，腹痛，或面赤舌肿，口干不喜冷饮，脉无力者，并宜服之。

熟地一两　当归七钱　甘草二钱　干姜二钱　肉桂二钱

胃关煎

治脾肾虚寒作泄，甚至久泻久痢，腹痛不止，冷痢等症。

熟地一两　山药五钱　炒扁豆四钱　炙草二钱　炮姜二钱　吴萸七分　炒白术三钱

结　论

泄泻，注下症也，经云：湿多成五泄，是泄不离乎湿也，然有外感内伤之别。如因伤于风、火、暑、湿、燥、寒六淫之邪，刺激肠胃，而患泄泻者，是名时泻，盖受时令之邪也，必兼有外证可凭，编中已详载无遗。至于内伤之泻，须分虚实。如内蕴水谷生冷，痰食蓄积，障碍肠胃之功能而患泄泻者，是为内伤实证。此须排除其障碍，恢复其功能，而泄泻自止，不可轻投补涩，反盖其疾。唯虚证则异是，或因脾虚而清气下陷，或因肾虚而关门不藏，或因肝旺而侵害脾土，皆属本脏自病，不关乎湿。审其属虚，则下者宜升，如补中益气之类；滑者宜固，如四神丸之类；阳虚者宜温，如附子理中丸之类；阴虚宜润，如吴氏一甲复脉汤之类。木乘土泄、培土泻木之类，更当详审其脉。如脉缓濡者治脾，脉弦者治肝，脉微者治肾，此虚泻之脉法也。笔者于外内诸泻，大体已备，临证择宜而用，总须辨明孰为外感之泻，孰为内伤之泻。或为实，或为虚，审证明确，投无不效，不可一见泄泻，即概以分利之剂施之也。

痢证古名滞下，言积滞不可行也。积者肠积，滞者气滞，物积欲出，而气不与之初，故里急后重，乍起乍止，其症或脓或血，或脓血相杂，或糟粕相混，皆暑湿之邪与饮食积滞胶固肠胃而作。其邪浅者，只在肠胃大肠三经，其邪久而内侵，则伤及肝肾。务须分别寒热虚实，四者于脉息中考之自见。更查其病之新久，体之强弱，痢色之清浊，舌尿之黄白，自然不差，其原因虽多，亦只分内外二因而已。如风痢、热痢、暑痢、湿痢、燥痢、寒痢等，皆属外因，但治其因，则痢自止，不必拘于痢上求之。内伤亦须分别虚实，实则不外饮食暑湿，胶涩肠胃，与沟渠壅塞相似，只须刮磨疏通，调其气，行其血，兼养其胃，不难速愈，不可用大下（疫痢例外）及坠降之品，如槟榔、枳实、厚朴、大黄之属。所谓通因通用，法非不善，然而效者半，不效者亦半。其不效者，每至缠绵难愈，或增呕逆不食，而成败症者，比比皆是。盖不知肠胃之气已清浊不分，升者失其升，降者失其降，壅塞于肠，而成重坠矣，更用降坠等药以强通之，则降者愈降，而闭塞亦愈甚矣。故古人于芍药汤中，必佐鼓舞气血之药，如赤痢则佐以肉桂，白痢则佐以附子。以肉桂、附子有挥发之功能，佐于苦寒降坠药中，则气血得以活跃，而无坠降之患。此治痢之妙法也。若痢之虚者，每于便后愈觉坠胀，盖所谓实坠粪前虚坠粪后也，其脉息必弱，此只宜补其虚，虚回而痢自止。凡痢门套方，不可轻试。但虚有脾虚、肾虚之分，脾虚宜补中、理中之类，肾虚有阴虚、阳虚之别。阴虚者，必见枯燥之象，忌温补而宜清补，如参燕汤、复脉地黄之类。阳虚者必见痿弱之形，忌清润而宜温补，如真人养脏、理中八味等是也。如阴阳两虚者，唯宜平补，如双补汤及理阴煎等，总宜随机应变。或虽日久而积滞未清，腹尚痛者，仍宜通之。或虽日浅而正气已亏，虚象已著，或腹虽同而喜按者，急须固之塞之，勿以其日浅而畏补涩也。予尝见痢证之死于实者少，而死于虚者多，其故盖可思已。

附　痢与脏毒之辨

痢与脏毒本两病也，然有时二证之形状相同，颇难认识，故不可不辨。昔孙东宿治一人，大便里急后重，腹中切痛，日夜下紫黑稠黏三四十度，诸医雷同痢治，自秋历冬，三越月不瘳。形色憔悴，眼阖懒开，不思饮食，悉以为不治。其脉六部濡弱，观其所下之色甚晦，如芋苗汁之状。孙曰观此色非痢，乃脏毒下血证，人参樗皮散（方见前）正对证之剂也，即制与之。其夜果减半，终剂痊愈。

按：此证里急后重，腹痛所下紫黑，与痢疾无差别，诸医皆以痢治之也。然痢之所下，脓汁黏稠如涎，与疮溃之脓无异。脏毒之所下，如芋荷杆汁，虽稠黏但不起涎，与脓汁不同，即此为辨。孙氏所治，乃脏毒虚证，故主以人参樗皮散。如脉实证实者，宜脏连丸主之。药有成品，兹不赘。

卷之八 —— 时行疟病类

概　论

经云：夏伤于暑，秋必痎疟。谓夏令伤于暑邪，甚者即患暑病，微者则舍于营，后感秋气凉风，与暑合邪，遂成痎疟。痎者皆也，总疟之称也。疟之为病，其因实繁，有暑疟、风疟、寒疟、湿疟、温疟、瘅疟、牡疟、痰疟、食疟、虚疟、劳疟、三日疟、疟母、伏暑，及似疟非疟等证，更有传染性之疫疟。临床之时，所当详审而施治也。夫暑疟者，恶寒壮热，烦渴引饮。风疟者，寒少热多，头疼自汗。寒疟者，寒长热短，头疼无汗也。湿疟者，寒重热轻，一身重痛也。温疟则先热后寒，因于冬令之伏气。瘅疟则独热不寒。牡疟则独寒不热。又有头痛而眩，疟发昏迷为痰疟。寒热交并，噫气恶食为食疟。元气本虚，感邪患疟为虚疟。疟邪患久，过劳即发为劳疟。经年不愈，结成痞块，藏于胁腹为疟母。正气本虚，邪客于腑，间日而作，为三日疟。沿门阖境，症皆相似为疫疟。寒热日作，多生恐怖为鬼疟。发时昏闷，因感山岚瘴气为瘴疟等。皆可仿诸疟治之，不难愈也。至若似疟非疟之伏暑，已详暑湿条中，兹不复赘。唯阴虚发热，阳虚恶寒之似疟而非疟，倘辨之不明，为害殊深，并连类及之，以别泾渭也。

暑　疟

暑疟恶寒身壮热，烦渴引饮脉洪弦。

清营捍疟翘竹扁，蒿贼芩青西瓜煎。

渴甚白虎麦冬粉，清暑驱疟妙如仙。

暑疟者，多因长夏纳凉，感受阴暑，暑汗不出，邪伏于内，秋来冒凉气而发。其症恶寒壮热，口渴引饮，脉来弦象或洪或软，或着衣则烦，去衣则凛，肌肤无汗，必待汗出淋漓而热始退，宜清营捍疟法治之。渴甚热重者，合白虎汤，再加麦冬、花粉治之。

清营捍疟法

连翘三钱　竹叶三钱　扁豆衣四钱　青蒿三钱　木贼二钱　枯芩三钱　花青皮二钱　西瓜翠衣一片

方解：暑气内舍于营，故君以翘、竹清心，却其上焦之热。臣以扁豆解暑，青蒿驱疟，佐以木贼发汗于外，黄芩清热于内。疟不离乎少阳，故引以青皮直达少阳，瓜衣引伏暑以透肌表。若渴甚汗多，非白虎不为功，更加麦、粉以滋液也。

暑疟伤阴

暑疟狂乱脉洪数，大渴大汗液消烁。

白虎竹叶西洋参，花粉玄参与石斛。

暑疟之轻者，用前法自效。若伤暑过重，身体壮热，大汗大渴，狂乱不宁，脉洪数无伦，此津液告竭也，柴桂之品在所大忌，宜加味人参白虎汤。

加味人参白虎汤

西洋参三钱　生石膏一两六钱　知母五钱　花粉五钱　鲜竹叶三

钱　鲜石斛一两　元参八钱（泡水冲）

按：暑疟与温疟，证本同源，皆易伤阴。温疟初起，可用白虎加桂枝，以引邪外出。若热大汗，桂枝忌用。亦宜本方甘凉频投，则暑消而疟止。

少阴暑疟

少阴暑疟脉细数，腰痛心慌热夜作。

玄地知丹冬骨皮，龟苓桑叶与钗斛。

少阴暑疟，间二日而作，每发于夜，脉沉细而数，尺中尤甚，口渴目不开，腰痛如锥，寒少热多，心慌不能把握，乃暑入足少阴之证。其脉细数，为阴虚夹热。口渴，液耗也。目不欲开，目为肝窍，肾为肝母，肝肾之阴不足，则目不欲张也。此与伤寒少阴病但欲寐恰相反。彼为阳虚，此为阴虚也。腰为肾府，肾亏则腰痛，寒少热多，热疟何疑。心为火脏，得肾阴以济心阳，则天君泰然，肾阴不能上潮于心，则心慌乱也。世医于此证，每多不识，仍以寻常疟法治之，转以益疾，宜王孟英玄龟饮治之。

玄龟饮

玄参八钱　生地五钱　知母三钱　丹皮三钱　桑叶四钱　龟板一两　天冬五钱　茯苓三钱　钗斛八钱

上法为治少阴三疟之偏阴虚者。

少阴寒疟

少阴三疟阳气弱，形寒嗜卧口不渴。

舌淡脉微参茸附，桂枝当归蜀漆瘥。

凡疟邪浅，则一日一发；邪稍深，则间日一发；邪最深，则三日一发，古称为三阴大疟，以肝脾肾三脏之见症为要。此证乃少阴阳虚寒疟。其嗜卧脉微，则《伤寒论》中之"少阴病，脉微细，但欲寐"是也。间二日而发，其邪深入阴分，肾阳衰微，不能鼓邪外出，发时寒多热少，口中不渴，舌淡无苔，虽进六君、益气无效，盖病在肾，而治脾无益也，宜升阳温经、扶其元阳，叶氏扶阳汤主之。此与上证一属阴虚，一属阳虚，当明辨之。

扶阳汤

人参三钱　鹿茸二钱（末冲）　熟附子三钱　桂枝三钱　当归三钱　炒蜀漆二钱

用法：前玄龟饮重在复阴，兼清暑邪，故重用玄、地、龟板以滋阴潜阳，而但以桑、丹引暑外出。本方重在扶阳，兼散寒邪，故重用参、鹿、附大壮元阳，而但以桂枝、蜀漆透邪外出，于此可知用药之法。

寒疟　风疟　温疟　瘅疟　牝疟

寒多寒疟而无汗，麻黄羌活草防寻。

热多有汗为风疟，减麻添桂呕半均。

先热喉寒名温疟，白虎汗多合桂君。

瘅疟但热柴白虎，牝疟唯寒柴桂亲。

寒疟者，缘先受阴寒，或沐浴之水寒，寒气伏于肌腠之中，复因外感邪风，触之而发。其脉弦紧有力，寒长热短，连日而发，或两日而发，发时头痛，无汗发热，此宜麻黄羌活汤汗之。

风疟者，由长夏先受阴暑，至秋感风而发，然而有暑无风唯病暑，有风无暑唯病风，必风暑合邪始成疟病。此虽与暑疟得病之因无异，发病之时亦同，但见其证自有攸分。盖风疟之为病，寒少热多不似暑疟，恶寒壮热或着衣则烦，去衣则凛；风疟则头疼自汗出不似暑疟肌肤无汗，必待汗出淋漓而热始退，尤不似寒疟始终干热无汗；风疟之脉弦而兼浮，不似暑疟脉象纯弦或洪或软，寒疟之脉弦紧有力。若此分别，投剂自合拍耳，宜麻黄羌活汤减去麻黄，加桂枝治之。

温疟者，乃冬令伏邪，至夏而发，阴虚阳盛。其症先热后寒，其脉阳浮阴弱，或汗多，或汗少，口渴喜凉，心中烦躁，或但热不寒，其脉如平，骨节烦疼，时呕，以白虎加桂枝汤主之。

瘅疟者，肺素有热，内郁煎熬，以致壮火食气，令人少气烦冤，消烁肌肉，宜柴胡白虎汤，或甘寒生津法亦妙。

牝疟者，由邪伏于肾，而从寒水之化，故多寒而少热，发时惨戚振栗，病以时作，其脉沉迟，面色淡白，宜柴胡桂枝汤或宣阳透伏法亦可。

麻黄羌活汤

麻黄一钱半　羌活三钱　防风三钱　甘草一钱　加生姜三片，红枣三枚煎服。

桂枝羌活汤

桂枝三钱　羌活一钱半　防风三钱　甘草、姜、枣同煎。

前二症呕者均加半夏。

白虎加桂汤

生石膏一两　知母四钱　粳米一杯　甘草一钱　桂枝一钱半

方解：上法以白虎重清阳明之热，加桂枝引邪外出，然唯初病可用。若日久热甚，津液被灼，宜去桂枝。如大便燥者，或舌干者，俱去粳米，加麦冬、花粉、元参以救津。

柴胡白虎汤

柴胡三钱　黄芩三钱　法夏二钱　人参一钱　生石膏一两　知母四钱　粳米一杯　甘草一钱

甘寒生津法

生石膏一两　连翘三钱　竹叶二钱　沙参三钱　大生地五钱　麦冬三钱　蔗浆　梨汁各一杯（冲）

用法：前法治阳明热病，而兼有少阳之口苦、咽干而呕者，故小柴胡、白虎合用。后法治阳明津伤，肌肉消烁者，故宗嘉言以甘寒救阴，各有所宜也。

柴胡桂枝汤

柴胡三钱　黄芩（炒）二钱　半夏三钱　潞参三钱　桂枝三钱　炒芍二钱　大枣三枚　生姜三片　炙草一钱

宣阳透伏法

淡干姜一钱　淡附片一钱　厚朴二钱　苍术（土炒）二钱　草果仁一钱　蜀漆一钱半　老蔻三颗（末冲）

用法：前法以治牝疟而有表邪者，故主辛散。后法以治寒湿内闭者，故以姜、附宣阳制阴，厚朴开滞，苍术燥湿，草果治独胜之寒，蜀漆治盘踞之疟，佐以老蔻辛香化浊而醒脾，面面俱到。然若体弱者，宜以理中汤加柴、桂治之最效。

类似牝疟　虚痰　伏暑

> 类似牝疟有两般，阳虚不运多湿痰。
>
> 胸痞不渴身发冷，理脾涤饮苓术甘。
>
> 伏暑内发痰热闭，脉滑胸满独发寒。
>
> 尿赤舌黄渴思饮，三仁蒿芩藿香添。

牝疟除上条邪伏于肾，肾阳不振，宜用宣阳透伏法外，又有相同者二证。一即胃阳素虚，痰湿盘踞，阳虚不能运化，症状独寒不热、胸前痞闷、口不作干，宜苓桂术甘汤，或理脾涤饮亦可。又有痰热内伏，郁遏阳气，亦独寒无热，但其脉滑便秘，尿赤而兼胸满不饥，腹胀舌黄，口渴思饮，此多由伏暑内发，新凉外加，热未透出之故。此证最多，慎勿误认为寒，宜三仁汤加蒿、芩、藿香，以提出阳分，自显热象矣。

苓桂术甘汤

茯苓四钱　桂枝三钱　白术三钱　甘草一钱

理脾涤饮

黄芪三钱　白术三钱　砂仁一钱半　半夏五钱　干姜一钱半　白蔻一钱

三仁汤

方见卷之四"湿温"条，加青蒿二钱，黄芩二钱，藿香一钱半。

痰 疟

痰疟呕逆头眩痛，寒热交作神识蒙。

二陈香朴生姜用，昏迷导痰苏合充。

夏月多食瓜果油腻，郁而为痰，或素系痰体，其痰踞于太阴脾脏，伏而不发，一旦外感凉风，痰随风起，变而为疟。初发之时，头痛而眩，痰气呕逆，寒热交作，脉来弦滑，宜加味二陈治之。重者，昏迷猝倒，状如中风，宜以宣窍导痰法加苏合香丸治之。肥盛之人，痰药更宜加重，神应疟疾丸最效。

加味二陈汤

茯苓四钱　姜半夏六钱　广皮三钱　甘草一钱　厚朴二钱　广木香八分　生姜三钱

宣窍导痰法

并苏合香丸一粒化冲。

神应疟疾丸（亦名鬼哭丹）

不论老幼，寒热虚实，于临发先一时冷水吞服，忌热物半日。若服热物，必吐。壮者每服三丸，小儿二丸。一服未效，再服必效。无论一切疟疾皆效，唯暑疟、温疟宜减半服之。予制此丸，以治愈疟疾不胜数矣，皆一服而愈。

生白砒五钱　绿豆（连皮干磨）四两　米糊为丸，如绿豆大，明雄为衣。此丸并治痰吼哮喘，每服三五丸，冷水下。

食　疟

　　　　　　食疟痞闷噫恶食，气口紧盛热循环。

　　　　　　草果小柴合平胃，楂曲藿香量加添。

　　食疟即胃疟也，由饮食失节，饥饱不常，复感外邪，则营卫失和于外，阳明气滞于内，遂成疟疾。其证寒已复热，热已复寒，寒热交作。噫气恶食，食则吐逆，胸满腹胀，脉滑有力，或气口紧盛者，宜小柴胡汤合平胃散加味治之。食疟之证，兼寒兼湿最多，当随证加减。

　　加味柴平汤

　　柴胡三钱　枯芩二钱　半夏三钱　苍术二钱　厚朴二钱　藿香二钱　陈皮一钱半　甘草一钱　楂炭三钱　神曲二钱　草果一钱

虚疟　劳疟

　　　　　　久疟气虚脾胃弱，四兽补中斟酌之。

　　　　　　虚损劳疟十全鳖，热减芪桂加柴芩。

　　久患疟疾，形气俱虚，脾胃弱不思食，寒热交作，自汗倦卧，四肢乏力，脉象举按俱弦，寻之则弱，宜用四兽饮或补中益气汤补之。若因久病劳损，气血两虚而病疟者，名曰劳疟。脉象软弱，或细数，发热恶寒，寒中有热，热中有寒，或发于昼，或发于夜，每过小劳即发。气虚者多汗，饮食少进；血虚者午后发热，至晚微汗乃解，此似疟而非疟也。若认为疟而用剥削之剂，鲜不偾事，宜十全大补汤，倍加鳖甲。热甚者，除去黄芪、肉桂，加柴胡、黄芩，宜与后似疟非疟条看自明。

四兽饮

人参二钱　白术三钱　茯苓三钱　炙草一钱半　广皮二钱　法夏二钱　草果一钱　乌梅三枚　大枣三枚　生姜三片

补中益气汤

方见卷之四"湿邪伤阳"条。

十全大补汤

即四君子汤合四物汤，加黄芪、肉桂，再加鳖甲六钱。

三日疟

> 双甲搜邪三日疟，穿山木贼鳖甲多。
>
> 首乌冬参鹿霜桂，当归加入保太和。

三日疟又名三阴疟，间两日而发也。以其邪深，客于腑，与卫气相失而然，宜双甲搜邪法治之。如阴虚之体，倍首乌、当归；阳虚之体，益以潞参、鹿霜。然三日疟亦非尽属于虚，又有伏暑成疟，间日或间两日而作者亦多。当按伏暑法治之，慎勿妄补，病反不解也。

双甲搜邪法

穿山甲（炙）三钱　鳖甲（炙）五钱　木贼二钱　桂尖二钱　制首乌四钱　鹿霜三钱　东洋参三钱　当归（土炒）三钱

方解：是法以山甲搜邪，鳖甲助之，木贼、桂枝领邪出于阳分，首乌、当归补其阴血，鹿霜、人参以益气助阳。阴阳气血并复，疟自愈。

疫 疟

疟无定期热胜寒，右脉独大渴汗烦。

症皆相同名疫疟，时气传染重达原。

凡当夏秋两旸不时，气候不正，菌毒乘虚而袭膜原，遂寒热往来，或一日二三次或一次，而无定期。发时热重寒轻，口渴有汗，心烦痞闷，右脉多胜于左，沿门阖境，无论老幼，症皆相同，是名疫疟。此因时邪传染所致。西医谓疟疾由疟蚊传染，大概即疫疟耳。凡疫疟不必拘一定之见症，当随时令而治，俱以达原饮为主。

加减达原饮

厚朴三钱　槟榔三钱　草果仁一钱　炒黄芩二钱　藿香三钱　姜半夏三钱　甘草一钱　生姜三片

方解：此方即达原饮去知母、白芍，仍用朴、槟、草果达其膜原，祛其盘踞之邪，黄芩清其郁热，甘草和中，加藿、夏畅其气机，生姜破结化湿。若口渴、舌黄者，仍加知母，以清阳明之热；舌苔厚而滑腻者，湿兼寒也，加老蔻、干姜、苡仁之类。

湿 疟

湿疟汗出身重疼，寒重热轻胀呕频。

达原厚朴槟榔果，芩夏藿草与姜生。

巴蜀名医遗珍系列丛书

湿疟一证，因湿气伏于太阴，偶有触而发，发则恶寒而不甚热，脉象钝缓而不弦，一身重痛而有汗，手足沉重，呕逆胀满是也，宜加减达原饮。

加减达原饮

见前条。

少阳疟

少阳疟疾胸胁满，脉弦目眩两耳聋。

口苦默默不欲食，心烦喜呕小柴宗。

寒多热少柴桂审，热多柴白大有功。

伤寒余邪未尽，重感六淫之邪，变而为疟，治法与杂病不同。见症往来寒热，即寒已而热，热已复寒，往来不已也。症兼胸胁痞满，默默不欲饮食，心烦喜呕，口苦耳聋，脉弦目眩，或渴或咳，或心下悸，或小便不利，或腹中疼。如寒热相等者，小柴胡汤主之。渴者，去半夏，加花粉、知母。如寒多热少，或单寒者，太阳邪变也，柴胡桂枝汤主之。如热多寒少，或单热而兼骨节烦疼者，阳明邪变也，柴胡白虎汤主之，或白虎加桂枝汤亦主之。

小柴胡汤

方见卷之六"少阳脉证"条。

柴胡桂枝汤　柴胡白虎汤　白虎加桂汤

俱见前条。

按：小柴胡汤，乃治少阳伤寒往来寒热之正法。若温热、暑疟、湿疟等，邪从口鼻而入，肺胃首当其冲，气机先已窒滞，病发即不饥、恶谷脘闷、苔黄，与邪在少阳者不同，不过气机不利，则三焦不爽。故疟又不离乎少阳，然其病原乃暑湿痰热，而非伤寒，则非小柴胡汤所宜概施也。

少阳热疟

> 夜热早凉热无汗，热自阴来脉数弦。
> 青蒿鳖甲汤知母，桑叶丹皮花粉全。

前证乃少阳寒疟，故主小柴胡。本证乃少阳热邪，深踞营分，故夜热而早凉，热退无汗，或有汗。邪仍不出表，而退归阴分，邪气既深伏阴分，则不宜小柴气分之药，故主以本方，搜邪外出。此与小柴胡有一寒一热之妙。

青蒿鳖甲汤

方见卷之四"伏暑化疟"条。

疟邪和解法

> 疟邪已经汗吐下，清解未尽寒热方。
> 清脾白术青朴果，小柴参去入苓姜。
> 气虚加参痰橘半，饮多宜逐倍姜槟。
> 渴热知膏天花粉，食滞曲麦湿泽苍。

巴蜀名医遗珍系列丛书

疟邪已经汗吐下，而无表里证，法当清解，宜清脾饮和之。气分虚者加人参；痰多加橘红，倍半夏；饮多倍生姜，加槟榔；渴热者，加知母、石膏、花粉；食滞加麦、曲；湿胜加泽泻、苍术。

清脾饮

青皮二钱　厚朴（醋炒）二钱　柴胡三钱　黄芩（炒）二钱　法夏三钱　草果八分　茯苓三钱　白术（土炒）二钱　炙草一钱　生姜二片

一方有槟榔，疟不止加酒炒常山、乌梅。

方解：此足少阳太阴药也。疟虽不离少阳，然多因脾胃受伤而起，脾为湿土，重感于湿，由湿生热，热生痰，故见前症也。脾既受病，木又克之，故用青皮、柴胡以破滞疏肝，朴、夏以行痰，茯苓渗湿，黄芩清热，草果散太阴之寒，术、草补中，此即小柴胡汤之变方也。所谓清脾者，非清脾之谓，乃邪去而脾清也。虚疟及暑疟皆忌用。

截疟法

诸疟发过三五次，表里皆清截法先。

休疟参术归乌草，鳖甲青皮乌梅添。

凡疟疾按治法治之，发过三五次，表里无证，当以休疟饮截之。若表里未清，截早则必复发。表里已清，不截之则证日衰而难治。服休疟饮，仍兼服疟疾神应丸，疟必止。戒鸡、鱼、蛋、奶、豆腐、羹汤、热粥、热物。

休疟饮

人参（潞参代）三钱　白术（土炒）四钱　制首乌四钱　当归三

钱　鳖甲五钱　青皮（醋炒）二钱　乌梅三枚　炙草一钱半

方解：上法以补助气血为主，而佐以搜邪截疟之品，故疟止而无流弊。常见服奎宁及鸡纳丸者，强制疟不发，然过后每患腹胀，或成疟母者甚多。唯此方则无其遗患也。

疟　母

疟疟经年久不愈，疟母成块结癖瘕。

形实控涎或化滞，形虚鳖甲饮最神。

芪术芍芎陈朴草，槟果鳖甲乌梅灵。

疟母者，因疟久不愈，或食积，或痰涎，或瘀血，皆能化为痞块，藏于腹胁作胀而痛，令人多汗是也。又有因调治失宜，营卫俱虚，截疟太早，邪伏肝经胁下，而成痞块者。其块多在左胁，盖病属肝也。若形气实者，宜控涎丹以攻痰饮，或用化滞丸以攻积滞；如形气虚者，鳖甲饮治之。

控涎丹

方见卷之一"风痹"条。

化滞丸

即木香化滞丸，药坊有成品。

鳖甲饮

白术三钱　黄芪四钱　川芎二钱　白芍二钱　槟榔三钱　草果一钱　广皮二钱　鳖甲五钱　厚朴二钱　炙草一钱　生姜三片　大枣三枚　乌梅三枚　河水煎。

巴蜀名医遗珍系列丛书

鬼 疟

鬼疟夜发恶梦多，恐怖时生脉不和。

一切咒法皆可治，太乙紫金与苏合。

鬼疟者，因体弱属阴之人，胆气不旺，猝感尸疰客忤，寒热日作，多发于夜，恶梦多端，时生恐怖，言动异常，脉来乍大乍小，至不调和，此宜苏合香丸及太乙紫金锭治之。一切咒法，足以壮胆，亦可治之。

苏合香丸

太乙紫金锭

痰多者，宜苏合香丸。神不安者，宜紫金锭。

按：一切厌疟之法，即《内经》所谓移精变气之意，今所谓精神疗法也。盖疟属少阳，胆经病也，借厌法以壮胆气，则正胜邪自却，唯元气已虚，邪气日深，虽厌无益也。

论似疟非疟

凡似疟非疟之病，虽有往来寒热，而时作时止，本非疟之类也。凡大病后，或产后，或虚损，俱有此证。经曰：阳虚则外寒，阴虚则内热，阴气上入阳中则恶寒，阳气下入阴中则恶热。故凡无外邪而病为寒热者，必属虚证。但虚有阴阳之异，阳虚者必多寒，阴虚者必多热。阳虚者宜补其阳，如理中、十全加姜、附之类，此人所易知也。唯阴虚之证，有阴中之水虚、阴中之火虚之不同，所当细辨。如津液枯燥，精血耗伤，表里上下俱多烦热，其热或夜见昼伏，或昼见夜伏，按时而发，此阴中之水虚也。治宜壮水之主以配阳，而兼介以潜阳，如六味地黄加石斛、麦冬、鳖甲、龟板、龙骨、牡蛎、淡菜之类。此证常有大热不退，延二三日之外者。热久则津液愈涸，真阴益亏，必有衄血、齿血、自汗、盗汗、头晕、失眠、眼花、耳鸣，诸虚证可凭。其有倏热往来，时作时止，或面赤如脂，而喜热饮，或上热如烙，而下冷如冰，或喉口大热，而大便不实。此其证虽似热，而脉必细微，或虽洪大，而浮空无力，是皆阳气无根，而孤浮于上，此阴中之火虚也。治宜益火之本，使之归源，八味地黄汤主之。以上二证，有似乎疟，而不可以疟论也。

又凡肝胆虚者，其病象为寒热往来之症，又与阴虚阳虚不同。曾治一妇，病解后，忽身发热，一时许汗出淋漓，热顿解。须臾又热又汗，若是两昼夜，势已垂危。见其汗出如洗，目上窜不露黑睛，左脉微细模糊，按之即无。此肝胆虚极，元气欲脱也。此症之忽热忽汗，亦即寒热往来之意。急用净山萸二两兼服，热与汗均愈。其半，然后为处山萸二两，龙骨、牡蛎各一两，杭芍四钱，洋参三钱，炙草二钱。此名来复汤，以治大病瘥后，不能自复，寒热往来，虚汗淋漓，或但热不寒，汗出热解，须臾又热又汗，或喘逆怔忡，欲脱诸证。照方与之，二剂而愈。世医每见寒热往来之症，辄用柴胡施于此症，立见凶危。盖不知有肝胆虚而生寒热之症也。又治一妇，患寒热每发于午后，其发冷则冷如冰，冷已发热，热则如烙，面赤如脂，渴欲饮水，热退则不渴。此阴虚而阳浮也，以六味地黄加柴胡、杭芍、肉桂，大剂一服而愈，未尽剂也。此虚实错杂之证也，故以七味地黄以滋阴引阳，而加柴、芍以治少阳之疟，此证最多，当注意也。

结　论

　　疟之为病，患者最多，而其原因最为复杂。邪之浅者，不难随手而愈。邪之深者，动经岁月，流连弗已。凡发于夏至后、处暑前者，三阳受病，浅而轻。发在处暑后、冬至前者，三阴受病，深而重。子后午前，阳分受病易愈。午后子前，阴分受病难愈。邪浅一日一发，邪深则间日而发，入三阴则三日一发。其发也，或先寒后热，或先热后寒，或单热，或单寒，各详编中，兹不复赘。此证除春冬二季偶然有之，唯夏秋暑湿为患者最多。经云：夏伤于暑，秋必痎疟，是疟以暑湿伏邪为最大原因。近代科学家以疟疾乃由疟蚊所传染，此即编中之疫疟，不过为疟疾中之一种证候而已，不足以尽括诸疟也。夫暑湿之邪，总不离乎三焦，三焦者，内脏之膜网也，周于全身，通乎上下内外，为营卫出入往来之孔道。邪踞于此，阻碍营卫之流行，故有寒热之发生。上焦通于肺心，中焦邻于脾胃，下焦联络肝肾。邪在上焦则暑多，专究肺脏清气，疟来时必热重而寒微，唇舌必绛而大渴，渴喜凉饮，饮多无痞满之患，其脉色自有阳胜之候，当宗桂枝、白虎及清营捍疟诸法。在中焦则湿重，专究脾胃，疟来时虽则热势燔蒸，舌必有黏腻之苔，渴喜热饮，胸脘觉痞胀呕恶，其脉色自有阳气不舒之情状，当宗正气、达原、三仁等法。若暑湿相等者，则兼两法以用之。若邪入下焦，则肝肾受之。疟母每发于夜，间三日而作，是名三阴大疟，须分寒热虚实治之。若诸疟久而不已，正气消亡，必补正而邪自解。在太阴则疟见虚浮胀满，食少神疲，则宜补中、四兽等法。在少阴则痿弱成劳，阴虚宜六味、复脉，阳虚宜八味、扶阳等法。在厥阴则厥逆吐蛔，及邪结为疟母，则宜乌梅丸、鳖甲煎等法。唯伏暑一证，颇类疟疾，已详伏暑条中，所当详审。总之，疟象日久，必有黄痰、宿水聚于胸腹膈膜之中，须得脾土旺而后宿水自行，元气复而后湿痰自化。故久疟有泄水数次而愈者，即宿水自行之效也，于此可悟疟之治法矣。

卷之九 ｜ 时疫霍乱病类

概　论

　　霍乱一证，西人所谓虎列拉也，为急性传染病之一，最险恶紧急，争取时间之证也。治之如法，尚难期其必效，倘或失治，而凶危立见。致病之由，因空气中有时含有此毒，而地面秽浊之处又酿有此毒。二气混合（观此证起点多在大埠不洁之处可知）随呼吸之气入肺，由肺传心包（即心肺相联之脂膜），由心包传三焦（上焦心下膈膜，中焦包脾连胃脂膜，下焦络肠包胃脂膜），为手厥阴少阳脏腑之相传。然其毒入三焦，若其人中气充盈，无隙可乘，其毒尚不能为大害，仅现头痛身疲、胸膈不爽、烦躁欲呕、腹胀欲泻，或大便不爽、寒热时作而微渴等象，即所谓暑温是也，此霍乱之未成者。若毒聚三焦，而中气素弱，抵抗不足，更或饮食过量，贪食生冷，寒凉伤其脾胃，将有吐泻之势，毒即乘隙进攻，遂挥霍撩乱，而吐泻交作矣。吐泻不已，其毒可由肠胃而侵心（胃大络虚里、小肠乳糜管皆与心相通）。其证间有自心包直传心脏者，多不及治。更由心上窜于脑（心有四支血管通脑）致脑髓神经与心俱病，左心房输血之力与右心房收血之力为之顿减，是以周身血脉行缓，而通体皆凉也。然此毒之入人身，辄随人体质之虚实、阴阳之偏盛，或化热，或化寒，而各造其极。大凡偏于阳明暑多者则化热，名曰热性霍乱；偏于太阴湿重者则化寒，名曰寒性霍乱。暑湿两停者，名杂邪霍乱。治此证者，当辨其为何种霍乱，而后施治，不可以套方尝试也。然此证最急，往往因购药烹药耽误时间，而致不救。故当先救其急（救急方载后），迨病势稍定，再细察其阴阳虚实，而处以适当之法，亦不难化险为夷。昔贤陈修园于此证，主为阴寒，而用四逆、理中。后贤王孟英、陆九芝、张锡纯诸人，皆谓霍乱之证热多寒少，此盖气运之变迁也。吾人临证，当随机应变，不可墨守一家之言，须有定见，不可有成见。定见者，即细查脉证，然后断其为何种霍乱，而凭脉凭证施治之谓也。

热证类

张凤逵曰：暑气入腹，恶心腹痛，上吐下泻，泻如水注。王孟英曰：春分以后，秋分以前，少阳相火，少阴君火，太阴湿土，三气合行其政，故天之热气向下，地之湿气向上，人在气交之中，受其蒸淫之气，由口鼻入，而扰其中，遂致升降失司，清浊不分，所泻者皆五脏之津液。急宜止之，然止非通因通用之谓也。湿甚者，胃苓汤分利阴阳，暑亦自去。热甚者，桂苓甘露饮清其暑火，湿亦浅消。若火甚之体，内本无湿，而但吸受暑邪者，白虎汤之类宜之。盖脏性有阴阳之别。阴虚者火旺，虽病发之时适犯生冷，而橘、朴等仅宜暂用。阳虚者湿旺，虽寒润之品非其所宜，如胃苓汤已为合法。纵或体气极弱，亦不过补气清邪并用，若因其素秉之虚，而忘其现病之暑，进以丁香、姜、附、桂之剂，则祸不旋踵矣。且伤暑霍乱，有身热烦渴，气粗喘闷，而兼厥逆躁扰者，慎勿认作阴证，但察其小便必黄赤，舌苔必黏腻，或白厚，宜然照汤澄冷服一剂即现热象，此时若投姜、附药，转见浑身青紫而死矣。甚有手足厥冷，少气，唇面爪甲皆青，腹痛自汗，六脉俱伏，而察其吐出酸秽，泻下臭恶，便尿黄赤者，是热伏厥阴也。热极似阴，急作地浆水煎竹叶石膏汤服之。又有吐泻后身冷如冰，脉沉欲绝，汤药不下，或发哕（即呃逆），亦是热伏于内。医不能察，投药稍温，愈服愈吐，验其口渴，以凉水与之即止，后以驾轻汤投之，脉渐出者生。然暑之为病，伤之骤者，则发之暴。伤之渐者，则发之缓。故九月时候，犹多伏暑霍乱之证，医者不可不知也。

以上所论，关于热性霍乱之辨证处方至为精详。凡霍乱属于热者，宜以此为法。

寒证类

《素问·气交变大论》云：岁土不及，民病飧泄、霍乱。孟英曰：岁土不及，则脾胃素虚之人因天运而更见其虚。中阳既虚，寒湿自盛，以致朝食暮泻，而为飧泄，甚加呕吐而为霍乱。观其与飧泄并称，则知痢者必是清谷，而非臭秽，吐者亦必澄澈，而非酸浊，小便之利，口之不渴，又从而可必矣，如此则是寒湿霍乱。多见于安逸之人，以其深居静处，阳气不伸，加以坐卧风凉，起居任意，冰瓜水果，恣食为常，虽在盛夏之时，原不可谓之暑病，王安道论之详矣。轻则藿香正气散，或平胃加木香、藿香、生姜、半夏之类。湿盛而四肢肿重著，骨节烦疼者，胃苓汤加木香、藿香、大腹皮之类。七情郁结，寒湿停滞者，七香饮。头痛恶寒无汗者，以香薷饮先解其表，随以大顺散等调其里。如果脉弱阳虚，腹痛喜得温按，泻出不臭者，来复丹。若吐泻不止，元气耗散，或水粒不入，或口渴喜冷而不多饮，或恶寒战栗，手足逆冷，或烦热烦躁，揭去衣被，但察其泻出不臭者，乃内虚阴盛格阳，宜理中汤，甚则四逆汤，加食盐少许。更有暴泻如水，冷汗四逆，脉弱不能言者，急进浆水散救之，并宜冷服。然此辈实由避暑而反为寒伤致病。若误投清暑之剂，而更助其阴，则顷刻亡阳莫挽矣。

此节所论阴性寒霍乱之辨证处方，亦极精详，宜熟读，临证庶无差误矣。

阴阳二证辨法纲要

凡阳性热霍乱，一起便上吐下泻，腹痛转筋，目眶塌陷，四肢皆厥，口大渴而无尿，尿或热赤，音嘶汗出，烦躁不宁，下泻臭秽，病轻则六脉弦数，病重则脉伏而不见，舌苔垢腻，或白浊或黄燥等象。

阴性寒霍乱，西人名之曰真性霍乱，一起便四肢麻木，体中战栗，腹中疼痛，呕吐清水，泻如米浆（俗称米汤），四肢厥逆，冷汗淋漓，旋即眶陷，肌肉大脱，气急失音，足筋挛缩，甚或咽痛口渴（但不思冷饮），面赤戴阳，烦躁不宁，有欲坐卧泥水之势，六脉沉微似绝，舌苔灰白滑黏等象。

按：阴阳二证，危急之时，往往寒热混同，泾渭难分，辨之稍差，杀人反掌。兹不厌求详，分其异同之点于下。

肢厥：阳证肢厥，爪甲红紫；阴证肢厥，爪甲青紫。

口渴：阳证口大渴嗜冷；阴证渴不欲饮，或饮一二口而止。

抽转筋：阳证则转筋；阴证则抽筋，即伤寒所谓四肢拘急也。

腹痛：阳证腹痛，时痛时止；阴证腹痛，大痛不止，或反不痛，正衰不能拒邪也。

恶寒：阳证始终不恶寒，覆以单被亦不欲；阴证恒恶寒，身欲厚覆。

二便：阳证口唇干燥，面垢溲便臭秽；阴证眼窝青黑，溲便清冷。

格阳：阴证有面赤咽痛，烦躁不宁，欲坐卧泥水者，乃阴盛格阳，汗出则死之危证也。若误认为热，投凉则死。

脉象：阳证之脉弦数，阴证之脉迟细。若病重，则无论阴阳，脉皆不见。盖血行阻碍，其细支血管闭滞不通而暂停，不可以其无脉而认为阴证也。

暑湿霍乱

> 暑湿霍乱口渴烦，面垢热汗腹痛连。
>
> 神昏脉数舌尿黄，桂苓甘露地浆煎。
>
> 中气虚弱脉无力，猪去参加妙如仙。

夏令感受暑湿之气而兼秽浊，扰乱中州，遂致升降失司，见恶心腹痛、上吐下泻、泻如水注、身热烦渴、面垢自汗、舌苔或白腻或黄浊、小便短涩而赤，其脉洪数，甚者精神昏愦、头热足冷等症。急以桂苓甘露饮主之。若中气因吐泻大伤，脉弱无力者，宜补正、清邪二法兼施，宜桂苓白术散治之。

桂苓甘露饮

茯苓五钱　肉桂五分　猪苓三钱　泽泻四钱　白术三钱　甘草一钱　滑石五钱　石膏八钱　寒水石五钱

上为细末，每服三钱，地浆水调下，新汲水或冰水调下，煎汤亦可。

桂苓白术散

即前方去猪苓，加人参（洋参代之，无力者潞党参代之）是也。

用法：孟英称此方为治暑热霍乱之圣剂。前方为暑兼湿之治法，后方为暑兼虚之治法。凡虚人受暑，而病此者，宜此法。或以地浆水调下，或以冰水调下亦可，或以地浆水、冰水煎服亦可，然不如以冰水调服尤良。

伏热霍乱

伏热霍乱痞渴烦，身热肢冷而恶寒。

小便黄赤舌黏腻，然照冷服效多端。

暑湿内伏，脉道不通，症见脘痞烦渴，躁扰不安，身虽发热，手足反冷，而有恶寒之象。因湿热内蕴，或口不甚渴，脉细欲伏，舌苔白厚黏腻，颇似阴证，但察其小便必黄赤，乃湿郁之甚，不可误认阴寒，宜然照汤冷服，一剂即现热象矣。若投姜、附，则害立见。

然照汤

蔻仁一钱半　焦栀二钱　香豉（炒）三钱　滑石四钱　半夏（醋炒）二钱　厚朴一钱　酒芩一钱半　省头草一钱半

舌苔厚腻者，去白蔻，加草果仁一钱，水煎冷服。

暑热霍乱

暑热霍乱脉洪长，甚或脉伏渴饮凉。

烦躁恶热舌黄燥，肢厥面青爪甲苍。

腹痛自汗吐泻臭，竹叶石膏煎地浆。

暑热霍乱，即不蒸湿之热证也，以夏秋之交为多。因其偏于热而湿少，故舌苔黄而焦燥，大渴饮凉，烦躁畏热，其脉洪长而数，上吐下泻，此因暑热内伏不得外达，郁极而暴动也。其郁之甚者，手足厥冷，少气，唇面爪甲皆现青色，腹痛自汗，六脉俱伏，但察其吐出酸秽，泻下臭恶，便尿黄赤者，是热伏厥阴也。热极似阴，急作地浆水煎竹叶石膏汤服之。

竹叶石膏汤

竹叶一把　生石膏一至二三两　人参（洋参代）二钱　炙草二钱　麦冬五钱　醋半夏二钱　粳米一杯

加减法：肢厥者，反佐细辛三分，姜汁十滴，地浆水煎，俟凉徐服。若身热无汗，或汗少者，本方合黄连香薷饮甚效。

急热霍乱

急热霍乱足转筋，大渴烦躁腹剧疼。

肢冷目陷声嘶哑，脉伏沉数蚕屎灵。

蚕沙瓜连通醋夏，豆卷吴萸苡栀芩。

烧酒摩搽转筋处，阴阳水煎妙如神。

经曰：诸转反戾，水液浑浊，诸呕吐酸，暴注下迫，皆属于热。此证乃暑湿内伏，阻塞气机，宣降无权，乱而上逆。症现上吐下泻，腹痛转筋，目眶下陷，四肢厥冷，脉伏或细涩沉数，口大渴，尿赤，舌苔黄垢，音嘶汗多，烦躁不宁。盖因热伏厥阴，木夹热以侮土，则呕吐作；而不能制水生津，化血生肌，故大肉削而目陷矣；风火旋转，筋失所养，故筋转之症作矣。转筋与抽筋不同，转筋属火，抽筋即拘急，乃为寒。其烦躁不宁者，由吐泻过甚，阴阳枢纽之将绝，亦为霍乱菌毒之窜入心包也，主蚕屎汤如神。

蚕屎汤

晚蚕沙五钱　生苡仁四钱　大豆卷四钱　木瓜三钱　醋半夏二钱　黄连二钱　酒黄芩一钱半　通草二钱　炒山栀二钱　吴萸六分　青铜钱五枚

上以阴阳水煎，稍凉徐徐服之。

此王孟英之经验良方也，以治热性霍乱之危急，屡试屡效。予加铜钱者，以镇肝而制转筋，有殊效，法出《圣济总录》。前十年成都霍乱流行，死亡载道，予以是方救愈多人，真良方也。

外治法

以烧酒火燃之，乘热力摩其转戾坚硬之处，郁热一散，筋自舒畅，再以盐卤水浸足，则不再转。

附　王孟英治案一则

王孟英曰：丁酉八九月间，杭州盛行霍乱转筋之证。有沈氏妇者，夜深患此，继即音哑厥逆，比晓诊脉，弦细以涩，两尺如无，口极渴，而沾饮即吐不已，足腓坚硬如石，转时痛楚欲绝。乃暑湿内伏，阻塞气机，宣降无权，乱而上逆也。为仿《金匮》鸡屎白散法，而处蚕矢汤一方，令以阴阳水煎成，候凉徐服。此药入口，竟不吐。外以烧酒令人用力摩擦其转戾坚硬之处，擦及时许，郁热散而筋结始软，再以盐卤浸之，遂不复转戾，吐泻渐止。晡时复与前药半剂，夜得安寐。次日但觉困极耳，与致和汤数服而瘥。后治相类者多人，悉以是法出入获效云。

霍乱余热

吐泻虽止热未清，脉沉欲绝身如冰。

汤药不下或发呃，口渴思饮宜驾轻。

栀豉桑叶鲜竹叶，省头木瓜扁斛金。

有吐泻已止，身冷如冰，脉沉欲绝，汤药不能下，或发呃逆，亦是热伏于内，医不能察，投药稍温，愈服愈吐，验其口渴，以凉水与之即止。以驾轻汤投之，脉渐出者生。亦有吐泻后余热不清，身热口渴者，亦宜此法。

驾轻汤

鲜竹叶四钱　淡豆豉三钱　焦栀一钱半　桑叶二钱　金石斛三钱　生扁豆五钱　木瓜一钱半　省头草一钱半　水煎凉服。

余热善后法

> 霍乱余热口舌干，尿赤便溏呃逆兼。
>
> 致和沙杷竹扁豆，木瓜冬斛草怀山。

霍乱之后，津液不复，余热未尽，既不可骤补，亦不可过凉，只宜致和汤甘淡以复胃阴，轻清以除余邪，则肺气肃而呃逆止，津液复而余邪清矣。

致和汤

北沙参五钱　枇杷叶四钱　竹叶三钱　生甘草一钱　生扁豆四钱　生怀药五钱　金石斛五钱　木瓜二钱　肥麦冬四钱　陈仓米五钱（无则不用）水煎微温服。

寒湿霍乱

> 寒湿霍乱厥躁烦，腹痛形脱肢拘挛。
>
> 脉厥声嘶汗不止，面唇青白体恶寒。
>
> 泻如米浆呕清水，回阳救急一服安。

寒湿霍乱，即阴寒霍乱，西医所谓真性霍乱也。由其人中阳素虚，时当盛夏，贪服冰水瓜果，兼外受霍乱之菌，乘虚暴发。症见四肢厥逆，心烦身躁，大吐大泻，腹中大痛，手足挛急而抽筋，甚至一身肌肉为吐泻而消脱，目眶下陷，声音低小，脉微欲绝，冷汗淋漓，面白唇青，身体畏冷，而欲覆被，呕吐清水，泻如米浆，此皆阴寒之确据。察其舌白滑不欲饮，乃孤阳欲绝之危候也。此不但凉药不可轻试，即藿香正气之品亦在所大忌。急予陶节庵回阳救急汤以扫阴霾而回绝阳，稍迟难救。

回阳救急汤

生附子五钱　肉桂二钱　干姜四钱　五味一钱　法夏三钱　人参（高丽参代）三钱　白术（土炒）四钱　茯苓三钱　广皮一钱　炙甘草二钱　麝香三厘（冲）　猪胆汁一勺（冲）

方解：上方以生附、姜、桂祛阴寒而扶阳，以六君补其中土而助阳，五味、人参以生脉救阴，加麝香以兴奋神经而强心，使参、附发力愈速，奏功益大。加胆汁者，热因寒用，防其格拒也，较四逆理中尤精。

方歌：回阳救急参术苓，桂附姜草味夏陈。加麝三厘猪胆汁，三阴寒厥见奇功。

阴盛格阳

阴盛格阳烦躁甚，面赤身反不恶寒。

水粒不入渴喜冷，下利清谷是真铨。

肢厥舌白爪青白，通脉四逆复阳还。

阴寒内盛，格阳于外，阴阳离绝，故心中烦乱，身体躁扰不宁，有欲坐卧泥水之势，面色微红，身反恶热，揭去衣被，或水粒不入，或口渴喜冷，但饮一二口即止。颇似阳热之证，但察其所泻，则清谷而不臭，舌苔灰白而滑，爪甲青白，手足厥逆，六脉微细或全无者，即是真寒假热，孤阳将脱之危证也。急用四逆汤、通脉汤等，迅进直追，缓则不救。

四逆汤

治三阴寒证，身痛腹痛，下利清谷，恶寒不渴，四肢厥冷，或反不恶寒，面赤烦躁，里寒外热，或干呕，或咽痛，脉微细欲绝之神方也。

生附子（重一两）一枚　干姜一两　炙甘草二两　久煮冷服。

加减法：面赤者，格阳于上也，加葱九茎以通阳。腹痛加芍药。咽痛加桔梗。利止脉不出，加人参。呕吐加生姜。

通脉四逆汤

即四逆汤倍干姜，再加人尿、猪胆汁是也。

凡面赤如朱，真阳上脱，名曰戴阳。或身冷自汗，但躁扰不烦，欲坐卧泥水中，内寒而热越于外，名曰格阳。二证皆阴盛阳亡，真寒假热之象，非白通汤、通脉四逆汤。姜、附用至一二两，水浸冷饮，或加人尿、胆汁，日夜五六服，不能救之。附子必生用，始能直追使还。不加人参，恐缓姜、附之力。胆汁起手不可骤加，半日间服至四五帖，厥冷稍和，唯手足尚挛急，方加胆汁以润之。再入童便，可称神剂，否则加之太早，阳反不回。若服药吐而不能入者，不在此例。

吴茱萸汤证

少阴吐利心下痞，烦躁欲死四肢逆。

此是吴茱萸汤证，吴萸人参枣姜切。

寒中少阴，吐利交作，类似霍乱，实非霍乱也。唯其吐利，手足厥冷，烦躁欲死，与四逆汤证无异。何以别之，须知四逆汤以下利厥冷为主，吴茱萸以呕吐烦躁为主。此其异一也。四逆证吐利而元阳飞腾，手足厥冷，有自底下冷起之意，且腹软而心下无特别阻塞之状。吴茱萸汤之目的，虽云手足厥冷，然不恶冷，且自手尖冷起，而心下痞塞有物。以此为目的，若进四逆、理中，反增烦躁，盖其心下膨满痞塞者，非虚寒证也。宜用吴茱萸之辛苦，散厥阴之阴寒，开心下之痞塞，则阴阳通利，烦躁自已。吐利止尚有稍稍之痞不除者，宜理中加枳实主之。

吴茱萸汤

吴茱萸三钱　人参二钱　大枣三枚　生姜四钱

方解：此方治中土虚而蓄有水饮及阴寒者，故不用干姜、附子，而用吴茱萸之辛开苦降，以散寒水之毒，助以生姜以散水邪，用参、枣以补中土。犹忆民初霍乱盛行，医进四逆、理中不效，改用此方，遂一服而轻，再服而愈。

杂邪霍乱

霍乱风寒暑湿水，杂邪为病正气方。

身热微寒渴不饮，胸腹疼痛吐泻行。

苏藿陈半术苓草，芷桔腹朴曲枣姜。

转筋木瓜吴萸入，暑合香薷湿入苍。

霍乱之因不一，当细审之。如杂邪霍乱，由外感风寒，内伤生冷饮食，或兼湿邪，或吸秽气，或不服水土，杂合为病，乱于肠胃，清浊相干，故心腹大痛，吐泻并行。此证既非阳热，亦非阴寒，用药不可过凉过热，唯宜解表驱秽、除湿消食为主，藿香正气散主之。若偏于暑则吐多，合香薷饮名二香汤。偏于湿则泻多，加苍术。转筋者，加木瓜、吴萸。

藿香正气散

本方乃治寒湿，辟秽消食之法，不可以治热霍乱，慎之。

藿香三钱　紫苏三钱　白芷二钱　桔梗一钱　腹毛二钱　厚朴三钱　陈皮一钱　半夏二钱　白术二钱　神曲二钱　茯苓三钱　炙草一钱　姜枣煎。

霍乱虚脱

> 霍乱虚脱神志昏，气息奄微四肢冰。
> 汗出淋漓脉微细，附理麦味杞瓜斟。
> 阴伤二山参芍草，赭石辰砂童便吞。

霍乱因治不如法，致日夜吐泻不已，或吐泻已止，而正气虚极将脱，精神昏昏，气息奄奄，手足如冰，汗出如注，脉微细欲绝，危在目前。病势至此，其从前之因寒因热，皆不暇究，唯宜急扶元固脱，以维阴阳之离，宜用加味附子理中汤救之。若见口舌干燥，是阳气过伤，宜急救回阳汤。

加味附理汤

人参三钱　白术五钱　炮姜二钱　淡附片三钱　木瓜三钱　麦冬三钱　五味二钱　枸杞三钱　炙甘草二钱

凡下多虽曰亡阴，未必不亡其阳；汗多虽曰亡阳，未必不亡其阴。本方以生脉散合附子理中汤，加枸杞、木瓜，尤为周到。

急救回阳汤

正洋参（无力者潞参一两代）五钱　生山药一两　山萸肉八钱　杭白芍五钱　炙甘草三钱　生赭石（末细）四钱　辰砂（末细）五分　先用热童便送服辰砂。

方解：本方重用人参以回阳，山药、杭芍以敛阴，山萸以敛肝风之脱（此证吐泻之始，肝木助邪侮土，吐泻之极，而肝气转先脱），炙草以和中气之漓。用赭石者，既能止呕，又能助人参而使心气下降。用辰砂而送以童便者，以此时百脉闭塞，心脏为毒菌所伤，鼓动之机将息，故用辰砂直入心脏解毒，以童便引从尿出。此汤名为回阳，实则交心肾、和阴阳之剂，而偏于阴伤者之良法也。服此汤若身温脉出，觉心中发热，有烦躁之意者，宜滋其阴分，如玄参、芍药之类，加甘草以和之。

以上二方，一偏于复阳，一偏于复阴，用时斟酌。

干霍乱

吐泻不出腹绞痛，转筋眩冒势危凶。

盐汤白矾皆可吐，走马独胜功最宏。

干霍乱，又名绞肠痧，虽病因不一，总由宿食或骤伤饮食，夹秽浊之邪而成。前哲张三锡曰：干霍乱急宜探吐，得吐则生，不吐则死，吐后方可理气和中，随证施治。郭右陶曰：凡心胸胀闷，腹中疞痛，或如板硬，或如绳缚，或如吊筋，或如锥刺、刀割，虽痛极而不吐泻者，名干霍乱。乃邪已入营，宜以针刺出血，则毒有所泄，然后再审其因而药之。

按：此证乃秽浊阻塞（即微菌），气机逆乱，欲吐不吐，欲泻不泻，甚或经络亦受邪，则筋如转索，四肢发厥。若上犯心包，则神昏眩冒，斯须莫救，俗名曰闷心痧。现证不一，邪在气分宜刮之，在肌肉血分宜刺之，重者虽刮刺无功，非药不能救，宜先以淡盐汤取吐，或用走马汤等皆效。

探吐法

治痧有新食，吐之以解毒，必多饮乃吐。

食盐一块，放刀上烧黄，用阴阳水煮化，尝其味淡，俟凉灌下，三饮而吐之。不吐者，以鹅翎探入喉中则易吐。

又方

明白矾一钱　研末，和阴阳水调服立效。

又方

胆矾一钱　研末，凉水调吐，取吐最效。

按：食盐味咸气寒，能通血脉、解热毒、软坚结。故凡痈肿恶毒、眼目暴赤、酒醉癫狂、汤火急迫，凡因热而起者，无不借此寒以胜热，而使诸症悉平。性本下趋，过饮盐水，则反上吐，是以霍乱臭毒、头痛、腹痛等症，则可引涎上膈而吐出也。

至白矾取吐之力，不如胆矾，但白矾最善逐水、燥湿杀菌，故霍乱吐利用之可止。胆矾善去胶痰、化结聚、涌吐痰涎，故古人治喉痹乳蛾，用米醋煮胆矾为末，探吐胶痰而瘥。

凡用吐法，宜先少服，不吐渐加之，仍以鹅翎探之，无不吐者。吐至瞑眩，慎勿惊疑，但饮冷水、新汲水，立解。强者可一吐而安，弱者作三次吐之，吐后忌饱食、酸咸硬物、油肥之物。

《外台》走马汤

治中恶心腹痛胀、大便不通，神速。

巴豆（去皮心熬）二枚　杏仁二枚　上二味以绵裹搥令碎，熬汤一杯，捻取白汁饮之，当下。老少强弱量之。

独胜散

治绞肠痧痛急，指甲唇青，危在顷刻。

马粪　年久弥佳，不拘多少，瓦上焙干为末，老酒冲服三钱，不知再服。

刺法

腿弯上下有细筋深青色，或紫色，即是痧筋，刺之方有紫黑毒血。其腿上大筋不可刺，两旁硬筋亦不可刺，臂弯之筋亦如此辨之。

按：前人所谓筋者，皆人身之回血管也，又名静脉血。其中之血，带有炭气，故其血紫。刺之出血，使毒随炭气放出耳。人身静脉居于外，浅而易见；动脉管居于内，深而难观；筋则附于骨，尤不能见矣。

禁忌法

凡干霍乱须知禁忌，一切补剂皆在所忌，热汤滚酒切勿浪服，生姜、麻油、米汤等皆大忌，误服不可救。

附方

木瓜汤

《圣惠方》，治霍乱转筋腹痛。

木瓜一两　水煎服，余汤浸青布裹其腓，本方加桑叶七片尤良。孟英方。

扁豆散

《普济方》，治霍乱吐利。

生扁豆　为末，入醋少许，冷水和服，木瓜、扁豆皆治霍乱之主药也。

救急良方

治暑热霍乱吐泻转筋。

新汲水　以一碗冷饮之，外以一盆浸两足，忌食热物。

阴阳水

新汲水　百沸汤各半，和服。

茺蔚汤

治干霍乱腹痛，骤发深赤斑毒。

益母草一握　浓煎，少投生蜜，放温恣饮用效。或加生萝卜汁半杯尤良。

冬瓜汤

治霍乱大渴不止。

冬瓜去皮瓤，水煮清汤，俟凉任意饮之，温热病用之亦良。孟英方。

固脱法

治虚阳上脱，大汗不止。

醋打生附子四枚，涂两足心，以引上越之阳。

生龙骨、牡蛎各二两，研细扑周身，以固脱敛汗。

救急法

霍乱之证，当先用药以消其菌毒，并助其心房之跳动，调其阴阳，奠安中土，殆大势稍安，再审其阴阳虚实而处方，庶免延误。

急救回生丹

治霍乱吐泻转筋，诸般痧证，暴病，头目眩晕，咽喉肿疼，赤痢腹疼，急性淋证。

真辰砂一钱半　冰片三分　薄荷冰二分　甘草一钱　共研细，分三次开水送下，半点钟服一次。若吐剧者，宜于甫吐后急服。服后温覆，得汗即愈，病重者药量加倍。

卫生防疫宝丹

治霍乱吐泻，转筋下痢，腹痛，及一切痧证。平素口含化服，能防一切疠疫传染。

粉甘草十两　细辛一两半　白芷一两　薄荷冰四钱　冰片三钱　辰砂三两

先将前五味末细和匀，用水为丸，如桐子大，晾干，再用辰砂为衣。勿令余剩，装以布袋，杂以琉珠，来往撞盘，务令光滑坚实，如此日久可不走气。若治霍乱，宜服八十丸，开水送服，余证均服五十丸，均宜温覆取微汗。此药又善治头疼，牙疼，心下、膈下及周身关节、经络作疼，气郁，痰郁，食郁，呃逆，呕哕，醒脑养神，不可悉数。

按：前二方，乃近贤张锡纯所制，曾救愈霍乱无数，余亦曾配第二方一料，以施治霍乱颇效。盖其方长于解毒强心，深合科学原理。前方微凉，宜于热霍乱，后方宜于半阴半阳性霍乱。后方须平日制备以待急用，若临时不暇为丸，可制为散，每服一钱，尤为速效。

结　论

　　霍乱一证，每发于夏秋之间，甚则流行传染，阖境不免，皆由暑湿热三气之所聚，其间亦有阴寒之证者，皆是安逸之人。有自取之道，不可因此而概彼也。盖霍乱之属热者，主病之常也，众之所同也。霍乱之属寒者，他气之逆也，人之所独也。本编所载，热性霍乱数则，原因皆同，唯现症有所区别，须当详审。如暑湿两停，乱于中土，尚未涉及厥阴，无转筋之象者，则宜桂、苓、甘露以清暑除湿。若湿热内伏，表气不通，外现肢冷恶寒者，宜然照汤以清宣化湿。若大热大渴，舌苔黄燥者，宜竹叶石膏汤以清凉涤暑。若热陷厥阴，转筋烦躁，现症危急者，宜蚕屎汤法。各有所宜，不可混也。至杂邪霍乱，用药不可过热过凉，唯宜藿香正气加减治之。唯阴寒霍乱，为害最烈，亦须分别轻重缓急治之。如在太阴，手足自温，只宜理中。在少阴，则手足逆冷，须用四逆及回阳救急之类。倘见格阳，则白通急进。若烦躁胸痞，吴萸连投。倘大势稍安，忽转虚脱，则当急培元气，以固其脱。至于干霍乱，则与上证大异。湿霍乱唯恐其吐泻过甚而暴脱，干霍乱唯恐其不吐不泻而闭死。一为脱证，一为闭证，故治法迥异。凡一切痧药，为治干霍乱之良品，而为湿霍乱之毒剂，不可不慎也。

卷之十　时行痉病类

概　论

　　痉之为病，《金匮》名曰痓。"痓"字即"痉"字传写之讹，俗名急惊风，西名脑膜炎。名称虽异，其实即痉病也。此病分为四大类，一曰虚，二曰实，三曰寒，四曰热。其发现之证候，大略相同，唯其病原则各别。如产妇亡血过多，及久泻久病，风家误下，温病误汗，疮家发汗，损其阴血，耗其津液而成痉者，为虚痉。若因六淫之邪，及流行疫疠而致痉者，为实痉。因风寒湿客于太阳、阳明而致痉者，为寒痉。因风温、风热、风暑、燥火，及流行疫疠而致痉者，为热痉。一岁之中，以热痉为最常见，而患者特多。其他寒痉、虚痉，则甚鲜也。每当春令，阳气发泄之候，君火主气之时，患之者名曰湿热痉，或风温痉。发于小暑以后，秋分以前者，名曰暑痉，又称暑痫，亦号暑风。其流行时期，以七八月为盛。在秋令，因燥气化火，销烁津液，亦有因伏暑化热而成痉者，以时在秋季，名曰燥痉。此三者，以时令不同，而异其名。病之初起，略有差别，及既成痉，则同为阴伤血燥。血燥则不营筋，液伤则脉络滞涩。热炽则风阳上升，逼迫身中气血上冲脑部，刺激脑髓神经，失其常度，遂现神昏痉厥，种种恶候矣。然此病多患于小儿者，以小儿正当发育之年，阳气正盛，阴液薄弱，一罹温邪，最易销烁津液，化火动风，若精血不亏者，则虽有邪干，断无筋脉拘急之病。即当脑炎盛行之际，凡诸小儿，不必皆病，其病者若非素有郁热，必其阴津不足、阳旺之质也。治者当察其若有外邪，以解表为先；邪已内陷，须辨清气分、营分，在气治阳明，在营治厥阴，病重者往往营气同病，则兼而治本。本编分此病为三个阶段，以清眉目，俾便读者之考查。其实病变难测，本无次序也。本编所载诸方，皆近代名贤之验方，所投之必效者。又客岁石家庄一带，脑膜炎盛行，小儿罹其害者无数。该地卫生当局，组织中西合并治疗。凡经中医单独用中药治疗者，百治百愈，无一死亡。故本编于其治法，亦多采取。至于寒痉、虚痉二证，虽不常见，间有之，本编亦略载数则，以示梗概而已。

痉病证候

痉病项强背反张，头痛呕吐热势强。

面赤昏睡肢厥冷，烦渴抽搐脉洪长。

痉病为急性传染病，其中含有疫毒，与寻常热病不同，故发之暴，而证之恶也。其热毒窜入神经系，延髓为神经总汇之枢，延髓受其刺激，失其常度，头项因之强直，甚则反张向后，神识昏迷，手足痉挛，而或抽搐，目上视，或歧视，瞳孔放大，左右不一，牙噤不开，头则痛如刀劈，热不可忍，凡六经头痛，不至于倾侧难举，唯此证头痛异常，两目昏冒，总因毒火上冲所致。其脉象多沉数、沉滑、沉弦而数，甚则沉伏，一息多在六七至之间，体温在摄氏或三十八九至四十度，视其症之轻重而定，舌苔多现黄白色，大便或闭或溏，小便短赤等症。但以上诸症，不必全现，但初起即见高热呕吐，头痛剧烈，昏昏如睡，有时易于唤醒，有时昏睡不醒，则为病之特征，即宜注意施治。

温痉初期

温痉发在夏至前，发热头痛脉数弦。

昏睡呕吐项微强，解表银翘服之先。

口干舌燥头痛甚，银翘白虎合方煎。

温痉初起，发热自汗，温度多在摄氏三十八度上下，或微恶寒，或不恶寒，头痛项强，连后脑皆痛，而又强急也，偏身骨节酸痛，呕吐不食，昏昏欲睡，口不甚干，脉象浮数而弦，舌苔白薄，此有表邪也。宜银翘散主之。倘口干舌燥，热邪炽甚者，宜辛凉重剂，银翘白虎合方主之。伤津者，再加甘凉如麦、地之类。

银翘散

见温病。

加减银翘白虎汤

芥花三钱　薄荷一钱半　牛蒡三钱　银花五钱　连翘四钱　竹叶三钱　石膏（生研）八钱　知母三钱　甘草一钱　鲜芦根五钱　菊花三钱

加减法：津枯，加生地一两捣汁冲，麦冬五钱。

方解：上法治温热。凡太阴肺及阳明两经风热皆重，欲成痉者，亟与辛凉重剂，清热疏透，使邪外散，则痉不可作。原方去桔梗、香豉者，不宜辛温也。

温痉内陷

温痉已成神昏噤，肢厥瘛疭头剧疼。

反张身仰目上视，脉来弦数陷厥阴。

清离定巽方最妙，牛黄至宝可回春。

温邪在太阴不解，内陷厥阴，侵于手厥阴心包络，则神昏口噤不语。包络上通于脑，脑筋被灼，则目系急而上视。督脉急则项背反张，头痛加剧，势不可支。若侵入足厥阴肝脏，则四肢厥逆，肝风大动，手足瘛疭，状若惊痫，脉象弦数，一息六七至，体温在摄氏三十九度以上，此皆厥阴风火交炽，津液有立涸之患。急用清离定巽法，以定其风，而止其痉厥。宜与温病中之温痉参看。

清离定巽法

犀角一钱　羚角六分（末冲）　菊花三钱　桑叶三钱　生地五钱　玄参四钱　川贝三钱　竺黄三钱　钩藤四钱　连翘三钱　石决明一两　龙齿五钱　牡蛎一两　安宫牛黄丸一粒（化冲）

加减法：头痛口渴甚者，倍加犀角，再加生石膏、牡丹皮、黄芩、花粉、寸冬、银花等，随证选用；神迷甚者，加石菖蒲、远志、郁金、竹沥。

愈后伤阴

> 温痉愈后阴液伤，头目昏晕项微强。
>
> 筋惕肉瞤肢无力，六味三才复脉汤。

六味地黄汤

复脉汤

方俱见前。

三才汤

治暑热伤阴，寝食不安，神识不清，阴液元气两伤者。

人参（洋参代）三钱　天门冬三钱　干生地五钱

欲复阴者，加五味、麦冬；欲复阳，加茯苓、甘草。

太阴暑痉

> 小儿夏月感暑风，头项强痛眼蒙眬。
>
> 呕吐胀闷肢酸痛，发热无汗香薷从。
>
> 汗多口渴翘白虎，重加桑叶效无穷。

暑痉一名暑痫，又曰暑风，西医称为流行性乙型脑炎，俗名小儿急惊风，唯暑月最多，而兼症最难。吴鞠通谓非素有经验者，未易辨此。盖小儿肤薄神怯，经络脏腑嫩小，不奈三气发泄，邪之来也，势若奔马，其传变也，急如掣电。如初起身热头痛，项强呕吐，眼皮下垂，昏昏如肿，即宜预防其痉。暑必夹湿，故兼见胸腹满闷，不欲饮食，四肢困倦酸痛，大便或溏或秘，脉来洪数。若发热无汗者，兼有表邪，宜新加香薷饮先解其表。若有汗者，仍用银翘散解其表，重加桑叶。如咳嗽者，则用桑菊饮。汗多口渴者，仍用白虎法。兼身重神倦，两足冷者，湿也，白虎加苍术。暑痉与温痉所异者，一则纯为风火，一则兼湿也，故滋阴之药不可早投，若湿未尽化，误与滋腻，病必不解，而反甚也。

新加香薷饮

香薷三钱　银花三钱　朴花三钱　连翘三钱　扁豆花（无者以生扁豆皮代）一枝　再加薄荷一钱半，鲜桑叶九片，六一散三钱。

渴者加石膏五钱，芦根五钱。

银翘散

桑菊饮

白虎汤

苍术白虎汤

俱见前。

阳明暑痉

阳明暑痉身壮热，四肢拘挛头痛烈。

项强昏厥渴自汗，脉洪呕恶舌苔白。

白虎钩藤苏薄荷，更加蜈蚣与全蝎。

暑邪在太阴不解，传入阳明，而见壮热自汗，恶心呕吐，烦躁口渴，气粗尿短，脉洪而躁，舌苔或白或黄，或有涎腻，大便或闭或溏，头痛加甚，眼目下窜，甚则四肢拘挛，时有抽搐，项背强急，神识昏沉。诸症皆阳明腑实之候，急投以白虎镇痉汤，兼服牛黄、紫雪等，庶可风定神清矣。

白虎镇痉汤

生石膏一两　知母五钱　甘草二钱　粳米一酒杯　全蜈蚣二条　全蝎二枚　薄荷一钱　钩藤三钱

加减法：肝热重者，加羚羊角。痰多者，加竺黄、胆星、石菖蒲。若头痛剧烈，神明内乱者，先以紫金锭一枚磨汁，同安宫牛黄丸一粒，和匀冲服，病重者一次服或分两次服，最能清神筋而定痛。唯服紫金锭须忌与甘草同服。

厥阴暑痉

痉病深入陷厥阴，壮热头痛神识昏。

反张身仰肢厥冷，手足抽搐呕不宁。

两目上视烦谵妄，清瘟败毒法最灵。

牙噤神昏先开闭，痰热定风牛黄平。

痉病在阳明气分不解，内陷入营，或有病毒过重，一起即现本证者，尤为危候。邪陷营分，窜入包络与肝脏，症见壮热如焚，头痛剧烈，神昏口噤，角弓反张，四肢厥冷，手足抽搐，呕恶不宁，两目上视，烦躁谵语，或不语，体温在摄氏三十九度以上，舌色绛红，或有白苔，湿未尽者，其苔滑腻，脉息六七至而见沉滑弦数，甚则伏，血热过甚，每有兼发斑疹者。均宜以清瘟败毒饮加减治之，清离定巽法亦可。

如神昏闭甚者，先进安宫牛黄丸；抽搐甚者，兼服定风丹以收捷效。

加减清瘟败毒饮

广犀角一钱半　银花五钱　连翘三钱　生石膏八分　小生地五钱　玄参五钱　杭芍三钱　粉丹皮三钱　生甘草一钱　蜈蚣二条　全蝎一钱　焦栀子三钱　天竺黄三钱　先煮石膏、犀角数十沸，后下诸药。

加减法：头痛甚，肝脉弦劲者，加生赭石八分（研），石决明八分。抽搐甚者，加羚羊角八分，钩藤三钱，桑枝一两，竹茹三钱，忍冬藤一两。

是法以犀角直清心脑之热，银、翘败毒解热，重用石膏直入胃经使其敷布于十二经，退其淫热，佐以玄、地抑阳救阴，芍、丹、栀子泻肝之火，竺黄化热痰，而尤重在用蜈蚣、全蝎化风以透神经，宁其抽搐，而定肝风。按：蜈蚣本无大毒（非四川之蜈蚣，四川之蜈蚣其色绿大毒决不可用），其身节节有脑，故善达脑祛风，不妨全用也。凡痉证初起即发热恶寒，头痛如劈，烦躁谵妄，或身热肢冷，舌刺唇焦，上呕下泻，六脉沉细而数，即照上方加倍犀角、石膏，余药酌加。脉沉而数，年龄在十岁内者，即照方勿增减；年龄在三五岁内者，照方减其量。如发斑者，加大青叶，佐升麻四五分，引毒外出，于法尤效。如阴液甚亏者，宜用生地一两，玄参一两，天冬、麦冬各六钱，开水泡汤冲药服。此仿孟英浊药清投法，既可养阴增液，又于痰无碍，于法甚妙。若肝脉弦甚，宜重加龙齿、牡蛎，介以潜之。神迷甚者，重加涤痰宣窍，如川贝、竺黄、胆星、石菖蒲、远志、玉京等。俱宜兼服定风丹，及清脑化毒丹，取效尤捷。

定风丹

治小儿抽风绵绵不已。

乳香、没香各三钱　朱辰砂一钱　全蝎一钱半　全蜈蚣（大者）一条　共末细，每服分许，一日服五次，婴儿乳汁送下，数岁之儿，每服三分，温水调下。

上方以辰砂安神镇心，乳、没以通络脉之瘀滞，全蝎、蜈蚣以化肝风而止抽搐，于法最善，故治小儿惊风甚效。

清脑化毒丹

治惊风神昏抽搐，角弓反张，目直视，四肢强急诸危症。

胆矾一味（即青矾）用一二钱烧研细，用麦秆吹少许于儿两鼻中，须臾鼻中流出清水，病即减，风即定，连吹三次，如鼻不流水者，死不治。屡试屡验。

西医谓脑炎一症，由蚊子传染，系一种滤过性病毒。此种病毒，与神经系统之亲和力甚高，侵入中枢神经系统的组织，致发生变性和坏死等病变。是脑炎之头痛、神昏、抽掣、项强等症，皆此毒质之为祟。此方能从脑中化解其毒，驱由鼻窍而出，至妙至捷。盖胆矾之力，能宣涌风痰，发散风木相火，解毒止惊痫，从鼻吹入，直透脑经，化解其毒，随水流出，故效如影响。以较西医脊椎钻刺取水以泄其毒其理同，但不如此法之善，而无流弊也。唯不可过用，至多吹三次即止。

诸丹丸适应证如后

安宫牛黄丸

如神昏谵语，狂乱抽搐，或初起时头晕剧痛，而发高热者宜之。

局方至宝丹

治症与安宫牛黄丸相同，唯力稍轻，如大便溏者、抽搐较重者，尤为适宜。

紫雪丹

长于清凉败毒，如神昏谵语、发热便秘为佳。

紫金锭

芳香解毒透脑，宜与安宫牛黄丸同服，为最妙。

苏合香丸

凡暑痉秽湿重者，头晕头疼，呕吐胀闷，四肢厥冷，神昏口噤，痰潮最宜。

牛黄琥珀抱龙丸

凡痰热内闭，喘逆抽搐，二目直视，摇首不宁，昏迷不醒，喉间痰声者最宜之。

方歌：加减清瘟银翘犀，膏栀丹芍与玄参。生地竺黄粉甘草，蜈蚣全蝎功效深。

原方去桔梗，畏其升提也；去芩、连，恐苦寒化燥也。原方以治瘟毒不嫌苦寒，痉证乃内燥动风，药宜辛寒甘寒，略有不同。以上各方，屡投必效，百不失一。又有一种，于数小时或一二日即毙命者，西人谓之大脑炎，初起症状即同本症，仍以加减清瘟饮治之，庶可挽救。

痉病后遗症

痉病愈后神未清，清宫至宝苏合精。

心烦不眠连胶治，养阴泄热可回春。

当全身毒热已解，体温恢复正常，而脑之症状犹未除，如神仍昏迷，或有抽搐、眼皮颤动等象，须用芳香清透之品，如清宫汤及牛黄、至宝、紫雪等，择宜而用，同时并用苏合香丸引邪外出。唯当毒邪引出之际，有时体温又复增高，然神识转清，其余热不难解矣。若愈后诸恙皆退，唯夜间烦不能眠，此心热而水火不济也，黄连阿胶汤一服可瘳。

清宫汤

方见卷之十七"谵妄"条。

黄连阿胶汤

方见卷之六"少阴阳邪脉证"条。

痉证已愈，阴液大伤，神志不清，筋失所养，故筋肉为之瞤动。唯宜补其阴血，益其津液，唯毒邪方退，防其余焰复燃，先进清养之品为宜。

甘寒养阴法

广元参三钱　生地五钱　知母二钱　泡沙参三钱　生杭芍三钱　麦冬三钱　忍冬藤五钱　藕汁一杯（冲）　鲜芦根四钱　鲜茅根五钱

加减法：若不语无声者，加桑寄生、石菖蒲、蝉蜕（用上半节去下半不用），本方茅、芦二根勿用。如半身不能动者，重加寄生、忍冬藤、竹茹以滋养络脉，秦归、首乌藤等以养血荣筋自愈。

方歌：筋惕肉瞤神不清，玄地知斛参芍行。麦冬忍冬鲜藕汁，更加芦根与茅根。

痉病本由毒火煎熬所致，体中津液枯涸已甚，若再抽其血，取其脊水，则阴液愈伤，必致病久不愈。筋骨软弱，两足痿而不能行动，此皆真阴亏损之象，宜用加味地黄汤，多服可愈。

加味地黄汤

熟地六钱　山萸三钱　怀药八钱　丹皮二钱　云茯苓二钱　泽泻二

钱　米洋参二钱　五味一钱　肥麦冬三钱　牛膝三钱　猪脊髓二两　牛脊髓二两　羊脊髓二两　三味煎汤代水。

方歌：筋骨软弱两脚痿，此为精亏不能行。六味牛膝合生脉，加入三髓效功灵。

燥　痉

燥痉一证，因燥气化火，消铄津液所致。其初起证治，若兼表邪，仍用银翘散以清解之。内热重者，仍用白虎汤诸法。但正秋之时，每有伏暑内发，新凉外加之证，暑必夹湿，则宜用苦辛淡法，如湿淫病类中清宣温化法之类。热重湿轻者，用苦辛寒法，如苍术、白虎类。若不兼湿，纯乎燥者，则照温痉治之可也。

补　遗

前十年，重庆一带曾流行脑膜炎，小儿罹患者甚众。当地名医等研究数方，颇收宏效。其方曾载报章，以供医林之参考。试其方甚效，故录于后，以备临证之用。

脑膜炎初期

症见恶寒发热，头部阵痛，眩晕呕吐，四肢酸楚，转侧不便，脉来弦数等症。

桑叶三钱　蒺藜三钱　钩藤三钱　连翘三钱　蚕沙三钱　菊花三钱　石决明五钱　龙齿四钱　钗斛五钱　牡蛎五钱　沙参三钱　丝瓜络三钱　荷叶边半张

用法：上法清络热、化肝风、镇肝逆、清暑气，方颇轻灵，最能直清头脑。若表邪轻而肝风重者，可服之。倘表邪重者，仍以银翘散及香薷饮加减为当。

脑膜炎二期

病势不解，而见神昏嗜睡，频呼头痛，手足抽搐，颈项强直，背脊疼痛拒按，脉象细数而弦。

石决明八钱　鲜斛八钱　生地六钱　龙齿八钱　菊花三钱　稆豆衣三钱　生杭芍五钱　麦冬四钱　牡蛎一两　蚕沙三钱　丝瓜络五钱

上法潜阳镇逆、养阴化风，轻者可效，病重可用后方。

脑膜炎三期

症见头痛难忍，手指振挛，头足、脊背后弯，两目上视，瞳孔放大，咬齿妄语，或开口不言，口泛白沫，脉象劲疾或歇止。

羚羊角（磨细）一钱（冲）　龟板八钱　怀牛膝五钱　阿胶三钱（化冲）　生磁石（磨细）五钱　元精石（末）五钱　金汁一两（冲）　玄参四钱　生杭芍五钱　牡蛎（生打）八钱　龙齿五钱　生地（捣汁）一两　肥麦冬四钱　鸡子黄一枚（冲）

方解：上法以羚羊角清肝而化风，为此病之要药。余则养阴生水以制火，重坠潜阳以镇逆。方从大定风珠脱化而来，妙在加金汁以化毒，加牛膝能引上冲之血，使之下降，气血下降则头脑不受逼迫，而头痛解

巴蜀名医遗珍系列丛书

矣。世医每谓取脊水免其上迫，可减头痛，与其取脊水而伤其体液，无宁服药使之自降之为愈也。

善后法

病势已解，阴液大伤，宜后方以调养之。

明沙参五钱　生怀药五钱　麦冬三钱　玄参三钱　甘菊花三钱　鲜石斛五钱　生麦芽三钱　龙齿三钱　十生地五钱　生牡蛎五钱　杭芍三钱　稽豆衣三钱

上法养阴液，兼敛浮阳，为善后之良方。

按：湿、暑、燥三痉，初起皆在手太阴肺经，治法本同。因暑必兼湿，燥或兼暑，故同中略异，治亦各殊。若邪已入阳明，或陷厥阴，则虽有暑湿，已化壮火，则无论其原因为何，而同一治法矣。故须前后互参，不可拘泥。

寒　痉

太阳证后背反张，有汗为柔无汗刚。

刚痉葛根汤发汗，柔痉桂枝加葛根汤。

太阳证备，谓太阳病。脉浮紧，头疼身痛，发热恶寒，风是也。如邪入经腧，则项急、反张动摇、口噤无汗者，名曰刚痉，宜葛根汤汗之。太阳病发热汗出，不恶寒者，名曰柔痉，宜桂枝加葛汁。具详《金匮》论中，须详读之，临时再加谨慎，自不差误，本编不暇详也。

葛根汤

桂枝加葛根汤

二方俱见《伤寒》门。

寒痉传入阳明，腑实热甚灼筋，症见胸满口噤、项背反张、卧不着席、两脚挛急抽掣、口中切齿咬齿等象，以大承气直泻阳明之燥，而救其津液，有起死回生之神妙，证具《金匮》论中。

大承气汤

方见卷之二"阳明热结"条。

方歌：卧不着席脚拘挛，口噤龂齿胸满烦。热甚灼筋须急下，大承气汤夺命还。

虚寒痉（俗名慢脾风）

> 慢脾多缘禀赋弱，或因吐泻久病成。
>
> 缓缓抽搐时作止，面白青黄身则温。
>
> 昏睡眼合或睛露，脉迟神惨大便青。
>
> 加味理中汤最妙，寒痰阻隔先荡惊。

慢脾风一证，每因小儿禀赋虚弱，土虚木盛者有之；或因吐泻既久，脾气大伤，以致土虚而肝木贼之。虚风内动，症见四肢抽搐，时作时止，面色淡黄，或青白相兼，额汗昏睡，四肢厥冷，舌短声哑，频呕清水，两目或合或睡卧露睛，脉来迟缓，神气惨淡，大便青色。此乃脾胃虚弱，肾阳将绝之象，唯宜大补元气，或可救之。此证最险，最难治，唯庄在田《福幼编》辨之最精，用方亦最妙。其辨慢惊风共十四条：一慢惊吐泻，脾胃虚寒也。一慢惊身冷，阳气抑遏不出也。一慢惊鼻孔扇动，真阴失守，虚火灼肺也。一慢惊而色青黄及白，气血两虚也。一慢惊口鼻气冷，中寒也。一慢惊二便青白，肾与大肠全无火也。一慢惊昏睡露睛，神气不足也。一慢惊手足抽搐，血不行于四肢也。一慢惊角弓反张，血虚筋急也。一慢惊乍寒乍热，阴血虚少，阴阳错乱也。一慢惊汗出如洗，阴虚而表不固也。一慢惊手足瘛疭，血不足养筋也。一慢惊囟门下陷，虚至极也。一慢惊身虽发热，口唇焦裂出血，却不喜饮冷茶水，进以寒凉，愈增危笃，以及所吐之乳、所泻之物皆不甚消化，脾胃无火可知。唇之焦黑，乃真阴不足也明矣。其证多得之吐泻之余，久疟久痢，或痘后，或因风，或失于调养，皆可致此证也。其治法，先用逐寒荡惊汤，大辛大热之剂冲开胸中寒痰，可以受药不吐，然后按用加味理中地黄汤，诸症自愈。

逐寒荡惊汤

胡椒（须用气味烈者，陈久无气者无效） 炮姜 肉桂各一钱 丁香十粒

上四味粗研，以灶心土三两煎汤，澄清，煎前药大半茶杯，勿久煎，频频灌之，接服加味理中地黄汤，定获奇效。

加味理中地黄汤

熟地五钱 焦白术三钱 当归 党参 炙芪 故纸 枣仁 枸杞各二钱 炮姜 山萸肉 炙草 肉桂各一钱 生姜三片 红枣三枚 胡桃仁二枚 灶心土二两 煎水代汤，煮前药，取浓汁一茶杯，加附子五分另煎，兑冲前药。

加减法：如咳嗽不止者，加米壳、金樱子各一钱。大热不退者，加生白芍一钱。泄泻不止，去当归，加丁香七粒，再加熟地二钱，高丽参

二钱，隔二三日，止用附子二三分，盖恐过热耗阴也。若虚寒至极者，附子又不妨用一二钱矣。若症不甚极，尚可受药吮乳者，不必服荡惊汤，止服此汤一剂而风定神清矣。

按：久泻必亡阴，世医只知用附子理中，而不知愈伤其阴，此方重在复阴，而兼扶阳，故效。若果阳虚甚者，又宜用附子理中汤合生脉散复阳而兼顾阴，法最良。

痉病结论

痉病一证，俗号惊风，本小儿之险症，古人论之最详，立方甚多。然其方多金石悍烈之品，不但鲜效，转以益疾。盖不明六淫之邪，皆足致痉，不察其因，而唯痉是求，乃大误也。痉不过病之一证耳，风温、暑温、秋燥等病实为易致痉之病原。善治者，但清其源、消其因，而痉自止，故不必沾沾于痉中求之也。唯自脑膜炎之说盛行，视此病为特殊危症，于是病家先自惶惶，不可终日。医家一闻脑膜炎之名，畏而不敢措手，此诚小儿之大危也。其实除虚痉难治而外，凡属实热之痉，皆易治也。学者临此证时，毋须胆大心细，毋为俗说所惑，毋为异名所慑，察其或因风温、因暑温、因秋燥等，究属何因，选编中对证之方以处理之，自不难挽回狂澜，转危为安也。

卷之十一——时疫白喉病类

概 论

　　白喉一证，亦传染病之烈者，每当秋冬之际，燥疫流行，人感其气，发为白喉，互相传染，为患最酷。医家每因辨证不清，徒执郑氏《重楼》《白喉忌表》一书，一见此证，不问为何，而概以养阴清肺汤，幸而获中，遂以为白喉皆然。此误之甚也。顾郑氏所言，仅属于燥疫白喉之一种耳，岂能尽赅各种喉证乎。查时疫白喉，虽以白喉杆菌为原因，而其发病之诱因则有七焉。一为燥疫白喉，即真性白喉，由阴亏肺燥而致。其病在肺，无寒热，白腐在里，如粉如石灰，发呆白色，初起成点成块，一二日即黏连成片，布满喉间，舌质红，或有苔，或无苔，而必燥涩，毫无滑腻黏涎之象。此乃真性白喉。其余喉证，虽其喉间亦同发白点，皆为类似白喉，须分别治之。二为风温白喉，病亦在肺，由感受风温而起。三为风寒白喉，乃寒客会厌而成。四为寒火白喉，因秋感燥气，伏而不发，至冬感寒而始发。五为湿热白喉，由湿热熏蒸于肺，郁而不宣而作。六为虚火白喉，由肾虚不摄，阴火上逆所致。七为阴寒白喉，由素禀阳虚，传染阴毒而发。以上诸证，皆混名白喉，而其阴阳虚实判若霄壤。临证之际，务须辨晰精确，随证施治。经所谓先其所主，伏其所因，故当以消灭其主要原因为第一义，故不必沾沾于喉之是谋也。

燥疫白喉（即真性白喉）

> 燥疫白喉五心烦，口腔干燥白块黏。
>
> 舌红苔薄脉浮数，养阴清肺妙如仙。
>
> 一地八玄麦冬六，丹芍川贝重四钱。
>
> 钱半薄荷二甘草，便秘清宁玄明添。
>
> 肿加石膏毒金露，舌腻痰重佐滚痰。

此内伤白喉也，其病因煤毒烟酒，及过食煎炒辛热之物，或色欲过度，以致阴液亏损，虚火上炎，复重感燥气，内外热煎，毒聚肺管，即真性白喉是也。其证因并非外感实热，故身不甚热，只五心烦热，但初起亦有寒热头疼者，不可误认为表，其喉或极痛，或微痛，或不痛，而喉内微梗，有随发而白随现者，有至二三日而白始见者，或有白点、白条、白块，甚至满喉皆白，舌质红，或有苔，或无苔，而必燥涩无津，毫无滑腻黏涎。其白腐在里，如粉如石灰，发呆白色，初起成点、成块，一二日即粘连成片，满布喉间，或干咳，或不咳。治宜凉润清降，养阴清肺汤主之。

养阴清肺汤

大生地一两　玄参八钱　麦冬六钱　杭白芍四钱　川贝母四钱　丹皮四钱　薄荷一钱半　甘草二钱

加减法：肿者加石膏六钱。大便燥结，数日不通者加清宁丸三钱，元明粉二钱。胸下满闷者，加神曲二钱，焦楂二钱。小便短赤加木通一钱，泽泻二钱，知母二钱。燥渴加天冬三钱，兜铃三钱。面赤身热，舌苔黄者，加银、翘各四钱。欲解毒加金汁、银花露。若痰重加滚痰丸三钱，加猴枣散尤妙。

外治法

银花　生甘草　象牙屑　濂珠粉　指甲灰　灯心灰　研末吹之。又锡类散吹之尤妙（药店有成品）。

此方乃治阴虚燥疫白喉之圣方，唯不可用于风寒实热等证。小儿减半服，守方多服，必然痊愈。

急性白喉

急性白喉喉剧疼，白块糜烂臭气熏。

呛水声哑鼻时衄，目赤唇焦喘不宁。

神烦身热骨节痛，仙方活命最为灵。

玄地芍膏栀柏胆，瓜草板蓝马兜铃。

舌刺神昏加犀角，便秘胸闷合小承。

凡真性白喉，乃阴虚肺燥，只宜清润，以复其阴。若见其寒热而误表，则毒火分窜经络，或一起即现上症，乃毒火暴发，阴津告竭之象。其症喉痛剧烈且闭，饮水即呛，目赤声哑，白点立现，口出臭气，恶寒发热，头目眩痛，背胀腰刺，骨节疼痛，哑喉干涸而引饮，气逆喘急，顽痰上涌，或鼻流鲜血，神志烦闷，甚或昏迷等，乃毒火充斥，危在顷刻，非前汤所能救，急宜大剂仙方活命饮汤以挽之。

仙方活命饮

元参八钱　鲜生地一两　白芍四两　生石膏一两　焦柏二钱　焦栀

子三钱　瓜蒌仁五钱　胆草三钱　板蓝根二钱　甘草一钱

加减法：神昏舌赤，倍加犀角；便秘胸闷，加入小承气汤；尿赤，加知母、泽泻、车前子，再加人中白、银花以败热毒。

外吹锡类散。

方解：上法以犀角、胆草、山栀清君相之火，石膏、知、柏平阳明燥热，生地、中白、银花、白芍、甘草凉血败毒，元参、兜铃、蓝根、瓜蒌下气化疫、润肺降逆。此养阴清肺汤之应也。

白喉并病

白喉并病壮热烦，头痛口燥神昏谵。

咽喉肿痛腮项肿，痰多舌绛脉数弦。

银翘知膏丹犀地，蒌贝青金柴桑鲜。

凡燥疫白喉，其发白，或点或片或块，色如鸡脂，或发热后数日始见，或一起即白喉满布，其来势虽各有轻重，而为肺经燥毒各一。其间如有红肿者，或紫或痛，甚者夹有心经君火、胆经相火，相助为虐也。若火毒盛极，喉间紫胀，甚则两颐、项背俱肿者，乃三经并病，危在顷刻之喉痹急症也，往往朝发夕死，夕发朝死。宜先于喉间红肿处，用喉刀刺出恶血，以杀其势，再用杜牛膝漱喉以涌其痰，然后用加味活命汤以频灌之，庶可转危为安。

加味活命汤

治白喉肺心胆三经并病，初起即头痛身热、口干咽燥、喉旁发白、中间红肿而痛、腮痛亦肿、咳逆痰多、胸闷、心烦不寐、昏谵、舌色紫绛、脉滑数而弦。

银花五钱　连翘四钱　知母四钱　生石膏一两　丹皮三钱　犀角一钱半　生地一两　蒌仁五钱　川贝母四钱　鲜大青五钱　金汁二两（分冲）　紫花地丁四钱　鲜桑叶五钱　先用生萝卜四两切片，鲜青果五枚，煎汤代水。

先用喉刀刺出恶血，再用杜牛膝（即土牛膝）粗者两许，勿经水，勿犯铁，折断捣汁，和米醋半盏，鸡翎毛蘸搅喉中，以吐其痰，最为神效，然后服药。

六神丸

十粒先冲服，不知再服，治喉痹缠喉之圣药也。

按：三经并病之喉证，来势凶猛，朝发夕死，宜急治之。此证有喉头肿大，喉内有红丝缠紧，势如绞缚，且麻且痒，手指甲青，手心壮热，痰气壅盛如锯，或手足厥冷，或两颊及项赤色缠绕，身发寒热，即缠喉风病是也。速以上法治之，或先以郁金一钱，雄黄二钱，巴豆霜三分，研细吹入喉中，再服少许，滚水下，吐痰即愈。

白喉脱证

白喉阳升肝风燎，气喘声哑痰如潮。

身热汗出舌干绛，救逆汤加猴枣高。

白喉七八日后，治不如法，或误表散，激动肝风，冲气夹龙雷之火立时上升，肾水随而上逆，壅聚喉间，声如鼎沸，燥火过甚，肺液将绝，故声哑气喘等危症皆现。身热汗出者，孤阳不能独守，亦随之外脱，其白块则自落，脉右浮大滑搏，左反细数，舌绛而干，此阴阳有脱离之象，急予大剂救逆汤，日进二剂，或可挽救，外用烧铁淬醋，吸其气，牡蛎粉扑其汗，生附子贴足心。

救逆汤

大生地一两　麦冬五钱　白芍五钱　阿胶三钱　西洋参三钱　麻仁三钱　炙甘草三钱　龙骨五钱　牡蛎粉（生研）八钱　猴枣三分（冲）　加玄参八钱。

按：此为白喉极重之危症。若左脉细数，而带弦劲者，方中再加具有性灵、善能息风平肝之羚羊角，尤为神应。查猴枣一物，属于石类，产南洋诸岛，其形若蛋，大小不一，或云猿猴含于口中之物，所结精者，如牛黄、马宝之类，其色青黑，能治小儿急惊、痰厥、热痰，并研细冲服一二分，最灵捷之圣药，非他药可及，并能摄纳龙雷之火。故闭证之痰热上塞，得之足以泄降；即脱证之虚痰上壅，亦可借以摄纳，并不虑其镇坠之猛也。

白喉善后法

白喉善后养正汤，玉竹花粉二地黄。

归芍苓草怀山药，麦冬首乌女贞良。

凡白喉证之剧烈者，可先注射白喉血清，然后进以汤药，取效尤速。若诸症已退，而唯现神疲舌干，夜烦不寐，肌肤燥痒者，以养正汤主之。

养正汤

玉竹参三钱　花粉三钱　生地四钱　熟地四钱　秦归二钱　生杭芍三钱　女贞三钱　白茯苓三钱　炙草一钱　生怀药五钱　麦冬三钱　首乌三钱

若喉间假膜未退尽者，加蛇蜕三寸。毒尚未尽者，加金汁，无金汁，以人中黄代之，再加银花露。微咳黏痰，加川贝、瓜霜、鲜斛、梨汁、枇杷露。

风温白喉　伏火白喉

风温白喉肿痛难，头痛寒热口渴烦。

舌苔黄白脉浮数，身或发疹银翘先。

伏热无表凉膈散，玉匙吹入痛可蠲。

凡春二三月，相火旺盛，及冬日地气不藏，天气过暖，常有是证。其症发热或微恶寒，头疼，心烦，口渴，舌或白或黄，喉间亦现白点，肿痛难咽，身或发疹，脉浮大而数，此风火灼于手太阴也，即火淫病类中之温毒也，宜银翘散加减治之。若热邪内伏，颌肿便秘，口渴喉燥纯白，脉缓滑而大无表证者，凉膈散主之。

银翘散

方见卷之二"风温"条。加僵蚕、川贝、人中黄以解毒化痰，外吹玉钥匙。

玉钥匙

马牙硝一钱半　蓬砂五分　僵蚕三分　冰片一分

搪细吹喉，令涎多出，则肿痛自消。

凉膈散

薄荷一钱　酒芩三钱　连翘三钱　焦栀三钱　酒军三钱　芒硝二钱　竹叶三钱　甘草一钱

加减法：若阴液虚者加生地五钱，玄参四钱，麦冬四钱。痰多加川贝三钱，瓜霜三钱。

按：伏热喉证，因内伏郁热，外吸温燥，痰热窒于肺胃，外则颔颐结肿，内则浊痰盘踞，咽喉梗塞不通，唯有驱之下出，急通其里，里气得通，表邪自解。至于脉象，多缓滑，甚则伏，气道不利也，若必待其洪数鼓指，十不获一。其粪色以见黄为邪尽，不可下；若红黑色，为未尽，仍宜下也。

按：自风温白喉以后各证，皆属类似白喉，病原不同，治法各异，以世人皆混以白喉称之，故连类附载，以示区别，庶免临证之误也。

风寒白喉

风寒白喉头身痛，发热恶寒喉肿疼。

舌苔白滑脉浮紧，荆防败毒效功神。

四时感冒寒邪而患白喉者，亦颇不少。此证不但与燥疫白喉迥异，亦与风温白喉不同。本证初起头痛恶寒，身疼发热，满喉淡红，微肿略痛，白腐多见于外，或见于内，形色多明润而平，尚能饮食，二便通利，脉多浮细而紧，舌苔多白滑。此风邪尚在表之候也，宜荆防败毒散加减祛风解毒、开痰发表，则愈。喉如腐烂，用玉钥匙频吹，或锡类散。此证虽汗出，但有一毫恶寒、胸闷，或身尚作热，苦寒药仍不得夹杂，只宜轻清泄热以尽除余邪。必俟皮脱肤凉，胸闷全消，鼻现清涕，而或有里热未清，及阴虚津亏者，方可酌进甘寒，庶几无害。

荆防败毒散

方见卷之二"寒温发颐"条。

寒火白喉

外寒内热喉白痛，发热无汗体憎寒。

舌赤苔白脉数紧，身痛烦渴麻石甘。

秋受燥气，内伏肺络而不发，至冬新感暴寒，与内伏之燥火，互相激冲，由喉间清窍而发。初起发热恶寒，身痛无汗，喉间发白而痛，舌质绛而苔白，咽干口渴，脉则左浮紧，右洪数，此肺燥而兼太阳证也。盖表愈闭而阳愈郁，而喉愈痛，白腐愈甚，此不当问其喉，但解其表，而清其里，但得汗出，则气道开而喉痛立减，宜加味麻杏石甘汤主之。不可误进滋腻，以增其闭也。

加味麻杏石甘汤

麻黄一钱半　杏仁四钱　生石膏（研）八钱　炙甘草一钱　生萝卜汁两匙（冲）　鲜枇杷叶五片

用法：服药汗不出者，兼服阿司匹林一二片，以促其汗。盖麻黄轻用不可作汗，重用又恐化燥，唯此片发汗而不燥，故最相宜。倘汗后恶寒，除喉痛减而热不退者，必其内热过重也。本方去麻黄，倍石膏，加洋参一钱，玄参五钱，冲银花露、金汁各二两。舌燥尿赤者，再鲜芦根、鲜茅根各二两煎汤代水。诸病解，但觉喉中燥痛者，以养阴清肺汤善后可也。

湿热白喉

湿热流行肺胃侵，午后寒热口秽熏。

舌苔黄腻涎黏壅，清宣温化榄豆根。

四时湿热盛行之际，吸受其气，侵于肺胃，病状无寒热，或有必在午后，而热不扬，寒不甚，白腐处带黄明色，必黏沫满喉，舌质红，苔厚腻黄滑，重者，口喷秽气。此既非燥疫，亦非风寒，忌表忌滋，唯宜清宣温化法，加橄榄、山豆根治之。

清宣温化法

方见卷之三"伏暑"条。加金果橄榄（即青果）五枚，山豆根三钱，外治亦用橄榄核、豆根、滑石、人中白，研末吹之。

虚火白喉

虚火喉疼午后甚，夜烦不寐沫津津。

细数无力宜六味，大而无力八味寻。

凡阴虚之人，每当春冬地气失藏，或因人事而激动相火，均能致此。盖相火上动，随少阴之脉升于咽喉，立感疼痛，而发白色，舌则淡红，痛则午后或夜间尤甚。口中清沫甚多，津津不绝，盖火升则水亦升也。此名阴虚喉痛，但须辨其为阴中之水虚或阴中之火虚。如脉数无力或尺数者，乃水虚也，六味地黄加牛膝、苏子主之。如脉大而无力，或尺脉小者，火虚也，八味地黄加牛膝主之。

六味地黄汤

方见卷之二"温病阴伤"条。

八味地黄汤

即六味地黄汤加附子三钱，肉桂一钱，再加牛膝三钱。

按：阴虚喉痛，暮益甚，能食软，不能食硬。阳虚喉痛，能食硬，咽水则痛甚。

阴寒白喉

阴寒喉痛肢厥冷，食硬犹可畏咽津。

声低神倦舌滑白，脉微欲绝白通精。

凡阳气素虚之人，骤感阴寒，而成白喉，疼痛亦甚于午后，并不寒热，饭粒犹可进，咽津则痛甚，四肢不暖，脉沉缓无力，或沉细弦紧，舌苔白滑。此阳虚阴盛之证，法宜助阳破阴，桂附白通汤主之，桂姜汤亦可服。

桂附白通汤

生附子（炒黑）三钱　川椒（炒黑）二钱　淡干姜二钱　葱白三茎　猪胆汁一匙（冲）冷服。

阴寒坚凝，非大辛大温而不化，世医一见喉中白点，则唯知用养阴清肺，而不知白喉亦有阴寒证也，虽少所见，亦时有之。前清妇女名医包严曰：白喉，混称也，其中有阴虚，有阳虚。阳虚白喉，并不痛痒，并不寒热，饮食偶或不利，望之不红不肿，唯饮水及咽津则痛甚。证属阳衰火息，非桂、附不能疗是也。

桂姜汤

紫肉桂　炮姜　炙草　各等分，共入碗内，取滚水冲入，仍将碗炖于滚水中，以药含口，慢慢咽下。若证在疑似之间，先用炙附片一粒，噙口内咽津，如觉痛减者，即阳虚也，然后再用汤药，较为稳妥。

结　论

白喉之证，如上所列，其因不一。必喉间发白生假膜或片者，乃为真时疫白喉，互相传染，大人易治，小儿难疗。因白喉之病原在菌，所以失其抵抗之能力，致令此菌集结于肺部喉间，阻碍人之呼吸生机者，皆由肺胃之津液因内热熏灼而化生黏涎稠痰之过也。若肺胃阴虚，而无外感之风燥者，其势轻；若夹外感之风燥者，其势重。治之之法，故以清肺养阴、化痰解毒为正治。倘有表邪，仍当先解其表。里气不通，必须兼通其便，务使毒有出路，庶疾易痊，毋谓白喉概忌表、下也。其余诸证，各有所因，不当以白喉混称之。大约喉痛一症，略分四类，曰寒热虚实而已。寒性痛不剧烈，症兼恶寒、身疼。热性毒性，痛处灼热，甚则清烂。虚证痛处干燥，精神困倦，或颠胀流涕，口舌生疮。实证痛处肿胀，或痹闭，兼大便秘结，或妇女月经闭止等象。临证之时，于此四类之中以研求之，自无差谬矣。

卷之十二 时行瘟疫病类

概 论

瘟疫一证，前人谓由兵荒饥馑、尸秽之气所酿而成，若然，无兵荒饥馑，则无瘟疫乎。盖非尽然也，夫所谓瘟者，蕴也。凡污秽之区，经暑湿熏蒸，蕴酿既久，而生毒菌，散播空气之中，人莫能避，乃由口鼻吸入。试观此证，每发于人烟辐辏之区，积秽蓄浊场所，可知此病由秽而发，非必尸气也。邪入口鼻，内不客脏腑，外不客于经，舍于伏脊之间，去表不远，附近于胃，乃半表半里分界，是为半表半里，《内经》所谓横连膜原是也。膜原与胃相连，盖湿土之邪以类相从而犯于胃，所以此证之脉必右盛于左。阳明居太阳之里，少阳之外，为三阳经之中道，故初起一二日，邪犯膜原，但觉背恶寒、头额晕胀、胸膈痞满、手指酸麻，此为时疫之报使，与伤寒一感便发热头痛不同。至三日以后，若邪乘表虚而外发，则有昏热头汗、咽肿发斑之患。若邪乘表虚而内陷，或夹饮食，则有呕逆痞满、嘈杂失血、自利吐蛔之患。若其人平素津枯，兼有停滞，则有谵语发狂言、舌苔黄黑、大便不通之患。倘平素阴亏，则有面赤热、足膝逆冷、日暮潮热之患。若胃中浊气上熏，肺为热壅，无以清肃下行，亦现头热、足膝逆冷，但无潮热耳。若喘哕冷汗、烦扰瘛疭等症，皆因误治所致。盖伤寒之邪，自表传里，瘟疫之邪，自里达表，皆随人之表里虚实而异，其征象不循经络传次也。以邪伏中道，不能一发便尽，故有得汗热除，二三日复热如前者；有得下里和，二三日复见表热者。总由毒邪胶黏缠绵，骤难肃清，故屡夺屡发也。前人不明细菌之故，但以天地之疠气名之，后世诸家聚讼纷纭，莫衷一是，或谓为热，或谓为寒，或专主清凉，或专主辛燥，皆一偏之见也。余尝精心体察，及素所经验，盖此证变候虽多，不外三大原因，一为湿热时疫，一为燥热时疫，一为风寒湿杂感时疫。原因各别，不可混同，其所同者，无不兼杂秽浊，无秽浊则失其传染性，而不成疫矣。三者唯湿热及燥热二疫居多，寒湿较少，然不可谓无，临证须细心体会，不可偏执成见，死守成法。顾此证并非天降之祸，实关人事之卫生，倘能平日注意清洁，毋使藏垢纳污，随时预防，消灭菌原，则瘟疫虽烈，亦安从而发生哉。

证　治

瘟疫原来有三般，湿热热毒与湿寒。

头额晕胀胸痞闷，背寒指麻重达原。

头痛如劈身壮热，斑疹神昏清瘟全。

症类感冒口秽气，败毒藿香法可安。

热多寒少须细别，总宜清凉解秽先。

瘟疫一证，当详辨其因，或为湿热，或为燥热，或为寒湿，三因既明，治之何难。断不可徒宗一家之言，以一方而应诸疫，反以偾事。兹分其证于后。

湿热时疫

此证初起，即现背微恶寒，继而但热而不寒，头额晕胀，或胀而痛，胸膈痞满，手指麻木，四肢酸软，舌苔白腻，口出秽气，时吐黄涩，右手之脉大于左手。此湿热混淆，盘踞膜原也。审其湿重于热者达原饮加减主之；若热重于湿者，甘露消毒丹治之。

燥热时疫

如病一起，即头痛如劈，沉不能举，身壮热不恶寒（如兼表邪亦恶寒），频作呕逆，上身有汗，下身无汗，时自下利，或下恶垢，或下清水，舌苔或白黄而燥，入营则绛赤，脉有浮大而数者，有沉细而数者，有不浮不沉而数者，有按之若隐若现者，此阳毒深匿之象。浮大者轻，沉伏者重。初起在气分者，用桔梗汤以疏达之。入营者，神犀丹主之。营卫同病，三焦不分，毒火内燔者，清瘟败毒饮加减主之。一切变证，可仿温病治法，而佐以解毒除秽之品，无不当者。

寒湿杂感时疫

此证初起，如感冒伤寒（略同春令之寒疫），一起即憎寒壮热，而无汗，头痛目眩，项强睛疼，四肢酸疼，口出秽气，舌苔白滑。此风寒外感，食滞内停，兼湿秽纠缠，名寒湿杂感时疫，大忌清凉苦寒之剂。外邪重者，宜败毒散加减。兼里滞者，宜藿香正气散主之。

凡时行疫证，总不外三因，遵上法而辨治，自然中肯，故不必多歧也。

备用良方

达原饮

槟榔二钱　草果五分　知母一钱　芍药一钱　黄芩一钱　甘草五分　厚朴一钱

巴蜀名医遗珍系列丛书

加减法：其邪气游溢，诸经不同，宜依本方加减。若兼胁痛耳聋，寒热呕而口苦，邪溢于少阳也，加柴胡。若兼腰背项痛，邪溢太阳也，加羌活。目痛，眉棱骨痛，眼眶痛，鼻干不眠者，邪溢阳明也，加葛根。

方解：上槟榔、厚朴、草果三味消滞破结，除湿解秽，协力并逐，使邪气速离膜原。余四味为清气和血，清燥和中之用。此湿重于热者之治法。

若不见三阳经证，不必加药，只照本方服此药，其邪不传里者，一二剂自解。其证候头痛身疼，发热而复凛凛，但内无胸满腹胀等症，谷食不绝，不烦不渴，此邪气外传，由肌表出，或自发斑而消，或从出汗而解。斑有疹斑、桃花斑、紫云斑之别。汗有自汗、盗汗、狂汗之异。但求得斑、得汗，则病毒外溃，而疾乃愈。此邪自外传顺证也。

其有汗出不彻，而热不退者，宜白虎汤。

白虎汤

生石膏一两　知母五两　甘草三两　粳米一撮

用法：服此药，辛凉解其郁热，则自汗而解，或作战汗而解。盖服达原饮毒结渐开，毒热外出，故症见多汗、脉长洪而数，故宜此法辛凉以散之。如发斑疹者，仿温病斑疹法治之可也。吴氏之举斑汤，用归、芍、升、柴，以燥济燥，不可用也。

甘露消毒丹

滑石五钱　茵陈三钱　黄芩三钱　石菖蒲一钱　薄荷一钱　射干一钱　川贝二钱　木通二钱　藿香二钱　连翘三钱　白蔻一钱

用法：上法为治湿温时疫之良方。凡当暑湿交蒸，秽浊熏腾，人在气交之中，口鼻吸受其气，留而不去，乃成湿温疫疠之病，而为发热倦急、胸闷腹胀、肢酸咽肿、斑疹身黄、颐肿口渴、尿赤便闭、吐泻等症。但看病人舌苔淡白，或厚腻，或干黄者，是暑湿热疫之邪尚在气分，悉以此丹治之立效。此治热重于湿之疫，及湿热两等者并效。

桔梗汤（又名清心凉膈散）

连翘三钱　黄芩（酒炒）三钱　栀子三钱　甘草二钱　薄荷一钱　竹叶（鲜）三十片　生石膏八钱　桔梗三钱

方解：上法治燥热时疫，初起即见身壮热，头剧痛，脉洪数，口渴舌燥，则非湿热证矣。故以凉膈散去硝、黄（余师愚曰：疫疹乃无形之热，投以硝、黄之猛烈必致内溃，因去硝、黄），加石膏、桔梗，使热降清升，而疹自透，亦上升下行之义也。若绝无汗者，乃有表邪外闭，宜加香豉、葱白、阿司匹林两片。按：阿司匹林发汗而不燥，其味甚酸，最善发汗、散风除热，又善表痧疹，凡温病有表证，皆可服之。

神犀丹

乌犀角一钱　石菖蒲一钱　黄芩三钱　生地汁一两　银花五钱　连翘心五钱　香豉三钱　元参五钱　板蓝根五钱　紫草二钱　天花粉四钱　金汁（无者以人中黄代）一钱

用法：凡温热暑疫诸病，邪不即解，耗液伤营，逆传内陷，症见痉厥、昏狂谵语、发斑等，但看病者舌色干光，或紫绛，或圆硬，或黑苔，皆以此丹救之。若初病即觉神情昏躁，而舌赤口干者，是温暑直入营分，酷暑之时、阴虚之体及新产妇人，患此最多，亟须用此，多可挽回，切勿拘泥日数，以误事也。

清瘟败毒饮

生石膏一两二钱　生地四钱　犀角二钱　黄连一钱半　栀子　苦桔梗　黄芩　知母　赤芍　元参　连翘　甘草　鲜竹叶　牡丹皮

巴蜀名医遗珍系列丛书

先煮石膏数十沸，后下诸药，犀角磨汁和服，或另煎兑冲。

本方剂量，系余师愚所订之小剂分量，如病重酌加黄连，以下各药随病酌量可也。

上方治疫证，一起即恶寒，头痛如劈，烦躁谵妄，身热肢冷，舌刺唇焦，上呕下泻，六脉沉细而数者，须用大剂。沉而数者，用中剂。浮大而数者，用小剂。如斑一出，即加大青叶，并少佐升麻四五分，引毒外出，此温毒营卫气血俱病，故本方亦和犀角地黄汤、黄连解毒汤、白虎汤等合用，以内外化解、浊降清升之法，最为神效。

败毒散

羌活　独活　柴胡　前胡　川芎　枳壳　桔梗　茯苓　薄荷　甘草

上法即《活人》本方，去人参、姜、枣，加薄荷也。

喻氏论疫，推此方为第一，极言其功效如神，然诸药皆辛温而升，若非风寒湿三气杂感，未可轻用，《活人书》所载甚明，其治证如下。

用法：凡伤寒瘟疫（指寒疫），风湿风眩，拘踡，风痰头痛目眩，四肢痛，憎寒壮热，项强睛疼，其舌苔必白滑不渴等，乃由风寒湿瘴所致。是为伤寒杂感瘟疫，法忌清凉苦寒。唯本方疏导经络、散寒除湿，最为速效。如口干舌燥，加黄芩；喉痛加山豆根，倍甘、桔；服后汗不出者，兼服阿司匹林一二片。

藿香正气散

厚朴　陈皮　桔梗　白术　半夏各二两　腹毛　白芷　茯苓　苏叶　藿香　各三两　甘草一两　为粗末，每服三钱，姜三片，枣一枚，煎服。一方无白术，易苍术，腹毛易槟榔。

用法：上方治风寒外感，食滞内停，或兼湿邪，或吸秽气，或伤生冷，或不服水土，的是良方。若温暑热证，不兼寒湿者禁用。今人统治四时感证，谬甚。

闷疫　两感

闷疫昏喋刺法先，紫金紫雪夺命还。

表里两感宜通圣，吴氏三消亦可安。

温毒及暑邪秽毒内伏血分，而外见闭象，俗呼为闷疫。患者面色青淡、四肢逆冷、昏愦如迷，或兼呕泻、脉来细数沉伏、舌色紫赤等症，良由热毒流入血液，侵及心脏，渐伏渐深，不俟终日。此温疫之最烈者，宜用王孟英治闷疫例，先用刺法放血，使疫毒从血分排泄，然后用紫雪使穿经入脏之疫毒从内达外而消解，故其效如神。

先刺曲池、委中二穴出黑血。紫雪丹五分，新汲水调下。紫金锭一枚　磨汁和紫雪丹中，同服尤效。

用法：若疫毒内伏，表里俱实，不汗不便，症见憎寒壮热、头目昏晕、目睛赤痛、口苦咽干、咽喉不利、唾涕稠黏、大便秘结、小便赤涩而无汗，或兼惊狂谵妄、丹斑瘾疹，急当汗下并行，防风通圣最神。此证七日得大汗、战汗则生，无汗则死。若汗出不至足，俟七日再汗之。生死以汗为主。若表里邪俱去，而热仍不退，审其若膜原之邪未尽者，宜吴氏三消饮主之。

防风通圣散

防风　荆芥　连翘　麻黄　薄荷　川芎　当归　白芍　白术　焦栀　酒军　芒硝　黄芩　石膏　桔梗　滑石　甘草

本方除大黄、芒硝，名双解散，治有表邪而里不实者。

三消饮

槟榔　草果　厚朴　白芍　甘草　柴胡　知母　黄芩　大黄　干葛　羌活　姜枣煎。

用法：上法治湿热疫邪留连膜原，外尚有寒热头痛，又有腹痛胸闷，舌苔黄者，此方即达原饮加味，名三消者，消内、消外、消不内不外也。然无三阳表证及非湿热者，不可服。倘湿热郁遏，内外不通，恐成闷疫，则又不可迟疑，连投此方，以收捷效。

瘟疫一病，变证多端，本编仅具规模，未能详悉，欲窥全豹，须阅专书，但变化虽多，总不越汗、清、下三法之范围。兹撮其大要，分类于后，俾临证有所认识而知处理。

【汗法类】

凡疫病发汗，不专解表，而在通其郁闭，疏其气血，使内外畅达，毒不能留。邪郁于表，而见发热、恶寒、无汗、头项痛、腰背痛、肩膊痛、膝胫及肢节痛。若见以上诸症，则宜选用汗剂，如麻杏石甘汤、九味羌活汤、双解散、升降散、银翘散、败毒散等。

若服汗剂，而不得汗，其邪定在半表半里。至于传变，有出表者，有入里者，有表里分传者，凡见有表复有里之病，以防风通圣散解之最当。

【下法类】

瘟疫下不嫌早，虽邪在上焦，亦可用下，缓则下不通而死，且有下至多次者。如见舌干黄、舌卷、舌短、舌生芝刺、舌黑、齿燥、鼻如烟煤、胸满腹痛、发狂、昏沉、蒸热、汗多、身冷、呃逆诸症，宜大承气汤急下之。

若见舌黄、谵语、善忘、多言、协热利、头胀痛、烦躁等症，宜调胃承气汤下之。

若胸胁痞满，宜大柴胡汤两解之。

【清法类】

凡热在营卫者，症见身热自汗、不恶寒、身重、头面及项红肿、周身红肿斑疹、鼻干唇燥。若热在胸膈者，症见身热反减、呕渴而咳、咽干、谵语多言、胸前红肿、舌苔白厚。若热在包络者，症见狂乱、神昏、多睡、舌黑。若热在肠胃者，症见便血、便脓。凡见以上诸症，察其邪在气分者，宜大剂白虎汤、三黄石膏汤、栀豉汤、甘露消毒丹等。热在营分者，宜神犀丹、犀角地黄汤、清营汤等。营卫气血俱病者，以清瘟败毒饮为第一，余如牛黄丸、至宝丹、紫雪丹等，皆清凉解毒、开窍搜邪之要品，随宜选用可也。

以上各方，散见各条，兹不赘。

善后法

疫邪已解，正气消亡，或因汗下不当、汗下太过，致阴液元气两伤者，亟须用补，以培生气，勿谓疫病无补法也，然当分别施治如后。

阴虚证

舌干无苔，舌黑无苔，耳聋，目直视，目不明，服清凉而渴不止，及烦热加甚，服攻下剂反增，或生芒刺，或燥裂，体枯瘦，利水尿不通，腰脊酸软，多睡，骨节疼不可动等症，皆阴液亏损也。如邪热尚未尽者，宜竹叶石膏汤、人参白虎汤等。邪已尽者，六味地黄汤、生脉散、吴氏人参养荣汤等。

阳虚证

若邪解后，症见冷汗多、汗出身冷、经日不温、小便清长、下利清谷、呕吐用清降愈甚、自利用清下更加、痞满不食等症，皆阳气虚也，宜四君子汤、七味白术散、理中汤、附子汤等。

结 论

时疫一证，有急慢两种。其急者，来如风雨，转瞬而全境皆染。其病突然而发，忽焉以毙，不及救治，已为异物。如清光绪壬辰之麻足瘟，患者一觉足麻，忽倒地而绝，医家不识何病，诸治胥无寸效。三月之间，横夭数万，几至路断行人。迄今思之，犹有余悸，然此种急性疠疫，世不常见，唯慢性时疫，则常有之。所谓疫者，必含有毒，毒必有菌，菌毒吸自口鼻、气管，流入血管，将气血凝结，壅塞津门（即淋巴腺总汇管之口），津郁为痰，阻滞气机，故见种种肺病。内陷心包，以致心筋质炎，故见种种神经病。毒入肠胃，与饮食粪秽纠结，故见种种阳明病。故治此证，当因势利导，病在上焦气分者，宜辛凉疏透，使邪由表而解。毒在血分者，当宗王清任活血解毒法，行散血瘀，使邪转出气分而解。若毒郁肠胃，急须攻下，使邪由肠胃排泄而出。若既不可表，又不可攻，疫火内炽，气血两燔，最防其烁涸津液，急宜清瘟败毒饮，气血两清为要。余若大头瘟、蛤蟆瘟（俗呼"疙瘩瘟"）等，又宜以李东垣之普济消毒饮，佐以犀、羚，可收捷效。若夫疫毒已直窜脑与脊髓，侵及大脑神经，而见痉厥、神昏者，急用安宫牛黄丸、紫雪丹、太乙紫金锭、玉枢丹等清镇泄化，平其神经，以定痉厥。总之，治疫之要，以清解血毒、宣畅气机为第一义耳。

巴蜀名医遗珍系列丛书

卷之十三　时行疫喉痧病类

概 论

凡春夏之交，天气暴暖，及冬应寒而反温，最多是证。小儿纯阳体质，尤宜感受。其初起有恶寒而后发热者，有不恶寒即发热者，有鼻流清涕者，有目赤流泪者，无不头痛咳嗽、恶心呕吐、周身酸疼、脉多浮数。亦有内热身重，初起脉即细数沉伏者，往往斑疹与喉痛并作，溃烂迅速，传染最烈。因口鼻一部无疹，面部红如猩猩，故又名烂喉痧，又名猩红热也。此证以三焦相火为发源，以肺胃两经为战场，以吸入疫疠之气为贼渠。其证初起，咽喉即腐，或左或右，或左右全腐，其色或白或黄，或红或紫，其痛或重或轻，或不痛，遍身热如火燎，皮肤红晕如斑，舌色或白或黄，或灰黑，或黏厚，脉象或浮数，或弦数，或洪大，或沉伏，呕吐气喘，神烦昏冒，自利溲赤，口干唇红，躁乱惊惕，或微恶寒，面垢肢冷，谵语搐搦。轻者犹可疗救，重者不逾三日而死，何也？缘手少阳三焦经与手厥阴心包经相为表里，三焦相火沸腾，直犯心包，故神昏不识人也。前贤谓温病首先犯肺，逆传心包，与疫喉痧三焦火炎直犯心包，同一危疴。或谓此证宜先治喉，禁用寒凉，或谓首重斑疹，当宜升托，然总难获效。不知疫疠之气，充斥三焦，猝然而发，咽喉一腐，遍身皮肤紫赤如斑如疹，并无颗粒可分，世所谓烂喉痧是也。考前贤以伤寒胃热失下，君相二火，尚为斑疹，何况疫喉痧，本是君相二火为害乎？此疫喉痧不宜升托也明矣。且历验之于患此证者，疫疹一回，无不皮肤甲错，可见营血之亢害已极。每见投风药升散过度者，或幸不致毙，然皮肤蒸热逗留，总不易清，必须凉营清热救阴之品，大作汤液，日夜频进，直待营阴来复，而外热始清。是疫喉痧当以清透化毒、凉营泄热之法为正治，不必分治喉治痧之先后又明矣。按：此证与瘟疫同类，而有传染性，故列于传染病中，庶与温病斑疹、喉痛有所区别也。

初　期

<blockquote>
疫痧初起头痛疼，发热恶寒鼻流清。

目赤多泪咳而呕，六脉浮数或细沉。

银翘散加蝉马勃，射干竹茹与葛根。
</blockquote>

疫喉痧初起，即见头疼发热，微恶寒，鼻流清涕，目赤多泪，咳而作呕，脉来浮数，或沉而细数。药宜清凉辛透，不宜过凉，反使热邪冰伏，痧不能透，又不宜过重，反趋中焦，宜银翘散加减治之。服此方后，轻者斑疹即可透出，或不出亦能退热解肌，如一起即重者，又宜按二期治法，勿拘先后也。

加减银翘散

银花三钱　连翘四钱　芥花三钱　薄荷一钱半　蝉蜕二钱　桔梗二钱　竹叶三钱　牛蒡三钱　马勃三钱　粉葛二钱　射干二钱　甘草一钱　竹茹二钱　鲜芦根五钱　香豉三钱

加减法：呕甚、舌白腻者，加玉枢丹冲服；口渴、热重者，加石膏五钱。

重　症

疫疠壮热汗蒸蒸，头痛口渴吐频频。

气喘喉肿斑隐隐，热甚脉伏四肢冰。

犀羚白虎银丹竹，栀蒌马勃蒲公英。

芦蓝地丁冲紫雪，肿吹锡类地龙灵。

如上证不解，病势方炽，或病初起，来势甚烈，壮热口渴，呕吐自汗，面红目赤，气喘息促，头痛如劈，咽喉红肿剧痛，现白点白块，呼吸紧闭，斑疹隐隐，不能透出，脉有浮大而数者，有沉细而数者，有按之若隐若现者；或阳盛格阴，反现肢冷脉浮，喜饮热汤，饮已即吐，察其所吐酸苦，泻出臭恶，夹痰夹涎黄沫，或后重，并非清谷不化，小便短少黄赤，并非清长不禁，此皆因真热外假寒之明证，宜清营解毒汤主之。如神昏、谵语、痉厥者，先服紫雪丹或牛黄丸；如喉间肿甚，不能下药，先用《圣惠方》以开之，外吹锡类散，以化腐解毒。

清营解毒汤

犀角一钱　羚角一钱半（冲）　生石膏八钱　知母三钱　银花五钱　丹皮二钱半　淡竹叶三钱　栀子三钱　马勃二钱　蒲公英三钱　全瓜蒌三钱　鲜芦根五钱　板蓝根三钱　紫花地丁三钱

加减法：痰火内闭，加天竺黄三钱，竹沥一勺。衄血、咯血，加鲜茅根五钱。如谵语、痉厥，兼服安宫牛黄丸一粒化冲，或紫雪丹五分冲。咽喉溃烂，吹锡类散。

巴蜀名医遗珍系列丛书

《圣惠方》

鲜地龙，即曲鳝一条，研烂，以鸡子白搅匀，灌入即通。

初解法

　　　　　　斑疹已透夜热缠，尿赤便闭生地玄。

　　　　　　银丹二母通竹茹，栀芍公英蒌麻全。

　　服二方后，斑疹必能全透，热必渐减，或昼凉夜热，或头冷手心热，喉痛必能减轻，一切险象均能化解。此际病势已由中而下，必须二便通利，则邪有出路，但余邪逗留不去亦多在此际，必有数日大便不通、小便短赤等象，宜育阴润降法，则便利邪出矣。

育阴润降法

　　生地汁一两　玄参五钱　银花三钱　牡丹皮二钱　生知母三钱　浙贝母三钱　木通二钱　竹茹二钱　栀子三钱　赤芍二钱　瓜蒌仁四钱　火麻仁四钱　蒲公英三钱

　　加减法：喉痛未止，或现白点白块，加板蓝根三钱，外吹锡类散。如谵语未止，再加犀角，余如前加减法。

善后法

　　　　　　痧疹已收皮肤痒，津亏须用忍冬汤。

　　　　　　玄地知斛丝瓜络，参芍瓜仁枇蒌霜。

服前方二便通畅之后，诸症必除，斑疹亦逐渐回复，周身发痒脱皮，切忌手搔。如痒甚，用黄纸搓成团擦之。病愈之后，所虑者，余邪窜络，毒留成患，阴分大亏，津液枯竭，唯宜清余邪养阴液为主，忌一切温补。

忍冬汤

忍冬藤五钱　玄参三钱　生地黄五钱　知母三钱　鲜石斛五钱　泡参三钱　生杭芍三钱　冬瓜仁三钱　枇杷叶二钱　西瓜霜三钱

加减法：痒者加首乌三钱，秦归二钱。痰火甚，去沙参，加川贝三钱，竹沥一勺。盗汗不眠，加白芍至五钱，鳖甲四钱。诸血未止，加茅根五钱。疮核未消或溃后未收口，加银花三钱。

此证当咽喉剧痛之时，颔下、两颐或有硬核肿痛，亟须外治消散，水仙膏敷之，三黄二香散亦可。

按：疫喉痧一证，最为险恶，而鲜专书，唯陈氏《疫痧草》、夏氏《疫喉浅说》、曹氏《喉痧正的》、余氏瘟疹论等，颇为精当可法。兹扼其要领，融会而贯通之，分为汗清下三法，附列于后，以备临证之选用。

汗法类

解肌透痧汤

治痧麻初起，恶寒发热，咽喉肿痛，妨于饮食，遍体酸痛，烦闷呕恶等症。凡痧麻见咳嗽为轻，无咳嗽为重。

荆芥花一钱半　虫蜕一钱　射干一钱　甘草五分　粉葛根二钱　牛蒡二钱　马勃八分　桔梗一钱　连翘壳二钱　前胡一钱半　僵蚕三钱　香豉三钱　竹茹二钱　紫背浮萍三钱

巴蜀名医遗珍系列丛书

加减法：如呕甚、舌白腻，加玉枢丹四分冲服，无玉枢丹以万定锭代之。

加减麻杏石甘汤

治痧麻不透，憎寒发热，咽喉肿痛，或内见白腐，或咳嗽气逆之重症。

净麻黄五分　生石膏四钱　浙贝母三钱　鲜竹叶三十张　杏仁泥三钱　射干一钱　僵蚕三钱　萝卜汁一勺　连翘壳二钱　甘草六分　薄荷一钱　角参一钱半

加减升麻葛根汤

治痧麻虽布，头面鼻独无，身热泄泻，咽痛不腐之症。

升麻五分　甘草五分　连翘二钱　僵蚕三钱　粉葛一钱半　桔梗一钱　银花三钱　鲜荷叶一角　薄荷八分　赤芍二钱　虫蜕八分　萝卜缨三钱

败毒汤

治痧麻未曾透足，颈项结成痧毒，肿硬疼痛，身热无汗之症。

芥花一钱半　薄荷一钱　连翘三钱　生蒲黄三钱　石膏四钱　牛蒡二钱　浙贝母三钱　益母草三钱　甘草六分　赤芍三钱　僵蚕三钱　板蓝根二钱

加减法：大便泄泻，去牛蒡、石膏，加葛根、芩、连。

清凉法

加减黑膏汤

治疫邪不达，销烁阴液，痧麻布而不透，发热无汗，咽喉肿痛，焮红白腐，口渴烦躁，舌红绛起刺，或舌黑糙无津之重症。

淡豆豉三钱　薄荷八分　连翘三钱　僵蚕三钱　鲜生地四钱　石膏四钱　虫蜕八分　赤芍二钱　鲜石斛四钱　甘草六分　浙贝三钱　浮萍草三钱　鲜竹叶三十张　茅根一两、芦根一两煎汤代水，冲金汁一两。

加减法：痰多加竹沥一两冲，珠黄散每日服三分。

加减滋阴清肺汤

治疫喉白喉，内外腐烂，身热苔黄，或舌质红绛，不可发表之症。

鲜生地六钱　木通八分　薄荷八分　银花三钱　广角参三钱　雅连五分　东桑叶三十张　连翘三钱　钗石斛四钱　川贝三钱　鲜竹叶三十片　人中黄八分　鲜芦根一两

加减法：便秘加生大黄三钱，用水泡冲。

加减竹叶石膏汤

治痧麻之后，身热不退，汗自出，口干欲饮，或咽肿蒂坠，咳嗽痰多。

鲜竹叶三十片　桑叶一钱半　桑皮钱半　银花三钱　鲜芦根一两　生石膏六钱　杏仁泥三钱　连翘三钱　萝卜汁一两　川贝母三钱　冬瓜子四钱　甘草六分

下　法

或单用生军汁，苦寒直泻；或并用硝、黄；或兼用凉膈散发表攻里，肃清三焦之邪热；或重用陈金汁，以浊泄浊，且有防腐止烂之功。

先哲治疫痧之摘要

凡疫痧早投寒凉，百无一生，过用疏散，尚可挽回。有痧麻而喉不腐者，有喉腐而不出痧麻者亦有之。

凡现舌绛，咽喉红肿，肌红如锦，暗哑口干，灼热神昏，须大剂滋阴增液，清解热毒。

凡喉痧轻者，在经络，疏而达之，则痧透而喉痛即解。重则疫火伤脏腑，虽用疏达而痧出鲜红，喉烂起腐者，以阴液素亏，不耐疫火之灼也。须养阴清热为君，而参以解毒，继用大剂增液安神，终用益气滋阴，双补阴气，以收全功。

凡喉痧阴虚者，灼热无汗，喉烂神昏，痧红成片，舌绛且光，阴液燥涸，其毙甚速。

结　论

凡疫痧时气，吸从口鼻，并入肺经气分者，则烂喉，并入胃经血分者，则发痧。故烂喉者，色多白，病在肺而属气。发痧者，病在胃而属血。其疫则一也。发于咽喉之地，一达于肌表之间，在肺则曰烂喉，在胃则曰发痧，是以名烂喉痧。喉痧气血同病，由内外异形，其病根不外热毒，热甚则肿，肿甚则烂，热非清凉不解，毒非芳香不除，清凉解毒、芳香逐秽。治疫要领，但初起一二日，必先开达，以银翘散为主。表邪重必用麻黄，若已从火化者，辛温忌用。若二三日外束之风寒已解，内蕴之毒火方张，急以清营解毒汤为主。便闭须投生军、玄明粉、金汁等，尤为釜底抽薪之妙法，腑气通畅，痧火自熄，咽喉亦渐愈矣。凡见毒火内盛者，忌用辛散，若仍执开透之方，则火势愈炽，肿势益增，腐亦滋蔓，必至滴水下咽痛如刀割，可不慎乎。以上皆各名家之经验良法，及鄙人多年之阅历，深知此证之难，难于初治，盖必有新邪而后引动伏邪，或因风寒，或因风热、风燥，或因湿热秽浊，皆当查明其诱因，而后对证施治，庶几无误。若徒知其喉痧疫毒，而昧其兼杂之邪，则得此失彼，病终莫解，故吾谓治此证务须慎于其初起也。

卷之十四　肺病

概 论

肺病为传染病之一，有肺痿、肺痈之分。肺痈即西医所谓肺脓疡，其病属实而治易。肺痿亦名劳瘵，又名传尸瘵，西医称为肺结核，病属虚而难治。考其病原体，为坚粒沙之结核杆菌，初仅如粟大，久则蔓延扩大，而使肺部溃坏，成为空洞。肺病至此，西人早诿为不治，而《金匮》亦云始萌可救，成脓则死。然古方书皆有治法，用之亦恒获效。其故何哉，盖西人重于局部治疗，但知理其标，而不知清其本，本既不清，标亦终归不治。中医一见潮热咳血，唯知理其本，而不知兼清其标，标既不清，本亦终归不治。二者同一误也。《金匮》于肺痈一证，立有起死回生之法，至于肺痿，除炙甘草汤而外，殊鲜治法。其甘草干姜汤一法，乃治阳虚肺冷之证，非今之所谓肺病也。不知古法是否遗亡。徐灵胎于此证，用甘凉之药以清其火，滋润之药以养其血，滑降之药以祛其痰，芳香之药以通其气，更以珠黄之药以解其毒，金石之药以填其空，兼诸法而行，屡试必效。奈世医安于简陋，不求深究，唯以固本六味、归脾、养营诸疲药，轮服至死，遂谓是证本不可救。于是肺病一证，中西皆视为绝候，而患此者一闻肺病之名，如谈虎色变，自知不起，能勿痛哉。予留心是病有年，一以徐氏为法，并条酌近代诸名家以为治，无不起其死，而肉其白骨。其有不治者，必其本实先废，肺体久坏，否则无不效者。兹将肺痿、肺痈二病，分详于后，以为治者之南箴焉。

肺痿（即肺结核）

本病因经过时间长短不定，分为急性、慢性二证。

急性肺结核

此证经过甚速，有十天至十四天即致死者，俗有跑马肺痨之称。古称为桃花痊，以患者面色反鲜艳如桃花也。凡男女婚嫁愆期，及少寡僧尼多患之。轻者嫁娶后渐愈，重者虽暂愈而仍死，唯少寡再醮多自愈。俗名百日痨，因其发病至死，适为一百天也。症状剧烈，初起午后潮热，入夜盗汗，身体赢瘦，精神倦怠，咳嗽剧烈，呼吸喘促，咯绿色脓状稠痰，或如铁锈色，内含多数结核菌，如此数周，症势进行，往往并发气胸或结核性脑脊髓膜炎等症，终以全身衰弱而死。

慢性肺结核

本证经过徐缓，为一般肺结核中之最多者。其间分为三个病期。

第一期　本病初起，多不自觉，往往有仅现支气管炎，颇似感冒；有食欲不振、消化不良，颇似胃病者；妇女有颜色苍白、月经不调，而疑为萎黄病者。故诊断颇易混淆。其一般症状，则为体温稍见上升，身体日形消瘦，精神不安，食量日减，时作干咳，胸部隐痛，或有少量之黏痰，或痰中混有血丝血点，或咳嗽剧烈而见咯血。以上各症，可持续数月不进。因之病者，工作略多即觉精神不支，两颧发赤，手足心发热；稍稍运动，即觉心悸亢进、呼吸迫促等象。

第二期　前述一期各症日久不减，则病势进入二期。首见潮热（即消耗热），日晡增高（达三十八至四十度不定），时发盗汗，咳嗽咯痰或带血，一般症状明显增进，病者因潮热盗汗之消耗，致肌体迅速消瘦。

第三期　三期为恶化严重时期，病者多已皮肤甲错，身体如柴，倒卧病床，无力行动，咳喘不续，声音嘶哑，肺部已成大空洞，益不思饮食，渐陷于虚脱，或痰块栓塞气道，或咯血过甚，而至昏倒，或血塞气道，遂至于死。唯其精神则与身体大异，至濒死而明敏勇壮，贲大志而长逝者比比也。

诊　断

患此病者，多为骨骼细小，肌肤瘦削，眉清目秀之人，其脉多细数而虚，且多不渴。不可因其不渴，而用燥热之剂，致蹈虚虚之祸。若病烦嗽，欲饮水者，易愈。若张口短气者，危。若咳久声哑，六脉沉细而疾，细数无神，皮肤干枯，息粗者，均不治。

肺痈（即肺脓疡）

本病在《金匮》谓：口中辟辟燥咳，即胸中隐痛，脉反滑数，此为肺痈，咳唾脓血。又曰：脉数实者为肺痈。此证因感受风寒，未经发越，停留肺中，蕴久为热，或夹湿热，痰涎垢腻，蒸淫肺部，致咳嗽吐黏痰而臭，胸部隐痛，鼻息不闻香臭，项强不能转侧，咳则遗尿，自汗喘急，呼吸不利，饮食减少，脉数盛而芤，恶风毛耸，或两足痛，或舌下生如细豆一粒者，即肺痈之候也。亟用生黄豆揭碎，绞汁饮之，不觉腥气者，即是。

本病与肺结核虚实迥异，肺痿宜补，肺痈宜攻，若审证已确，亟宜猛攻，不可姑息。肺痈初起，肺气未伤，趁早泻之，自易为功。若畏其峻而守主道之方，则日久肺叶溃烂，脓血倾囊吐出，则难治矣。初起之脉，不宜数大；溃后之脉，最忌短涩。脉缓滑面白者生，脉弦面赤者死。凡声音清朗，脓痰稀泽，或间有鲜血，饮食知味，胸胁不疼或微疼痛在右边肺之长叶，坐卧得宁，形色如常，二便自调者，易治。若溃后大热不止，时时恶寒，胸痛在左边肺之短叶，此处肺气浅薄，溃后最难平复，更兼喘汗面赤，坐卧不安，饮食无味，脓痰腥秽不已者，难治。更若喘鸣不休，咯吐脓血，如粳米粥，或如败卤，滃臭异常，唇反气败，疼痛不知，爪甲紫而带弯，手掌如枯树皮，面艳颧红，声哑鼻扇者死。

若肺痈溃后，脓痰渐稀，气息渐减，而忽然臭痰复甚者，余毒未尽也，复燃也。但虽屡发而势渐轻者可愈。若屡发而痰秽转甚，脉转急者难治。

肺痿证治（即肺结核）

肺痿咳血胸隐痛，潮热盗汗两颧红。

身疲肌瘦痰黏臭，脉来细数男女同。

清金宁络参麦地，二贝玉莲玄桑从。

血多侧艾茜荷叶，二蓟茅藕建奇功。

潮热柴甲桑骨母，胸胁痛柴芩芍逢。

本病初起，为潜进性，症状潜伏，多不显明。及至病者发觉时，病已进入第二期矣，症见体温微升，发干性咳嗽，或见少量之黏液痰，痰中混有血丝或血点，或咳嗽剧而见咯血，胸部引痛，入暮潮热，时发盗汗，或两颧发赤，精神不振，肌肉日渐消瘦，痰多臭气，脉来细数者。无论男女，其症皆同。先以清金宁络汤为主，依症加味治之。

清金宁络汤

北沙参五钱　麦冬五钱　炒生地四钱　玉竹三钱　旱莲草五钱　浙贝　川贝各三钱　元参五钱　桑叶三钱

加减法：血多，加侧柏炭三钱，艾叶炭三钱，茜草炭三钱，荷叶三钱，大蓟炭、小蓟炭各三钱，藕节炭五钱，鲜茅根五钱。

潮热，加银柴胡三钱，鳖甲五钱，桑皮三钱，骨皮三钱，知母三钱。

胸胁痛，加柴胡二钱，黄芩三钱，白芍三钱，甘草一钱。

方解：上法治肺结核菌毒郁久，因而生热，化火刑金劫络，麦冬、玉竹清其燥火，沙参、元参清养肺阴，生地、旱莲宁其血络，桑叶多络，尤具清络之功，二贝则润肺化痰而解郁。此方本前燥淫病类中治肺燥咳血之方，以治肺结核尤为特效。

前方服三五剂后，咳血、潮热诸恙渐退，继服清养汤以善后。

清养汤

百合五钱　生地五钱　沙参五钱　麦冬四钱　玉竹三钱　川贝三钱　胶珠四钱　藕节五钱　白芍三钱　炙甘草二钱　生白及三钱　百部三钱　甜杏三钱　水獭肝一钱

方歌：咳血渐瘵宜清养，百合沙地玉麦方。阿贝芍甘白及部，藕节甜杏獭肝将。

方解：是方百合清心润肺，止咳敛气；生地、沙参、麦冬、玉竹皆能清养肺阴，以润其燥；芍甘二味，名甲己化土汤，以平肝而止血；胶、贝、藕节，滋敛而化痰；白及能止肺血，而补溃散瘀；百部杀虫止

巴蜀名医遗珍系列丛书

嗽，尤为治肺结核之良品；獭肝补虚除痨，而杀蛀毒。此方多服，则蛀毒潜消，肺得清肃，而病除矣。

蛤蚧散

治痨瘵瘦弱肺损喘咳等症。

蛤蚧二对，知母、桑皮、甘草各二两，人参（洋参代）一两，均用酥油溶化，入醋等分和之，炙至黄色为度；加茯苓一两，杏仁（炒去油）六两，每服二钱，清水煎服，或为散白汤调下。

方歌：蛤蚧散治肺痨损，蛤蚧知母与桑皮。人参甘草茯苓杏，痨瘵喘嗽效功奇。

肺痨一证，伤及血络者，必咳血。仅伤气分，未伤血络者，则干咳无血，或有少量之黏痰，其神倦肌瘦、饮食不思、潮热、胸引痛等症，与前一条完全相同，仅干咳无血耳。宜百合清金汤主之，随症加味可也。

百合清金汤

百合五钱　生地四钱　麦冬五钱　北沙参五钱　玉竹三钱　川贝四钱　鲜斛五钱　甜杏三钱　甘草一钱　生怀药五钱　水獭肝一钱

潮热加银柴胡三钱，鳖甲五钱，知母三钱，桑皮三钱，骨皮三钱。

夜不安眠加茯神三钱，枣仁五钱，炙远志三钱。

方歌：肺痨干咳或微痰，病势日久症同前。百合地冬沙玉贝，怀斛杏仁与獭肝。

服前方三五剂后，潮热、咳嗽减退，继服后方。

蛤蚧补痨汤

蛤蚧尾（去头足身）一对（研）　北沙参五钱　米洋参二钱　甜杏三钱　川贝三钱　炙草一钱　生白及二钱　玉竹三钱　茯神四钱　獭肝一钱

方歌：肺痨干咳善后方，蛤蚧参贝茯神良。杏甘玉及獭肝共，依法多服病自康。

是法清养肺气，补其虚损，而兼解毒杀虫，守方多服，则沉疴尽愈。

凡阳明胃热上逆，血来如涌，其脉洪滑而长者，乃因胃热而气不降也。以加味犀角地黄汤治之，兼服加味花蕊石散最效。如吐血过多，神昏口噤，身肢厥冷，乃元气将脱也，急以独参汤频频灌之，庶可转危为安。

加味犀角地黄汤

乌犀角五分　生地炭八钱　赤芍　白芍（炒炭）各三钱　丹皮炭三钱　侧柏炭四钱　艾叶炭三钱　茜草炭三钱　大蓟炭　小蓟炭各三钱　藕节炭八钱　鲜茅根八钱　鲜荷叶半张　加味花蕊散三钱，分两次冲，另童便一碗，藕汁一碗先灌服。

方歌：肺痨大吐血不休，犀地芍丹十灰投。花蕊石散合童便，藕汁三七效最优。神昏气脱身肢冷，独参益气血可收。

方解：上方以犀角为主，地黄为辅，二物皆得水土之气，能滋胃阴、清胃火，乃治胃经血热之要药，更以丹皮清心火，白赤二芍平肝火，仍以葛可久十灰散助之。则胃清血安，而吐可止。

加味花蕊散

治咳血，兼治吐衄，理瘀血，及二便下血。

花蕊石（煅存性）三钱　三七二钱　血余（煅存性）一钱　共研细，分两次，开水送服。

独参汤

人参二两，以洋参一两代之，无力者以潞党参二两代之，亦可浓煎细咽，熟睡，取养胃之阴，安护其气，气不脱，则血不奔矣。

阴虚于下，阳亢于上，大吐不已，症见气息奄奄，其势将脱，喘促咳逆，心中烦热，脉则上盛下虚，豁大而空，或微细欲绝，急予复脉合生脉以救逆，前犀角地黄汤不可投也。

加味救逆汤

正洋参三钱（无力者，潞党参一两代）　大生地六钱　炙甘草五钱　白芍六钱　麦冬五钱　蛤粉炒阿胶四钱　龙骨五钱　牡蛎一两　五味一钱半　生赭石（轧细）六钱　三七（轧细）二钱　姜汁送服。

方歌：阴虚阳升血如泉，脉豁而空气息奄。复脉龙牡生脉饮，赭石三七妙如仙。

方解：是法以复脉汤填阴而滋肝肾，人参、麦冬、五味为生脉饮，以固肺气之脱，龙、牡以潜阳而敛气，赭石、三七降逆止血，故奏效如响。

肺痈（西名肺脓疡）

肺痈吐脓胸引痛，潮热盗汗脉数洪。

咳吐臭痰两脚痛，苇茎犀黄大有功。

肺痈初起，咳嗽痰中带血，痰气腥臭，继而潮热盗汗，咳逆气喘，胸部引痛，痰夹脓血，或自汗，项强不能转侧，咳则遗尿，或两脚见痛，脉来数盛而艽。先用大豆试之，或用光线检视准确。即予加味苇茎汤，兼服犀黄丸。体实者，先服三物白散，迎其锐而击之，可立效也。

加味苇茎汤

鲜苇茎四两　生甘草一两　桃仁五钱　冬瓜仁五钱　苦桔梗一两　薏仁一两

加减法：脓痰多者，加苦葶苈三钱。体弱者，方中可略减分量。

方歌：苇茎四两一两甘，桃仁瓜仁各五钱。桔梗一两薏仁一，脓痰充盛葶苈三。

三物白散

治咳而胸满，振寒，脉数，咽干不渴，唾浊腥臭，久久吐痰如米粥者，为肺痈。

巴豆霜六厘或八厘　象贝五分　桔梗五分　共研，开水一次送服。服后泻不止者，服冷粥一碗即止，白糖冷水亦可止。

凡肺痈初起，咳嗽久而不已，发热时轻时重，痰色黄浊，有臭气，胸中隐痛，身体日渐消瘦，脉来数，服清肺、泻肺诸方无效者，服此速效。

医案二则

予客载治某甲，初病寒热身痛，咳嗽，经他医治后，诸病已减，唯咳嗽未除，发热时轻时重，又增胸部引痛，痰已无血液，而有臭气，屡治不效，乞余为治。见其咳不甚剧，痰色稀黄而臭，口干脉数，胸部隐痛，为处苇茎、泻肺诸方。渠又入医院注射青霉素数针，经半月皆无效，又来乞诊。热已升高，痰量增多，而夹脓浊，胸闷不畅，精神疲乏，饮食锐减。知其肺痈，正在化脓，乃试用三物白散，巴霜六厘，贝母五分，桔梗五分。嘱其如法服下，午后服药，至晚连泻十余次，即食冷粥一碗，泻乃止。次日来诊，烧热已除，咳嗽大减，痰无臭气，胸部豁然通畅，毫无痛闷，如释重负，诊其脉已平和，偶有咳嗽而已，为处清肺化痰消瘀之品，服一剂遂痊愈。

又治某教师，初患伤风咳嗽，经西药治愈，唯咳未除，继而发热，时轻时重，痰色黄而臭，胸部隐痛。自以为肺结核，多服营养之品，而病日增，形容憔悴，舌红而脉数。为处清养汤数剂后，精神稍好，咳略减，而胸痛未除，痰臭如故，知其已成肺痈，仍处以三物白散。服后是夜泻多次，翌日精神不因泻而疲，转觉身心快畅，脉静热退，略有微咳，臭痰已无，又处清养方一二剂，竟痊愈。

按：二证皆有胸痛痰臭，为肺痈之特有征象。虽其病已延一两月，而脉仍数洪，此正当迎其锐而击之，故一剂而瘳。若畏方峻而不敢用，但以清凉泻肺平稳之剂应之，反姑息养奸，致病不起矣。日本名医汤氏曰：肺痈用此方，当其咳逆喘急，胸中隐痛，黄痰颇臭时，而断然投之，以扫荡郁毒，可以断除根柢。若犹豫不决，持重旷日，毒气浸润，胸背彻痛，脓秽涌溢，极臭扑鼻，蒸热柴瘦，脉至细数，则噬脐莫及矣。医者不可不小心，又不可不放胆者，良有以也，唯虚者忌用。

犀黄丸

治肺痈吐脓有特效。

犀黄三分　射香钱半（一作三分）　乳香　没药各一两　捣饭为丸，每服二钱，此方为防腐化毒之妙剂也。

方歌：肺痈日久肌消瘦，潮热胸痛脉数洪。苇茎瓜苡桃甘桔，二贝桑皮百部同。三七梨汁冲药服，潮热柴甲效功宏。

肺痈一证，每因平日贪杯好饮，肺脏郁热而成。若病初起，体力未伤者，照以上各法治之即愈。若日久体渐虚，难任攻伐者，宜小剂苇茎汤治之。

小苇茎汤

鲜苇茎八钱　苡仁五钱　桃仁三钱　冬瓜仁四钱　苦桔梗五钱　甘草三钱　象贝三钱　川贝母三钱　桑白皮三钱　百部三钱　三七二钱（研冲）　梨汁一大杯（冲）兼服犀黄丸。

玄天解毒汤

此方治患肺痈吐脓，而体虚不任攻伐者，至效。

元参八两　　天冬四两　　桔梗二两　　甘草一两　　水十碗煎至三碗，另加蒲公英五钱、银花五钱，再煎至二碗，食后即服，初起即消，已溃即愈。犀黄丸仍常服，以愈为度。

方歌：玄天解毒玄半斤，天冬四两梗二停。甘草一两煎三碗，五钱银花蒲公英。

以上各方，百试百验，然不拘定某期必用某方，总在因病制宜而已。如病之大势已解，则当察其余症。如痰多而脾胃弱者，宜注意调理其脾胃，而逐痰饮以收功。如阴虚者，尤易成肺病，盖肺与肾为子母之脏，子虚必吸母之气化以自救，肺之气化即暗耗，且肾水虚，火必妄动而刑金。其人日暮潮热，咳嗽懒食，或干咳无痰，或吐痰腥臭，或兼喘促，脉细数无力者，此因肾虚而成肺病，当先补其虚，兼解其毒，宜后方。

益阴消毒饮

生怀药一两　　熟地　枸杞　柏子仁各五钱　　北沙参　元参各四钱　银花　川贝各三钱　煎汤送服三七末二钱。

若咳吐脓血者，去熟地，加牛蒡、蒌仁各三钱，兼服犀黄丸。

备用良方

养阴活血汤

凡久患吐衄，阴血伤损，而生内热，血瘀经络，心中发闷发热，或有时疼，咳嗽短气，吐痰腥臭，其脉弦硬，或弦而兼数者。

生怀药一两　　元参　天冬各五两　　当归　杭芍　没药　乳香各三钱　远志　甘草　桃仁（连皮）各二钱　煎汤送服三七末一钱半。

若咳吐脓血者，宜兼服犀黄丸。

清金益气汤

治肺脏虚损，尪羸少气，劳热咳嗽，肺痿失音，频吐痰涎，一切肺金虚病，服润肺宁嗽之药不效者。

生地五钱　生黄芪　知母　甘草　玄参　北沙参各三钱　川贝　牛蒡各二钱

清金解毒汤

治肺结核渐至损烂，咳吐脓血，脉象虚弱者。

生黄芪　乳香　没药　生甘草　牛蒡子　知母　玄参各三钱　川贝末　三七末各二钱（冲）　若脉不虚者，去黄芪，加银花三四钱。

以上三方，皆用乳、没香者，以二味乃消除菌毒之要药，与犀黄丸同功也。

麦门冬汤

治肺结核枯瘦骨立，咳嗽，痰沫黏着于咽喉而难咯出，呼吸浅表，心力减衰，发热不食，微渴者，用本方屡得奇效。

麦冬一两　法半夏三钱　北沙参八钱（洋参愈佳三钱）　生甘草五钱　粳米一杯　大枣八枚

按：日本名医汤本求真用此方加生地、阿胶、黄连，奏效尤速。咳逆甚者，又以此方加桑皮、五味。

琼玉膏

治肺结核干咳，滋阴生水，补肺气大有功。

大生地一斤　茯苓十二两　洋参四两　白蜜一斤　先熬地黄去滓，入蜜炼稠，再将参、苓为末和匀，入瓷罐中封固，水煮半日，白汤化服，或加琥珀、沉香各五钱，降肺宁心之效尤妙。

人参清肺汤

治肺虚咳嗽喘急，吐血痰有腥臭者。

人参（洋参代）三钱　阿胶二钱　骨皮三钱　知母三钱　乌梅三枚　炙草一钱　大枣三枚　桑皮三钱　粟壳一钱　甜杏三钱

此方以参、枣、草补土生金，胶、知滋润，二皮泻火，再用杏仁以利之，乌梅、粟壳以收之，使肺旺气清，制节得行，其病自退，故亦颇效。

六味地黄汤

熟地　山萸　山药　丹皮　茯苓　泽泻

可汤可丸，滋水制火，为补肺肾之主方，肺病善后宜为丸多服。

团鱼丸

治久嗽将成痨瘵，及痨热骨蒸，宜此丸。

川贝　知母　前胡　柴胡　甜杏各四钱　团鱼（重十二两以上者，去肠）一个

上药与鱼同煮熟，取肉连汁食之，将药渣焙干为末，鱼骨煮汁为丸，麦冬汤日三服。

月华丸

滋阴保肺平肝，为治肺结核之圣药。

天冬三钱　麦冬三钱　生地五钱　生山药五钱　百部三钱　川贝三钱　沙参三钱　阿胶三钱　菊花二钱　桑叶三钱　茯苓三钱　三七二钱（末冲）獭肝二钱

若为丸，则茯苓、獭、肝三七各五钱，余药各一两，菊花、桑叶各二两，熬膏。将阿胶化入，和药炼蜜为丸，日三服。

方歌：月华二冬生地黄，怀药贝母菊花桑。参苓百部三七末，阿胶獭肝妙义长。

巴蜀名医遗珍系列丛书

方解：古谓：肺痨有虫，獭肝能杀之；虫由瘀血所化，三七能化之。方中攻补兼行，标本并治，为万全之师也。肺结核无论新久，悉以此方加减治之，每获奇效。原方有熟地，初起不可用，故去之，善后则必用矣。

肺结核丸

治肺结核，咳嗽吐痰，痰色或黄或白，气短心悸，胸背引痛，失眠盗汗，食欲不振，身体疲乏，面色苍白等症。

川贝母二两　杏仁三两　炙紫苑一两五钱　北桔梗一两五钱　冬花三两　全当归三两　银柴胡一两五钱　法夏三两　炙甘草一两五钱　以上共末细，炼蜜为丸，每丸重一钱，日服三次，每次一丸至二丸，饭后服。

肺结核散

治久咳不愈，咽喉痛，声音嘶哑，胸膈痛，吐脓血，一二期肺结核，肺脓疡，并治淋巴结核等症。

白及四两　川贝二两　桔梗二两　甘草一两　三七一两或五分　共为细末，每服一钱，日三服，白糖水下。如淋巴结核，溃烂不收口者，用夏枯草一两，煎浓汤送下，日三次。

以上二方，药价廉而简便，效力甚强，曾治多人，无不同样收到满意疗效。

百药煎

治肺痨咽痛。

百药煎五钱　硼砂一钱半　生甘草二钱　共为末，米汤调下。

通音煎

治肺痨暗哑。

白蜜一斤　川贝十两　冬花一两　胡桃五两　将川贝、冬花为末，四味和匀，饭上蒸熟，开水服下。

参燕汤

洋参二钱（无力者沙参五钱代之）　燕窝渣五钱　米百合五两　上三味，加冰糖炖熟，早晚长服，极效。

骆氏接命丹

人乳　梨汁　和匀燉饮，如无银罐，以瓷罐燉之，忌铜铁器。

六神粥

生怀药（末）一两　苡仁　莲米　芡实各五钱　茯苓（末）四钱　粟米、糯米和上药煮粥，每日服之，嗜甜者，加冰糖。

以上诸方，皆余所屡试必验者，始敢为世介绍。其他虽称良方，未经试用，故概不录，然治肺病之法，已粗具规模矣。

又有肺结核而兼肛门肿突，有如翻花之痔，大便泄泻，或清水，或稀粪，坐卧不安者，医人往往不识，以痔漏治之，徒增其困耳。或以补中益气升其胃，或以理中固其脾，皆谬也。不知肺与大肠相为表里，肺气腜郁，无所发泄，势必移于大肠，燥气下壅，故肛门肿突，肺热则津液不留而下利。慎不可用止泻香燥之剂，愈难挽救也。只宜清润其肺，则源清而肿自消、泄自止，加味泻白散治之。若气喘烦躁，渴饮，暮热朝凉，多汗不能卧者，此肺阴消亡之象，大忌燥药，以二冬膏救之。

加味泻白散

甜杏三钱　桑皮三钱　骨皮三钱　甘草一钱　阿胶三钱　桔梗二钱　青子芩三钱

巴蜀名医遗珍系列丛书

二冬膏

天冬二两　麦冬二两　阿胶一两　生地二两　沙参一两　蜂蜜二两　同熬膏开水调服。

禁　忌

凡咸味之物、糟鱼皮蛋、酱油豆腐、臭豆腐鸭蛋、红萝卜甲鱼、烟酒辛辣之物，概宜禁戒。多食菜蔬、鲜藕鲜笋、白菜莱菔、冬瓜雪梨、甘蔗荸荠皆宜。唯桃杏宜忌，至若炮炙厚味，尤宜屏绝。

休　养

病者须常运动，勿过安逸，精神宜愉快，勿以病为虑。食物以清补之品为上，如白饭鲜蔬、蛋类及人乳和梨汁多服，并常服六神粥等，皆此病之良友也。慎勿惑于俗说，必须鸡鱼、血肉、肥甘之类始能营养。不知结核菌原由秽浊之毒而成，血肉之品脂肪浓浊，最易补助菌毒，体不增强，而病日剧。故以坚壁清野为第一义。吾常见罹此疾者，日进珍馐，而疾转甚，至死不悟者比比也。病者更当安心休养，勿求速效，或惴惴不安，日困愁城，不但不能速愈，只以速其毙耳。故医者宜壮其胆，安其心，从容图治，则结核亦何难之有。

肺病结论

肺结核一病，与肺脓疡迥异，治法各别，治肺结核只宜缓图，不可求速。治肺脓疡务须急攻，不可姑息。盖结核之在人身，匪伊朝夕，如小人易进而难退，只宜潜移默化，以缓图之，使正气日旺，邪不能容，而病斯愈。故本编首用清润滑降之药，以清肺化痰、宁络止血；继用清养以滋气液，培土以生金；终用补益肺脾肾，而兼化毒灭菌（如獭肝、百部、犀黄等），则沉疴尽愈。凡滋腻助邪、峻利伤气、苦寒化燥、燥热伤阴之品，概当避忌。若此根深蒂固之邪，妄欲以峻利之药，急谋去之，非但无益，而适害之。至于肺脓疡则不然，其势急，其毒猛，乘其初起，迅予驱除扫荡，勿使久停，滋蔓则难图矣，须待脓血渐清，再投清养，兼化余毒，则善。以上二证，皆宜先清后补。如六味、养营、归脾等方，须用于邪清之后，用之过早，反以助邪。本编所选诸方，皆屡试必验，勿以平淡无奇而疑之也。

余近在铁路医院治患肺结核者三人，嘱以每早用羊胆一枚浸热汤中，待胆温热，即将胆汁倾于调羹中一口吞下，随服蜂蜜水一杯，每早空心服一枚，并不难吃。大约未出二十枚，三人皆愈，后经透视均以钙化而痊。此法最便而极效，患者宜耐心服之，勿间断，以愈为度。

巴蜀名医遗珍系列丛书

卷之十五 — 黄肿病类

概 论

黄肿一病，又名钩虫病，与黄疸不同，其原因、症状及治法，互有差异。黄疸之黄，遍身如金，面目皆黄，而无肿状。黄肿之黄，其色带白，面眼不黄。虽同出脾胃，而病情不同，医者当分别施治，不可混也。凡黄疸之起，原因甚多，《金匮》论之至详，兹不复载。至黄肿之为病，乃感染寄生虫，侵入人体而发生。古人虽早知黄肿必有虫，但不知其虫之形与名，唯治此证，则以健脾除湿杀虫为主，病无不愈，唯不知其究竟为何虫耳。迨至近载，经科学证明，始知此病之虫，名为钩虫。每当潮湿季节，其虫多繁殖于潮湿地区，农人下田种作，每易感染，其虫体细如针，目难辨认，黏上人身，即时钻入毛孔，进入血管，随血液循环，侵入心肺等脏，复自上而下入食管，抵达肠胃，即盘踞其间，产卵繁育，吮食人之血液，而黄肿因此而成矣。当其初侵人体，局部皮肤受其刺激，频觉灼热，发生疱疹而奇痒，农人呼为红苕疙瘩，不甚重视；四五日后，虫到肺部，症现发热喘咳，或痰中带血，甚则倚息不得卧，又复认为感冒而忽之；及其寄居小肠，繁殖最速，群以人血为生活，致患者血液日亏，身体日趋衰弱，懒于动作，心中怔忡，皮色发黄，口唇苍白，毛发皆枯，面带浮肿，或常吐黄水，甚至腹内积水，发生鼓胀等象，但病者食量反大增，旋食旋饿，但食虽多而力反弱，倦于劳动，俗呼是病为懒黄病，又曰炕黄病。患者又好食奇异之物，如生米、茶叶、木炭泥瓦之类，大便或闭或溏，时有腹痛。种种见症，无非虫之为患，与黄疸之病，迥乎不同。此病流行之广，感染之多，每年几难以数计，唯患者多为农人，城市之人则患之少耳。

证　治

　　黄肿身黄眼不黄，浮肿无力食转强。

　　头晕心悸腹肿胀，加味伐木方最良。

　　黄肿即现代所谓之钩虫病，亦传染病之一。其虫初入人体，在壮者，殊无症状可言，待其虫在小肠繁殖之后，症状渐趋显著，上腹部常觉灼热、嘈杂或酸痛，至后食欲愈增，嗜食异物奇癖，大便或闭或溏泄，时有腹痛，精神疲乏，头晕耳鸣，心悸气喘，眼胞微浮，或足踝浮肿，或遍身俱肿，甚至腹内积水，发生鼓胀，一身皮肤及毛发枯燥无光，表情迟钝等。唯以张三丰伐木丸加味治之颇效。

　　加味伐木丸

　　苍术（米泔水炒）四两　黄酒曲二两　青矾（醋拌晒干入罐煅红）二两　榧子（去壳）二两　槟榔一两　黑丑牛二两　朱砂六钱　共为末糊丸，代赭石细末为衣，如芡实大，每服十五丸至二十丸，早晚各一服，米汤送下，服后忌饮茶。

　　上方以榧子为驱虫主药；槟榔、丑牛以助其迅由大便出；青矾燥湿化痰涎、解毒杀虫，而尤善于平肝生血；苍术健脾燥湿，以虫由湿而生，湿尽则死；酒曲健脾消食，亦善除虫积；辰砂以宁心而又善清血中之毒；赭石镇肝止呕，亦具生血之功。数药合用，则脾胃恢复，水去虫消，病可痊愈。

又方

茵陈二两　苍术一两　泽泻一两　肉桂一两　木香一两　槟榔一两　陈皮一两　使君肉一两五　草果（去壳）十枚　青矾（火煅）二两　白蜡八钱　辰砂六钱　砂仁五钱　茯苓一两

用法：每日早晚饭前用醪糟或甜酒送服一钱至三钱。

本方之义，燥脾除湿使虫不能容，而又佐以驱虫之品，使从大便而出。白蜡一味，能生肌活血而补溃疡，肠胃为虫所伤，必有蛀蚀之处，蜡生于虫，以类治之尤效也。

又简便方

每日食生大蒜二次，每次三四瓣，如不能食生者，烧熟食亦可，但须食一大枚，连日食之，以愈为度。又此病忌食食盐，能忌百日，则不再发。

结　论

黄肿之病，虽由钩虫为患，必其人体内先蕴有湿，适合虫之生存，乃得乘隙而入，久踞肠胃，以滋生繁殖。故病此者，无不有腹水肿之症状，甚至周身浮肿。倘素无湿气，则虫虽侵入，不适其生活条件，必不能安，则随大便而自出，不足为患也。故凡同地同工之农人，同遭感染，而不皆同病，以有湿无湿也。吕览有云：物必先腐，而后虫生。洵非虚语。故治此病，必以驱虫除湿为法，又必审其寒热虚实。如体实者，攻之无碍；若形气虚弱，或小儿脏腑嫩小，则当攻补兼施，于前伐木丸中佐以补益之品，俾正气日强，则邪不能留。寒者再加姜、附，热者佐以苦寒，便闭更加硝、黄，加减合宜，取效益速。待其肿胀渐消，虫势将尽，再用补益中气之品，而佐以榧子、楝根皮、鸡内金等，以健脾驱虫，以收全功。唯常见此病愈后，体力已复，而粪便之中，终无虫卵之痕迹者，或因药力能化虫为水耳，不可以无虫迹，而疑其病之未愈也。

卷之十六　鼓胀病类

概　论

单腹胀又名鼓胀，又号蛊胀，近又名血吸虫病，西名晚期肝硬化腹水肿。鼓与蛊稍有区分。蛊字从虫，乃虫积而为胀也。凡因血吸虫而起，或因其他寄生虫而起者，皆属于蛊胀之类。若气臌、食臌、水臌、血臌等病，不因于虫，则名为鼓胀。本篇所论单腹胀，即包括各类鼓胀，与蛊胀而言，虽非尽由传染，亦有因传染而起者，故列于传染病中。

此病唯大腹胀满，四肢不肿，故通称为单腹胀。黄翁藻江云：蛊胀者，中实有物，腹形充大，非蛊即血也。其症腹大，按之有块，四肢瘦削，发热不退，脉滑数，唇红腹痛，多嗜肥甘等状。又《巢氏病源》所载"水瘕""水痕"二则，谓其病由经络痞涩，水气停聚在腹内，其病腹内有积块，坚强在两胁间，膨膨胀满，遍身水肿，所以谓之水瘕。翁藻江又云：单腹胀，其实脾胃病也，以其血气凝聚，不可解散，其毒如蛊，故亦名蛊胀。徐灵胎亦谓，胀满之病，即使正虚，终属邪实，胀满必有形之物，宜缓缓下之。综诸家所论，皆指其中有物，治宜攻下，且皆以是病顽固难疗。盖此病日积月累，根深蔓延，非旦夕可去。况病久正虚，不任攻伐，强者犹易为力，弱者攻补两难。如朱丹溪云：单腹鼓胀，乃脾虚之甚，所谓正气虚不能运行，浊气滞塞于中，扶助正气，使其自然健运，邪无所留，而胀消矣。冯楚瞻云：鼓胀有气血寒热之殊，多由木邪克土，脾病不能运化水谷，须以补脾制肝，导水消谷为主。由此观之，诸象于此病，首在顾虑其虚，盖未有正气强盛而生积聚胀满者。物必先腐，而后虫生，邪之所凑，其气必虚，此治疗之准则也。

至血吸虫之名，古籍所无，近代始由日本桂田氏发现淡水中所产之血吸虫。其初寄生于水中钉螺之体上，既成尾蚴，然后黏上人身，钻入皮屑，而为本病主要之原因。其虫钻入皮肤之后，再侵入静脉管，随静脉经心脏，到达门静脉系统小静脉处，即停留于此，发育产卵，而孳生繁殖。当其初入皮肤，发生暂时痒痛，人多忽之，到肺脏，即发热咳嗽，或咳血胸疼，然数日即愈，此为病之前期。入后症状多集中于腹部，主要是虫卵穿过肠壁，发生溃疡而下痢脓血，肝脾两脏肿大而有压痛，病人显出贫血症状，日渐衰弱。肝脏硬化，门静脉受阻，发生严重受损，腹部膨胀，有如抱瓮，此蛊胀病之所由来也。

综上新旧学说，似乎不同，其实由虫积而起者，即上篇所论之蛊胀是也。由肝郁脾虚，气滞血凝而鼓胀者，即现所称之肝硬化腹水是也。经云：厥阴所至，发为膹胀，盖肝主疏泄者也。而肝又主藏血，肝气不疏，则络血瘀积，久则肝硬化而肿大，状如癥瘕，血络不通，气行被阻，三焦不利，不能尽其决渎，于是水停于腹。脾为中土，喜燥而恶湿，一遭水湿浸淫，失其运化，于是脾脏亦复肿大，此则因肝脏先病，而累及于脾也。经又谓：太阴所至，亦发为膹胀者。盖由其人平日饮食不节，营养不良，又常坐卧湿地，内伤于脾，脾者生血之源、化物之机，脾脏已伤，血绝化源，故现贫血而衰弱。食减不消，脾失健运，则水聚不行，久之则成鼓胀，此则由脾脏先病，而影响于肝也。病延日久，则两脏俱伤，肝脾同困。故治此病，必以补益元气为先，佐以疏肝化瘀、扶脾利水诸法。缓以图之，则邪去而正不伤，正强则邪易化，若徒恃攻逐峻剂，而不顾其虚，则鲜有能生者。

分期治法

初　期

病邪初起，正气尚强，腹胀未久，邪气尚浅，可任专攻，即当迎其锐而击之，使病邪迅速崩溃，邪去再议补正，慎勿姑息迁缓，反致拖延不治。

中　期

中者受病渐久，邪气较深，正气较弱，不可专攻，亦不宜专补，必须攻补兼施，邪正两顾，缓以图之，使邪去而正不伤。

末　期

末者病磨经久，腹大如瓮，精神衰败，四肢瘦削，食欲不振，只宜补益气血，培植中土，使正气渐旺，然后缓缓相机攻之。如古人九补一攻，三补一攻之法，最善。不可急于攻伐，徒伤元气。

病型分类

水臌型

本症腹大如瓮，摇其腹，左右浪动，检查有水浊音，腹肌有水浪之感，小便短少不利，舌苔白滑，脉来弦小而滑，四肢瘦削，身体倦怠等象。

气臌型

此病胸腹胀满，腹部尤甚，呼吸困难，腹皮紧张，无移动现象，扣之空响如击鼓，舌滑脉濡弱，小便自利，大便稀溏，疲乏无力，消化不良，此即古籍所谓气虚中满证也。

血臌型

血臌由于经络瘀滞，血行障碍，瘀积既久，则周身血络皆为滞涩。其静脉肤浅易见，故发现紫纹旁达，腹部静脉怒张，甚则全身呈现紫纹，乃血臌之征也。

痞块型

凡肠覃、石瘕，皆属于痞块型，初如鸡卵，渐积渐大，状如怀子，摇之腹不浪动，坚如铁石，大便失常，小便欠利，但欲漱口不欲咽，脉象弦数，舌色紫暗等象。

证　治

单腹鼓胀四肢平，须分气血虫水型。

面黄懒食肌消瘦，胁下痞块坚硬疼。

或便脓血劳则热，新久虚实要详斟。

此病初起人多忽略，延之日久，腹形渐渐肿胀，状如抱瓮，四肢不肿，或有两足亦浮肿者，其症经常畏寒发热，劳动则益蒸热，或常下痢脓血，食欲及体力日减，肤色黄褐，两胁胀闷，隐有痞块，按之或痛或不痛，当分别治之。

水臌治法

凡水臌初起，体未虚者，轻则用消瘀软坚法，重则用健运消胀法或加味平胃散，皆兼服金枣，或消水丸、三牛遂散、三巴遂散等，择而用之，以攻逐其水，水消肿退，再继以调补。

血臌治法

若证属血臌型，轻则用消瘀软坚法，重则用加味下瘀血汤，久则用理冲汤，兼用外治法，则气行血活，肿瘤痞块尽消。

气臌治法

倘腹胀而内空，属于气虚中满者，大忌破削之品，唯宜培养元气，收纳散亡，如一二加减补中消胀汤，及培元消胀法、补气消胀法等，随证选用。数方不仅治气臌，即水臌、血臌、气体虚弱者，亦宜兼服之以培养正气，而为以后攻逐之资。

痞块治法

凡痞块属于实者，照前血臌治之。属于虚者，照后气臌治之。重在分清虚实，不可见痞则攻。

巴蜀名医遗珍系列丛书

消瘀软坚法

高丽参三钱　茯苓五钱　柴胡三钱　醋青皮三钱　鸡内金四钱　牡蛎八钱　鳖甲八钱　赤芍药三钱　炒枳壳三钱　三棱三钱　莪术三钱

方解：本方以丽参大补元气。经云：壮者气行则愈。用柴、青、芍、枳以疏肝郁，鸡金、棱、莪以化癥瘕，二甲以软坚，茯苓以利水。鼓胀不久，体未大虚，守服此方，兼服逐水诸剂以消息之，最效。

健运消胀法

生箭芪八钱　焦白术四钱　黑丑末三钱　白丑末三钱　茯苓五钱　琥珀末二钱（冲）　醋鳖甲八钱　花青皮二钱　大腹皮（酒洗）三钱　三棱三钱　桃仁泥二钱　广木香一钱　西砂仁三钱　麝香一分（冲）

加减法：兼黄疸者，加茵陈五钱，针砂三钱；便闭，加大黄三钱。

方解：经云：邪之所凑，其气必虚。故首重用芪、术以大补元气，香、砂、腹毛以行其气，二丑、茯苓以逐其水，鳖甲、青皮以疏其肝，棱、桃所以化瘀，珀、麝则化瘀通络而兴奋神经，使腹中积聚逐渐消失，沉疴尽愈，仍宜兼服诸逐水方剂。

加味平胃散

高丽参三钱　苍术三钱　厚朴四钱　广皮三钱　杏仁泥四钱　砂仁三钱　马槟榔四钱　煎服，巴遂散三钱，分二次冲服。

本方治腹水肿大，体质不甚虚者，已服前消胀消瘀方数剂后，续服此方一二剂。服此方后，大便必泻水，或数次，或十余次不等，后无不良反应，或有暂时腹痛、呕吐者，不久自愈，泻后精神、食欲转佳。一二剂后，又再服前消胀等方，如虚者继服补气消胀法数剂后，察其可攻时，再服此方。如此相机轮服，则腹水尽消而愈。

补气消胀法

高丽参三钱 焦白术四钱 苡仁六钱 茯苓五钱 炒怀药五钱 厚附片五钱 肉桂二钱 广皮三钱 瓦楞壳四钱 鸡内金四钱 蔻仁一钱 砂仁三钱 生鳖甲八钱 京三棱三钱

本方用于腹水肿大，而不可专攻之虚证，有培养元气、健运脾胃、软坚消胀、行水之效。服三剂后，察其腹围已逐减者，即勿更方，守服此方可以痊愈。若服后精神、脉象已转好，而肿胀仍未减者，可继服加味平胃法以逐水，畅泻后仍服此方。

培元消胀法

高丽参三钱 焦白术四钱 茯苓四钱 炒怀药五钱 厚附片五钱 川椒炭钱半 炒干姜二钱 肉桂二钱 西砂仁三钱 巴戟四钱 淫羊藿四钱 菟丝四钱 杜仲五钱 苡仁五钱 炙甘草一钱

本方治腹水肿大，而脉气甚虚，毫不可攻者，宜先服此方以培其元气，待其精神、食欲转好时，再服以前诸方，庶无虚虚实实之弊。又凡腹水大消之后，即须继服此方，即可痊愈。

再以上二方皆有桂、附，若阳不虚而见舌黄口渴者，宜减去。

一加减补中消胀汤

高丽参三钱 白术五钱 炮姜二钱 厚附片五钱 广陈皮一钱半 茯苓四钱 黄芪八钱 泽泻片三钱 炙升麻一钱 肉桂一钱半 苍术二钱 西防风二钱

本方治气臌，即气虚中满证。凡形气虚弱，中气涣散，或因他病攻伐过甚，损伤中气，渐渐腹部胀大，而成鼓胀，胸膈满闷，扣之蓬蓬空响，无水浪感，大便溏泄，或兼两足浮肿，身体沉重，脉来沉而濡弱，乃气虚中满也。宜补气敛气，收纳散亡，升清降浊，其胀自消。大忌破气攻逐之品，宜此方多服必效。

二加减补中消胀汤

高丽参三钱　白术三钱　黄芪五钱　秦归二钱　砂仁三钱　广陈皮二钱　柴胡一钱半　枳壳一钱半　苍术二钱　谷虫二钱　白茯苓四钱　黄连一钱　干姜一钱　焦柏一钱　升麻一钱

本方升清降浊，清热利湿，虚中夹滞，不可纯补专攻之证，但以此方调和中气，数剂之后，再察其腹胀松快者，即勿更方，或与一加减补中消胀汤轮服亦可。

加味下瘀血汤

水臌、气臌之外，又有血臌者，较水臌、气臌尤为难治，然其证颇少。医者于此证往往认为水臌、气臌，而不知为血臌。诚以此证之肿胀、形状与前两者几无以辨。所可辨者，其周身及腹部青筋暴露（即回血管）是也。盖由其人多郁多怒，肝气不疏，血行被阻，瘀停既久，满身之血管皆为瘀血亢塞，其静脉管肤浅易见，遂呈紫色而细纹旁达。若初起体未大虚者，用加味下瘀血汤治之。

大黄九钱　桃仁三十枚　䗪虫二十枚　野台参一两　甘遂三钱

上五味细末炼蜜为十丸。每以甜酒四两煮一丸，连药渣顿服之，如法制服，腹中瘀血当尽下，如腹中无水积者，去甘遂不用。

理冲汤

血肿而体强者，以下瘀血为最效。若体虚弱，病成已久，或逾年，或数年，癥瘕、积聚将满腹，硬如铁石，妇女则月信闭塞，饮食减少，浸成劳瘵。病势至此，何堪攻伐，宜理冲汤以缓治之，可转弱为强，即十余年久积之癥瘕，硬如铁石，久久服之，亦可徐徐尽消。

黄芪五钱　党参五钱　白术四钱　怀药五钱　三棱三钱　莪术三

钱　鸡内金三钱　桃仁三钱　红花二钱　䗪虫五个　生水蛭（不炙）一钱　小茴一钱半

加减法：服后觉闷者，减去白术。觉气虚弱者，减去三棱、莪术各一钱。泻者，加术。热者，加生地、天冬各数钱。虚寒者，加桂、附各数钱。

痞块外治经验方

治一切男妇腹中气块、血块、七癥八瘕，以及小儿食积、痞块，及西医所谓妇女子宫癌瘤，即中医所谓之肠覃、石瘕，无不神效。

新鲜猪尿胞一个　朴硝四两　沉香一钱　红花四两　皂角刺七枚　全茴三个　小茴三钱

用法：以上六味，共为细末，装入猪尿胞内，另用滚白酒一斤，冲入尿胞内，与药混合，将尿胞用布捆扎于痞块上。次后每日添酒四两，免药干燥，每三天各药减半，再添一次，至愈为度。最长疗程不过二十天，须耐心用之，不可躁急，无不愈者。

金枣

红芽大戟六两　大红枣十两　先煮大戟，取浓汁，去戟不用，以汁汤煮枣，令汁收尽，将枣晒干，每次嚼服五六枚，必泻恶水，不泻再加，以泻为度。

此方和平，无不良反应，适用于体虚不任峻攻者。

加味消水丸

黑丑牛四两　甘遂（炒）二两　葶苈一两　沉香一两　琥珀六钱　共研细，水打为丸，如豇豆大，每服十五丸，不知再加，以泻为度。此方逐水之功甚强，可代十水丸，虚人酌用，须隔数日服一次。

巴蜀名医遗珍系列丛书

鸡屎醴

雄鸡屎一味炒焦，热酒空心热服后，即鸣泻出黑水，数次即消，治血臌尤更效。

三牛遂散

黑丑四钱　甘遂三钱　广三七一钱半　共研细末，每服一钱，蜂蜜水冲下，一次不泻，再服之，必泻恶水，须空腹服。泻后始可进食，间有服后腹痛呕吐者，然须臾自止。须隔数日服用一次。

三巴遂散

甘遂（炒）三钱　巴豆霜二分　三七一钱　共研细末，每服一钱，蜂蜜水下，如未泻再续服，以泻为度。

以上二方，所治皆同，皆能攻逐水瘀，其效力甚强。唯前方适用于阳水证，凡舌黄、尿黄、脉数者，宜之。后方适用于阴水证，如舌滑、尿、清、脉来弦迟者，须辨清用之，效如桴鼓。

猪肚汤

凡腹水消退，脾肿不减，服此方数剂，则脾肿全消。

雄猪肚子一具，大蒜四两，槟榔、砂仁、红花各三钱，广木香二钱，以上五味，装入猪肚内，炖汤分二日服完，服数次以愈为度。

以上诸方，皆余在铁路医院治疗肝硬化腹水所常用之经验效方。临床时可随证选用，汤剂与丸剂交换使用，轮流互服，视病者之强弱，或先补后攻，或先攻后补，大约在两三个月内都收到满意效果。

结　论

古籍所载鼓胀，有五蛊之称，如水毒、蛊痢、蛊胀、水臌、血臌、鼓胀、水癥、水瘕等，颇与近代血吸虫病相类。以上各证，各有所因，非尽关于虫。但既成鼓胀之后，除气虚中满一证中空无物而外，其余诸证莫不有蓄瘀积水、腹胀膨膨之象。故古今名家治疗之方，不外逐水祛瘀、杀虫吐下、扶正等法，但须辨别轻重缓急与夫寒热虚实，随证治之，不可笼统以逐水套方施治。盖病此者，为时已久，无不正虚，何况晚期病变，各随体质而异乎。大抵治疗此病，一面攻瘀逐水，减轻腹中积聚之程度，并减少消化器之负担，使胃肠组织瘀血及水肿消退。一面扶助正气，健运中枢，促使消化机能旺盛，则食欲增加，多吸收营养，恢复肝脏机能，使门脉血压降低，肾脏机能亦恢复正常，则病可痊愈。须《本经》上曰：急则治其标，缓则治其本。攻补两法，相机而行，因证制宜，灵活运用而已。

巴蜀名医遗珍系列丛书

卷之十七　时行麻疹病类

概　论

　　麻疹形如麻痧，痘疹形如豆粒，皆象其形而名之也。麻、痘俱胎毒，而性能传染，为时病传染病之一，故并及之。察痘出五脏，脏属阴，阴主闭藏，其毒深而难出。麻主六腑，腑属阳，阳主发泄，其毒浅而易散。脏阴多虚寒，故痘可温补。腑阳多实热，故麻宜清宣。然麻虽属腑，而内应手足太阴，外合于皮毛肌肉，皮毛主肺，是以发热之初，虽似伤寒，而肺家见症独多。初见点时，如疥如米尖，再后成片，红色者轻，紫色者险，黑色者逆，不可视为泛常，不可用药失序，又不可过为攻表，攻表太过，则胃气受伤，毒气不能达，反令停毒攻肺。务宜辨清寒热虚实，察明浅深而治之。治之之法，唯在宣发其毒，以尽出之于外。虽红肿之甚，状如漆疮，亦不足为虑，以其既发于外，即可免内攻，不若痘家之必顾其收结也。更须审其脉象，自发热起至收完，但看右手一指脉洪大有力，虽有别症，亦不为患。若细软无力，是为阳证阴脉，元气既弱，安能胜此邪毒，是即安危之基也，故凡诊得此脉，即当识其内虚，而速救元神。若脉虚而迟缓者，宜用温补托法；虚而数者，宜用清补透法，庶有转机。若执以麻疹为阳毒，而概用寒凉，则必不免矣。叶天士谓痧本六气客邪，初起用辛凉开透法；液燥者佐甘寒，如鲜生地、鲜茅根之类；夹湿者用淡渗，如生苡仁、茯苓之类；火盛者用咸寒，如犀角、羚羊、金汁之类；而始终又须佐以表散，若薄荷、连翘、蝉蜕、僵蚕之类，则火消毒净。疹愈之后，亦无他患，至若升麻、羌活之品，慎勿轻用。盖以麻疹每由时令温疫吸引而出，复用羌活之燥、升麻之升，则毒火升腾莫制，亢塞于上，归于心则烦热谵语而发惊，归于肺则咳血喘促、鼻孔扇动、声哑而毙。故治疹必先岁气，毋伐天和，若徒执升葛一方，而不知因时因证，则偾事多矣。此证若调治得法，十可十全。设调治失宜，祸亦反掌。唯疹在痘前出者，俗名瘄麻，痘后必须复出。唯在痘后出者，方为结局。至其名称，或曰沙子、曰瘄子、曰麻子、曰肤疮、曰糠疮、曰疹子，皆因地异名，其证一也。

麻疹与疫疹之区别

麻疹初起，与温疹及疫喉痧类颇相似，若辨认不清，鲜不误事，兹将二证异点，举例于后。

（1）温疹疫喉痧但一身壮热，疹即涌出；而麻疹必发热后三日，或六日，其点始现。此其异一也。

（2）疫喉痧之疹，不现于面部，有同猩猩之口鼻，故疫喉痧又名猩红热；而麻疹则面部独多。此其异二也。

（3）猩红热先现点于项部，随即遍于全体；麻疹则先现点于面部，须三日始遍于周身。此其异三也。

（4）猩红热初起，必现呕吐，及咽喉痛；而麻疹之初起，则无此象。此其异四也。

（5）猩红热疹小而有最细之白顶，破之微有水汁；而麻疹则形若麻粒，色似桃花，形稀疏，渐次稠密，有颗粒而无根晕，微起泛而不生浆。此其异五也。

（6）猩红热之热壮，热不减；而麻疹之发热，与他证不同，如白天见热者，至夜而渐衰，如夜间先热者，则至昼而渐衰，如此二三日，或四五日，而始见点。此其异六也。

按：麻或发于三日之前，或发于六日之后者，因表邪之轻重不同也，经气之衰旺非一也。如邪轻表疏，则外发之期早；邪重表密，则外发之期迟耳。凡治一切温疹猩红热，皆宜清营解毒，而以清瘟败毒饮加减自效。唯麻疹则以透发为主，若误以治温疹之法施于麻疹，初起则邪不得透，而必内陷；以治麻疹之法用于温疹，则营血必愈沸腾，而痉厥立至矣。

麻疹辨证法

> 麻为正疹亦胎毒，毒伏六腑感而出。
> 初发身热频嚏涕，眼泪汪汪两胞浮。
> 颊赤指冷睡惊掣，较痘虽轻变化速。

疹非一类，有瘙疹、瘾疹、温疹、盖痘疹、疫喉痧，皆非正疹也。唯麻疹为正疹，亦胎元之毒，伏于六腑，感时令阳邪火旺之气，自肺脾而出。其症则有咳嗽喷嚏，面肿腮赤，目胞浮肿，眼泪汪汪，鼻流清涕，呵欠闷烦，乍凉乍热，手足稍冷，夜卧惊悸，或恶心呕哕，或泄泻，或以手掐面目唇鼻者，皆是出疹之候。其热或二三日，或四五日，始现点于皮肤之上，形如麻粒，色若桃花，间有类于痘大者，此麻初发之状也。形光疏稀，渐次稠密，有颗粒而无根晕，微起泛而不生浆，此麻疹见形之候。大异于痘也，须留神调治，始终不可一毫疏忽，较痘虽稍轻，而变化之速，则在顷刻也。

巴蜀名医遗珍系列丛书

麻疹轻重

> 麻疹出时非一端，其中轻重要详参。
>
> 气血和平轻而易，表里交杂重则难。

麻疹出时，有轻重之分，临时须要详察。若气血和平，素无他病者，虽感时气，而正能制邪，故发热和缓，微微汗出，神气清爽，二便调匀，见点则透彻，散没不疾不徐，为轻而易治者也。若夹有风寒食滞，表里交杂，一触邪阳火旺之气，内外合发，而正不制邪，必大热而无汗，烦躁口渴，神气不清，便闭尿涩，见点不能透彻，收没太速太迟，则为重而难治也。

麻疹主治大法

> 麻宜发表透为先，最忌寒凉毒内含。
>
> 已出清利无余热，没后伤阴养血全。

麻疹出贵透彻，宜先用发表开透，使毒尽达于肌表。若过用寒凉，遏阻营热外发，则疹必不能透出，多致毒气内攻，喘闷而毙。至若已经透出，又当用清利之品，使内无余热，以免疹后诸患。且麻疹属阳热，甚则阴分受伤，血为所耗，故没后须以养血为主，可保万全。此首尾治疹之大法，至于临时权变，唯在神而明之而已。

按：以上所言，乃治麻之常法。亦有初起火闭，即宜兼用清凉者，食闭而宜兼用消导者，痰闭而宜兼用化痰者。没后固宜养血，亦有匿表而宜兼用疏散者，火郁而宜清凉者，食积而宜消导者，痰壅而宜兼化痰者。且有元气本虚，初发即宜兼补气血，没后而即用温补者；亦有初发即宜兼补气血，没后而反用清凉者。麻疹千变万化，医法安可拘执。

麻疹未出证治

> 欲出麻疹身微热，表里无邪毒气松。
>
> 若兼风寒痰食热，隐伏不出变丛生。
>
> 银翘宣毒分寒热，随证加减贵变通。

麻疹一证，非热不出，故欲出时，身先热也。表里无邪者，热必和缓，毒气松动，则易出易透。若兼风、寒、痰、食、疫、火诸证，其热必壮盛，毒气郁闭，则难出而难透。若时当温暖之际，则以银翘散为主。若在乍暖乍寒之时，则以宣毒发表汤为主。其间或有交杂之证，依本方随证加减可也。

按：麻疹重在初期，最怕其闭而不出，若表里清和，自然而出，自然而没，此何须医治，不药亦自愈也。唯一兼风寒痰食火邪，则闭而不出，最为危险。盖麻疹出没，有一定限期，初起发热三日，现点三日，收没三日，前后不出十日。非若他证可以从容调治，麻疹则为时所限，急不能待也。至其兼证各宜辨明，兹分详于后，免临时仓皇也。

银翘散

芥花三钱　薄荷一钱半　银花三钱　连翘三钱　桔梗二钱　牛蒡一钱半　香豉二钱　竹叶二钱　甘草一钱　鲜芦根三钱

加减法：如时令暄热而见热重者，本方去淡豉合白虎汤发之。咳甚喘急，口渴引饮，本方加麦冬、花粉、石膏、知母、梨皮、枇杷叶。痰重，加川贝、瓜蒌，俱加鲜芦根。尿赤，加木通。毒火重，加黄芩、黄连、栀子、玄参等随宜施用。

宣毒发表汤

升麻一钱　葛根三钱　前胡二钱　桔梗二钱　枳壳一钱　芥花三钱　防风二钱　薄荷一钱半　木通一钱　连翘三钱　牛蒡二钱　淡竹叶二钱　甘草五分

加减法：引加芫荽煎服。咸寒者，加麻黄，夏月勿用。食滞，加山楂。内热，加黄芩。气急，去升麻，加苏叶、葱白，甚者去桔梗。孕妇依前法再去木通。

方歌：疹伏宣毒发表汤，升葛前桔枳荆防。薄通翘蒡淡竹草，引加芫荽水煎尝。

麻疹现点证治

麻疹已出贵透彻，细密红润始为良。

若不透彻须细辨，风火痰食气虚详。

寒闭寒热无汗喘，头痛鼻塞法荆防。

火闭面赤神昏躁，烦渴壮热三黄良。

食闭便秘腹满胀，舌腻楂麦莱菔黄。

痰闭痰壅气喘急，杏桑瓜胆贝母将。

虚闭面白身微热，脉虚神倦败毒康。

麻疹见点，贵乎透彻，出后细密红润，则为佳美，有不透彻者，须察所因，分别治之如后。

风寒闭证：外面必有寒象，其面色微青，舌苔微白，洒淅恶寒，毛窍竖起，身热无汗，鼻塞气粗，喘闷不宁，头痛呕恶，疹色淡红而暗，甚至角弓反张，手足拘挛，眼白足冷，大便清利等症，宜荆防宣解汤以发之。

火闭证：火闭者，由毒热壅滞，必面赤身壮热，谵语烦渴，疹色紫赤滞暗，两目红肿，肌肤焦热，舌燥唇裂，大便或闭或泻，甚至气喘狂叫，神昏谵语，扬手掷足，喜就冷处，宜三黄石膏汤主之，再加犀角，甚者加大黄。

食闭证：食闭者，面色微黄，四肢倦怠，吞酸嗳腐，身热口燥，舌上黄白厚苔而腻，胸膈痞满，甚至肚腹坚实，昏睡气急，大便不通，宜于宣毒发表汤中加枳壳、厚朴、山楂、麦芽以消其食，莱菔子、大黄以通其闭。若食火冲心，时发谵语，四肢厥冷，名为食厥，急用芩、连、石膏、蒌仁、大黄，仍佐以发散之药。

痰闭证：痰闭者，满口痰涎，喉间有声，气急发喘，咯痰不出，宜于宣毒发表药中重用桔梗、杏仁、桑皮、胆星、蒌仁、白芥、竹沥等品；又闷瘄多痰喘，法用月石、雄精、猴枣研细冲服，则痰开麻透。

以上四证，已甚者谓之闷瘄，或四证俱全，宜用三黄石膏汤，再加风药、痰药、消食药。

虚闭证：虚闭者，乃正气虚弱，不能送毒外出，必面色㿠白，身微热，精神倦怠，疹色白淡而不红，宜人参败毒散。

荆防宣解汤

治风寒外闭，疹出不透。

荆芥　防风　薄荷　升麻　粉葛　前胡　紫苏　桔梗　杏仁　虫蜕　葱白　冬月用麻黄。

方歌：荆防宣解治风寒，荆防升葛薄桔前，杏仁蝉蜕与葱白，冬月须加麻黄煎。

三黄石膏汤

麻黄　石膏　淡豆豉　黄柏　黄连　栀子　酒黄芩

方歌：疹出不透毒热因，三黄石膏汤急寻。麻黄石膏淡豆豉，黄柏黄连栀子芩。

人参败毒散

人参　川芎　羌活　独活　前胡　枳壳　桔梗　柴胡　甘草　赤苓　生姜

方歌：疹因气虚出难透，人参败毒有奇功。参芎羌独前枳桔，柴胡甘草茯苓同。

阴虚不透

阴虚肺燥毒内伏，壮热烦躁色焦枯。

大渴鼻扇气喘急，脉细而数宜透毒。

麻疹不透，除以上诸证而外，又有阴虚肺燥一证。盖阴液素虚之小儿，脏气怯弱，不能传送毒气，徒用表药耗散卫气，而伤肺阴，毒更难出；或本无寒邪外闭腠理，而妄用麻黄，大泻肺气，至于鼻孔扇动，气息喘急，毒伏心肾，烦躁不宁，热壮无汗，大渴引饮，或痧点仅现于头面，颈下全无，其色干红焦萎，喉干喑哑，或半身以上发热，身下厥冷，目暝眵糊，鼻血咯血，脉来细数少神。此皆阴液枯涸，无力外出，俗医辄认为外毒内陷，仍予升散，以致喘急烦躁而毙者，不可数计，此皆拘泥成法，不明麻疹内伏之理故也，急宜用生津解毒汤治之。

生津解毒汤

鲜生地二两（捣汁冲）　玄参二钱　生石膏八分　知母三钱　羚羊角六分（末冲）　犀角一钱　当归头二钱　赤芍三钱　连翘三钱　甘草一钱　梨汁、藕汁各一杯冲。

方歌：生津透毒生地玄，犀羚知膏连翘甘。归头赤芍梨藕汁，热毒内伏妙如仙。

方解：上法以生地大滋肾液，以为托毒之源；玄参滋水解毒，能启发肾气；归头、赤芍疏通血络；犀、羚皆清凉而能透发；连翘、知、膏、甘草从手厥阴引毒直达肺胃，从表而出；梨、藕以滋气液而能清金。此因阴液枯涸，毒热内伏之妙法也，亦可稍加薄荷、虫蜕以为向导。

章虚谷曰：此毒热内伏，故宜主以清凉透发，又有先天元阳薄弱，而毒难转化者，予凉透之剂，稍佐附子助其元阳，送毒而出，否则难以透发。此又法外之法也，不可不知。

麻疹形色辨治

麻疹形色要留心，黑凶紫险赤为轻。

黑宜清瘟兼紫雪，紫为血热主大青。

唯有淡白血虚甚，养血化斑随证拼。

巴蜀名医遗珍系列丛书

麻疹之色，以红活为佳，若见紫色深红，乃血热太甚，必兼壮热神烦、喘促便结等症，宜大青汤加减主之。若毒火太甚，由紫而焦黑，则十死一生之证也，急予清瘟败毒饮加羚角、人中黄以化毒清营，或生津透毒汤亦妙。如病势极重，已成闷瘄者，先用紫雪丹辛凉芳透，始能转危为安。至若疹色淡白者，心血不足也，必见虚象，若未见点，以人身败毒散为主，已发者，养血化斑汤主之。疹色赤者，人参白虎汤加连翘、牛蒡、骨皮可也。

大青汤

鲜大青叶五钱　生地五钱　石膏六钱　玄参七钱　地骨皮三钱　知母三钱　木通二钱　栀子三钱　淡竹叶三钱　人中黄二钱　便秘加酒军。

方歌：疹色深红毒火煎，大青知膏骨地玄。桔竹中黄通栀子，便燥应将大黄添。

养血化斑汤

当归（酒洗）三钱　红花（酒洗）一钱半　赤芍三钱　生地五钱　虫蜕二钱　人参二钱　炙甘草一钱　甜酒同煎。

方歌：养血化斑白疹良，当归赤芍生地黄。红花虫蜕人参草，调营补气颇相当。

白麻宜于疏散，药中加当归、赤芍、丹皮、红花等味。有见点三四日而转红者，有不红而渐次收没者，有没后而翻出火证者，切勿拘泥白麻皆属虚热也。

清瘟败毒饮

加羚羊角、人中黄以化毒清营。

生津透毒汤、人参败毒散

人参白虎汤

加连翘、牛蒡、骨皮。

紫雪丹

各方俱见前。

麻疹收没期

疹出三日当收没，不疾不徐始无虞。

收没太速毒攻内，当散不散虚热医。

毒甚荆防解毒治，外用胡荽酒法宜。

虚热柴胡四物剂，应证而施勿狐疑。

麻疹透发之后，在三日内，每日早午晚，或晚、夜半、早三时，疹点格外红绽，谓之发潮。一日三潮，三日九潮，三日之后，乃渐次收没，不疾不徐，始为无病。倘一发即收没，或一二日即收没，此为太速，因调摄不谨，或为风寒所袭，或为邪秽所触，或伤食，或痰热，以致毒反内攻，轻则烦渴谵妄，重则神昏闷乱，甚者顷刻而毙，此不可忽也。当细察其收没原因，分别治之。

风寒内攻：如收没太速，因于风寒外袭，毒热内伏，宜荆防解毒汤治之，或麻杏石甘汤加牛蒡、虫蜕、荆芥、防风亦妙。

伤食：宜于荆防解毒汤内加枳壳、莱菔子、神曲。

毒滞血凝：症见遍身青紫、热肿腹胀、喘促尿涩、脐突出者，急用凉膈散加麻黄、石膏、葶苈、大黄䗪虫可挽救。

痰火内攻：火热亢极，毒邪内攻，症见烦躁，或腹胀喘急，不省人事者，加枳壳、大黄，仍须佐以荆芥、前胡等药，又张氏清疹汤最良。按证施治，兼用外治诸法，庶可使疹透出，方保无虞。若闷瘄不省人事者，尤为险恶，往往不及救治而毙。急先用紫雪丹合紫金锭化冲，以清化热毒而醒神经，兼急用外治法以引之外透，庶可转危为安，若察小儿体胖痰湿重，而成闷闭者，或用荆防解毒汤加痰药或白虎中加痰药，不可纯用寒凉，痰反不化也。

凡现点三日之后，疹当顺序而渐收没，若当散不散者，内有虚热留滞肌表也。其症潮热烦渴、口燥咽干，切不可纯用寒凉之剂，以柴胡四物汤治之。血分和畅，余热悉除，疹即没矣。若阴液伤而疹不没者，生津化疹汤治之。

荆防解毒汤

薄荷　连翘　荆芥　防风　黄芩　黄连　牛蒡　大青　犀角　人中黄　引用灯心、鲜芦根水煎，加减法详上。

方歌：收没太速毒内攻，荆防解毒治最灵。薄翘荆防芩连蒡，大青犀角共人中。

按：荆防解毒汤治麻毒内攻之神方，如冬月寒甚内隐者，可再加麻黄、杏仁，余如夹痰夹食，俱以本方加味治之。

凉膈散

薄荷　酒芩　连翘　栀子　桔梗　酒军　明粉　甘草　赤芍　粉葛

白虎汤

方见前。

清疹汤

凡热毒内闭，疹不肯出，或出而复没，脉洪数壮热，疹甚稠密，咳嗽喘促，气粗喉疼，鼻翅扇动，烦躁不宁等症最效。

生石膏八钱　知母三钱　羚羊角一钱　薄荷二钱　青连翘二钱　人中黄二钱　金汁一杯　虫蜕一钱半　僵蚕二钱　鲜芦根二两先煎代水。

方歌：疹毒内攻清疹良，壮热烦渴脉洪长。薄翘金黄羚白虎，蚕蝉芦根水煎尝。

麻疹收速外取法　胡荽酒

胡荽，即芫荽一大把，再加观音椰一把，二味捣如泥，酒炒热，布包熨其头面周身，须忌风，连熨两次，疹即出。疹没太速，毒热内攻，制药延时，宜急服西药盘尼西林片，每服一片，一日连服二三片，最为捷效，余屡用之皆验。

柴胡四物汤

杭芍　当归　川芎　生地　柴胡　知母　人参　竹叶　骨皮　黄芩　麦冬　姜枣煎。

方歌：当散不散因虚热，柴胡四物芍归芎。生地人参紫竹叶，地骨知母芩麦冬。

生津化疹汤

干生地五钱　麦冬三钱　玄参五钱　北沙参三钱　地骨皮三钱　川贝一钱　鲜枇杷叶五片　鲜茅根五钱

上法甘凉，清滋气液，肃肺化痰，为津虚而疹不没者之良法。

神昏瘛疭

麻疹壮热渴神昏，痰喘便秘瘛疭频。

巴蜀名医遗珍系列丛书

犀玄竹通参白虎，紫雪调服可回春。

麻疹误服温散，风阳大动，症现痰喘便秘，口渴神昏，尿赤而短，身体壮热，甚则手足瘛疭，状如惊痫，此热陷厥阴也，急宜犀角人参白虎汤，由厥阴以引出肺胃而愈。小儿平素阳旺者，多此证，宜注意。

犀角人参白虎汤

犀角一钱　元参四钱　生石膏六钱　竹叶二钱　洋参一钱　木通五分　知母三钱　紫雪丹五分（作三次冲）

加减法：肝热重，抽搐甚者，再加羚羊角六分。痰壅，加胆星一钱。

身热不退

麻疹已发身犹热，毒热壅遏使之然。

出用化毒清表剂，没后柴胡清热前。

麻疹非热不出，若即出透，其热当减，倘仍大热者，此毒甚壅遏也，宜用化毒清表汤。疹已没落，而身热者，此余热留于肌表也，柴胡清热饮治之。

化毒清表汤

粉葛　薄荷　骨皮　牛蒡　连翘　防风　酒芩　黄连　元参　知母　木通　甘草　桔梗　灯心

方歌：疹已出透身犹热，化毒清表为妙诀。葛薄地骨蒡翘防，芩连玄知通甘桔。

柴胡清热饮

银柴胡　黄芩　赤芍　生地　地骨皮　麦冬　知母　甘草　引用生姜、灯心水煎。

方歌：疹已没落热不减，柴胡清热效通仙。柴胡黄芩芍生地，麦冬地骨知母甘。

烦　渴

毒热内盛火上炎，心胃扰乱烦渴添。

未出升葛汤加味，已出白虎汤为先。

没后竹叶石膏治，因时医治莫迟延。

凡出麻疹烦渴者，热毒壅盛也。盖心为热扰则烦，胃为热灼则渴。当未出时，宜于银翘散或宣毒汤内加麦冬、花粉。已出者，宜人参白虎汤。没后烦渴者，用竹叶石膏汤。

竹叶石膏汤

人参　麦冬　石膏　知母　竹叶　甘草

方歌：疹已没落当安静，若加烦渴热未清。竹叶石膏汤参麦，石膏知母竹甘拼。

银翘散　宣毒发表汤　人参白虎汤

方俱见前。

巴蜀名医遗珍系列丛书

谵 妄

疹发最怕毒火盛，热昏心神谵妄生。

未出三黄石膏治，已出清宫黄连斟。

谵妄一证，乃毒火太甚，热昏心神而然也。疹未出而谵妄者，黄连解毒汤主之。若渴甚液亏，舌色绛者，黄连解毒苦寒恐反化燥，唯吴氏清宫汤极效。若兼有风寒，痰食而成谵语者，宜各随证用药辅之。

三黄石膏汤

见前。

黄连解毒汤

治火热狂躁、心烦口干、燥热之症，及吐下后热不解、脉洪喘急等症。

焦栀子　焦柏　黄芩　黄连　灯心

清宫汤

玄参心二钱　莲子心五分　竹心二钱　连翘心二钱　犀角二钱（磨冲）　连心麦冬三钱

热痰甚加竹沥、梨汁。咯痰不清加瓜蒌皮。热毒盛加金汁、人中黄。渐欲神昏，加银花、荷叶、石菖蒲等。

喘 急

疹初无汗作喘急，宜发麻杏石甘宜。

毒热内攻金受克，保肺清气化毒医。

若因汗泻虚脱喘，纳气归元勿迟疑。

喘为恶候，麻疹最忌。盖咳嗽二者，皆属于肺，然嗽实喘虚，凡麻疹得嗽者出，得喘者入。入则合眼多痰，胸满腹胀，色白而毒不尽出，则危矣。此疹之宜嗽不宜喘也。如初出未透，无汗喘急，此表实怫郁其毒也，宜麻杏石甘汤发之。疹已出，胸满喘急，鼻唇干燥，脉数有热者，此毒热内攻，肺金受克，宜用清气化毒饮清之。若迟延失治，以致肺叶焦枯，则难救矣。若察其本非火证，又非外邪，而或因大泻大汗，或攻伐太过，因小儿体质素弱，不耐发或泄，而致喘者，乃虚喘也。上则肺燥，下则阴虚，肾气不纳，因而喘促，其脉必虚软无神，或豁大而空，此气脱之候，乃气之促也，非喘也。若仍以实喘治之，如石压卵矣，宜纳气归元法救之。

麻杏石甘汤

见前。

清气化毒饮

前胡　桔梗　瓜蒌仁　连翘　桑皮　杏仁　黄芩　黄连　鹿角参　甘草　麦冬　芦根引。

方歌：毒热内攻肺喘满，清气化毒饮最灵。前桔瓜蒌翘桑杏，芩连元参草麦冬。

纳气归元饮

熟地六钱　苁蓉三钱　怀药五钱　龟板五钱　米洋参三钱　天冬三钱　麦冬三钱　牡蛎五钱　胡桃肉五钱　玄参三钱　川贝一钱半　炙甘草一钱

本方治气短似喘，呼吸促急，提不能升，咽不能降，气道噎塞，势剧垂危者。此元气将脱也，宜此以收纳元气，使之归根，并以二冬、玄参以清肺保金，川贝以化其虚痰，则气自返宅矣。若徒知麻疹之实喘治法，而不知有虚喘，概以消痰破气解表之剂施之，则所误无穷也。

经验良方

猪尿饮

取母猪尿一盏，温服之，其喘立已，功效如神。

一小儿，麻疹壮热，气喘颇危，西医为注射盘尼西林多针无效，其势已殆，或教以服母猪尿一杯，服下立效，竟愈。其邻适有一儿，亦染麻发喘，医治无效，其家即以所剩之猪尿与服，亦立愈。盖猪为水畜，其尿咸寒，用母猪者，取其至阴之性，尤能纳气归肾，此所谓脏器疗法，甚于草木多矣。

按：麻杏石甘及清气化毒二方，乃治麻疹发喘之特效方，然亦宜随证加减。如疹未出而喘急者，于麻杏石甘汤，内加荆、防、桔梗、桑皮、牛蒡、知母、葶苈等药；如已透而喘急者，及隐伏而喘急者，于清气化毒饮中加石膏、枳壳、胆南星、大黄等药，皆应手而效。此即前哲所谓风痰食火为气喘之源，治宜祛风化痰、消食清火是也，但不宜用苏合、抱龙、牛黄等丸，亦不可纯用降气之药。

附 麻瘄汇补治法

初发而喘者，麻杏石甘汤加淡竹叶。

已出而喘，鼻干口燥者，白虎汤加疏表药或羚羊泻白散。便闭者加前胡、蒌仁、杏仁、大黄、牛蒡、西河柳。火喘，羚羊、蒌仁、石膏最妙，花粉、海石次之。痰喘者，宜用瓜霜、枳壳、花粉、海石、金沸草等药消痰清火。如痰逆壅盛者，宜牛黄珍珠散。气虚加人参立应。

按：麻疹火旺，隐伏不透而喘急者，予尝用西药盘尼西林片，服两三片极效。至麻后喘急，有虚实之分，喘而有汗，须扶正气，喘而无汗，须散邪火。虚者气乏身凉，冷痰如冰；实者气壮胸满，身热便硬。虚宜补肺化痰之药，如人参、阿胶、熟地、蛤蚧、胡桃肉纳气归肾；实者宜白虎汤，或羚羊泻白散加减治之。

羚羊泻白散

生桑皮　骨皮　甘草　羚羊角

牛黄珍珠散

珍珠　牛黄　等分为末，灯心汤冲服。

咳　嗽

疹出咳嗽风邪郁，加味升麻葛根良。

毒热熏蒸金受制，清金宁嗽自堪尝。

麻疹发自脾肺，故多咳嗽，而疹乃易出。旬日之后，尚宜有嗽，切不可用止嗽之剂，但咳嗽太甚者，当分初、没治之。初起咳嗽，此为风郁，以升麻、葛根，加前胡、桔梗、苏叶、杏仁治之。已出咳嗽，乃肺为火灼，以清金宁嗽汤治之。

升麻葛根汤

此方治风寒闭塞，麻疹乃阳毒，风火上腾，不可轻用。

升麻　葛根　甘草

清金宁嗽汤

炙橘红　前胡　甘草　杏仁　炙桑皮　川黄连　瓜霜　桔梗　浙贝　红枣　生姜

方歌：嗽用清金宁嗽汤，橘红前草杏仁桑。川连瓜蒌桔贝母，引用红枣与生姜。

按：肺为火灼者，宜甘寒之品清燥救肺为主，当以桑菊饮加味，或以喻氏清燥救肺汤亦佳。热邪轻浅后，再沙参麦冬汤等类可收全功。本方之橘红、黄连辛苦化燥，恐不相宜，用者审之。

桑菊饮

桑叶　菊花　连翘　杏仁　薄荷　桔梗　甘草　芦根

如燥甚者加玄参、麦冬、生地、鲜枇杷叶。

喻氏清燥救肺汤

泡沙参　甘草　麦冬　生石膏　甜杏　枇杷叶　胡麻　桑皮　阿胶

加减法：血虚燥，加生地。痰多，加川贝、瓜霜。热甚，加犀角、羚角。

沙参麦冬汤

泡沙参　麦冬　玉竹　花粉　桑叶　生扁豆　甘草

再加鲜斛、米合、梨汁、蔗汁。

喉　痛

　　　　　疹毒热甚上攻喉，肿痛难堪实可忧。

　　　　　表邪元参升麻用，里热凉膈消毒求。

　　疹毒热甚上攻咽喉，轻则肿痛，重则汤水难下，最为可虑。表邪郁遏，毒不能发舒于外，致咽喉作痛者，元参升麻汤主之。里热壅盛，或疹已发于外，而咽喉作痛者，以凉膈消毒饮主之，外吹玉钥匙。

元参升麻汤

荆芥　防风　升麻　牛蒡　元参　甘草　射干　山豆根

消毒凉膈散

芥花　防风　连翘　薄荷　酒芩　栀子　甘草　牛蒡　芒硝　酒军　加灯心同煎。

玉钥匙

见前。

失　音

　　　　　疹毒声哑肺热壅，玄参升麻大有功。

　　　　　已发凉膈玄麦蒡，没后儿硼音即清。

　　失音者，乃热毒闭塞肺窍而然也。疹初失音者，元参升麻汤主之。疹已发而失音者，加减凉膈散主之。疹没后声哑者，儿茶散主之。

巴蜀名医遗珍系列丛书

元参升麻汤

见前。

加减凉膈散

薄荷　生栀子　元参　连翘　甘草　桔梗　牛蒡子　麦冬　酒芩

方歌：加减凉膈治失音，薄荷栀子共玄参。连翘甘草苦桔梗，麦冬牛蒡枯黄芩。

儿茶散

硼砂二钱　儿茶五钱　共为细末，凉水一盏，调药一匙服之。

按：疹后失音而不能出声者，名哑喑，多不治，宜用后方。

苦桔梗　甘草　角参　牛蒡　虫蜕　酒黄芩　射干　杏仁　沙参　麦冬　萝卜子　川贝　竹茹　山豆根　竹沥　姜汁

继用后方：

丹参　茯神　石菖蒲　麦冬　花粉　桔梗　陈皮　诃子　甘草

加减法：痰盛加川贝、蒌仁、黄连、羚羊或牛黄散吹之。

如法治之，终无声音者不救，若但声音低微不清，与此不同，养阴润肺自愈。

又有其声哑嘎默睡不食，上唇有疮，则虫蚀其肺；下唇有疮，则虫蚀其肛；上下不定，名为狐惑，此湿热生虫也，此证最恶，宜黄连化虫丸主之；便结桃仁承气加减服之；先用苦参汤洗之。

牛黄散

牛黄　青黛　黄柏　硼砂　雄黄　儿茶　冰片　共为末，先用薄荷汤漱咽，后吹入，神效，治疹没而声不出者。

黄连化虫丸

黄连二钱　芦荟一钱半　干蝉一钱半　芜荑一钱半　川楝一钱　使

君二钱半　雄黄一钱　槟榔二钱　青黛一钱半　黄芩二钱　胡黄一钱　共为末，用乌梅肉捣膏和丸，米汤下，或杏仁汤下。

清热黄连犀角汤

治狐惑。

犀角二钱　黄连一钱　木香三分（末冲）　乌梅四枚

桃仁汤

治狐惑唇口生疮，声哑不出。

桃仁　槐角　蕲艾　以上各三钱，枣十枚兼服。

狐惑疮末药

川连、黄柏、青黛、槟榔各一钱，雄黄、杏仁、使君肉各一钱半，石膏五钱，芜荑、松花各七分，枯矾五分，共研细，先用香油调成块，次用凉水调薄，涂疮上，数次自愈，亦可加兰香叶烧存性，研末共调。此方再加胡连、芦荟，名化虫丸，可治鼻疳。

牙疳

牙疳清胃解毒治，外擦砒枣白冰神。

毒重宜攻消疳饮，雄荑黄荟二连芩。

牙疳一证，杀人最速，初起口臭、牙根生疮，为牙疳之兆，乃热毒未净，杂进厚味，夹胃热毒熏蒸而成。若不急治，转瞬牙龈青黑，今日方见黑点，明日即至穿腮落齿，鼻崩唇脱，不能饮食而死。故名走马牙疳，喻其迅速也。势轻者宜清胃汤，或黄连解毒汤加味，或白虎汤加味治之，外擦砒枣散。势重者，宜芜荑消疳汤攻之，以肿硬消，黑色变，臭气止为度。若不能食，或阳一日，或阳二三日攻之。攻之，渐能食者吉。此证虽大便溏，仍量其轻重攻之，自见其神。若竟不思饮食，难任攻下，则死证也。

清胃汤

治牙痛、牙宣、口臭、口疮。

黄连　石膏　升麻　生地　丹皮　连翘　元参　甘草　粳米

加减法：出血加侧柏炭。

黄连解毒汤

加侧柏、人中黄、胡连、贯仲。

见前。本方加大黄名栀子金花汤，治热毒而便闭者。

芜荑消疳汤

芜荑　雄黄　生大黄　芦荟　黄连　胡连　黄芩　芒硝

如便软或不食者，去硝、黄，加石膏、羚羊角。

砒枣散

黑枣十枚去核，以赤砒二钱，匀为十份，装置枣内，放炭火上煅，候出尽白烟，成炭形为度，取起为末，后入人中白四钱，梅冰片二分，共研细，用毛笔蘸药轻轻拍在患处，神效。

贴肉法

先用黄连煎浓汁，将生猪肉切薄片，投入黄连汁内，片时，以猪肉贴患上拔出积毒，肉干黑再易，换过数次即效。

冯楚瞻曰：此证若脉微无力，脾虚口不臭者，宜用理中汤之类。阴虚胃热，宜甘露饮加石膏。羸瘦阴虚者，六味地黄汤加犀角。总宜凭脉用药，勿执定麻为阳毒，盖诸病皆有始中末之殊也。

凡牙床腐烂，无脓血者不治，口臭涎秽穿腮破唇者不治。通龈色白者不治。黑腐不脱，牙落无血者不治。吹药涎从外出者生，涎毒内收者死。

呃逆　吐蛔虫

疹初呃逆吐蛔虫，重用石膏表剂中。

已发白虎汤加减，没后胃虚清补同。

麻疹呃逆及吐蛔，皆胃火上攻也。疹未出透者，宜于升阳透表剂中重用石膏至一二两以救之，吐蛔更加栀子、使君、芦根之类。疹已透者，宜白虎汤随证加减。疹后胃气虚而呃逆者，用人参、扁豆、柿蒂、姜、枣之类。疹后胃气空虚，闻饮食而呕吐蛔者，宜山药、扁豆、茯苓、广皮、使君、半夏、姜炒黄连之类。凡吐蛔不可用甘草及甜物。

咬　牙

麻疹咬牙肝胃热，疹前羚羊白虎方。

疹后咬牙阴血弱，清肝益肾法可商。

麻疹咬牙而不透者，胃火盛而肝风动也，宜于白虎剂中加羚羊角清胃息肝，咬牙自退。若咬牙发于疹后者，胃阴虚而肝风不戢，或现潮热往来，口干脉数，阴液消烁诸症，宜用元参、沙参、寸冬、白芍、茯神、生地、石斛、杭菊、枸杞，仍加羚羊角数分，以清滋潜敛自愈。

加味增液汤

元参三钱　沙参三钱　麦冬三钱　白芍三钱　茯神二钱　生地五钱　鲜斛五钱　杭菊二钱　枸杞三钱　羚角五分

呕　吐

疹发缘何呕吐逆，火邪扰胃使之然。

竹半陈苓甘膏治，和中清热吐能安。

麻疹呕吐者，由于火邪内迫，胃气冲逆也，须以竹茹石膏汤和中清热，其吐自止。若吐在疹后，须分虚实而治，胃实宜清胃，虚宜七味白术散、理中汤治之。

竹茹石膏汤

法夏　赤苓　广皮　竹茹　石膏（煅）甘草　生姜水煎。

泄　泻

毒热移入大肠经，传化失常泄泻成。

初起升葛加苓泽，已发黄连解毒灵。

麻疹泄泻乃毒热移入肠胃，虽传化失常，然热有出路，最为美也。切不可用温涩诸剂，唯泄泻太甚，恐毒内陷。如疹初作泻者，于升葛方中加茯苓、猪苓、泽泻。疹已出透泄泻者，以黄连解毒汤加赤苓、木通主之。

升麻葛根汤　黄连解毒汤

方俱见前。

痢　疾

> 夹疹之痢最难当，毒热凝结移大肠。
>
> 腹痛下痢赤白色，悉用清热导滞良。

麻疹作痢，谓之夹疹痢，因毒热未解，移于大肠所致也。有腹痛欲解，或赤或白，或赤白相合者，悉用清热导滞汤主之，不可轻投涩剂。

清热导滞汤

山楂　厚朴　甘草　枳壳　槟榔　当归　酒芍　酒芩　连翘　牛蒡　炙青皮　黄连（吴茱萸水炒）　生姜水煎。

方歌：痢用清热导滞汤，山楂朴草壳槟榔。归芍条芩翘牛蒡，青皮黄连引生姜。

按：泄泻及痢疾，不可用止涩之剂，乃其常也。唯日久气弱，脉微唇白，口不渴，而精神怠倦，又宜补中益气或理中辈。择宜而施，不可执也。又有下痢如直肠，所食何物，即泻何物，此火盛也。火性速不及化而直出，用山栀二十枚煎汤，频服自愈。痢疾仍宜升散，初起可用大黄，火盛再加芩、连，或用犀角丸。如积毒已尽，下多亡阴者，六味亦可。

犀角丸

《准绳》云：但是痢疾服之无不瘥者。

犀角屑　黄连　苦参　黄柏　当归　蜜丸空腹煮糯米饭调服，忌油腻生冷。

腹　痛

小儿发疹腹中疼，毒郁肠胃食滞凝。

曲腰啼叫眉频蹙，平胃楂麦防葛升。

麻疹腹痛，由食滞凝结，毒气不得宣发于外，故不时曲腰啼叫，两眉频蹙，以平胃散加味治之，则滞消毒解，而痛自除矣。

加味平胃散

防风　升麻　枳壳　葛根　苍术　陈皮　厚朴　楂炭　麦芽　甘草　生姜　灯心水煎。

按：伤食腹痛，必腹胀拒按及舌苔厚腻等象，若毒盛作痛者，用虫蜕二两，桔梗三钱，一剂而愈。

衄　血

疹家衄血莫仓皇，毒从衄解妙非常。

衄甚吹鼻发灰散，内服犀角地黄汤。

肺开窍于鼻，毒热上冲，肺气载血妄行，则衄作矣。然衄中有发散之意，以毒从衄出，不须止之，但不可太过，过则血脱亡阴。如衄甚者，宜外吹发灰散，内服犀角地黄汤。

发灰散

以头发洗净烧灰吹入鼻中。

犀角地黄汤

犀角　生地　杭芍　丹皮

如疹初起，衄血用本方宜去白芍，加黑荆芥、黑栀子、黄芩、连翘、麦冬、茅根之类。没后衄血，四物汤加茅根、麦冬。无论初、中、末衄血，用黄酒汤温，以足浸之，神效。

瘄　疹

儿在母腹血热蒸，生后不免遇凉风。

遍体发出如粟米，此名瘄疹何须评。

瘄疹者，儿在胎中，受母血热之气所蒸已久，生后外遇凉风，以致遍身红点，如粟米之状。月内见者，名烂衣疮；百日内见者，又名百日疮；未出痘疮之先见者，即名瘄疹。调摄谨慎，不治自愈，或用溯源解毒汤亦可。

溯源解毒汤

生地　当归　杭芍　川芎　连翘　黄连　沙参　淡竹叶　木通　甘草　与母同服。

盖痘疹

痘后出疹盖痘传，余毒未净夹食寒。

偏身作痒如云片，加味消毒服即安。

盖痘疹者，谓痘方愈，而疹随发也。因痘后余毒未尽，更兼恣食饮食，外感风寒，以致遍身出疹，色赤作痒，始如粟米，渐成云片，宜加味消毒饮疏风清热，疹即愈矣。

加味消毒饮

荆芥　防风　牛蒡　升麻　甘草　赤芍　山楂　连翘　生姜水煎。

方歌：盖痘疹因风热成，加味消毒饮最灵。荆防牛蒡升麻草，赤芍山楂连翘从。

瘾　疹

心火灼肺风湿毒，隐隐疹点发皮肤。

疏风散湿羌活散，继用消毒热尽除。

瘾疹者，乃心火灼于肺金，又兼外受风湿而成也，发必多痒，色则红赤，隐隐于皮肤之中，故名瘾疹。先用加味羌活散疏风散湿，继以加味消毒饮清热解毒，表里清而疹愈矣。

加味羌活汤

羌活　前胡　薄荷　防风　川芎　枳壳　桔梗　虫蜕　连翘　甘
草　赤苓　生姜水煎。

方歌：瘾疹羌活散相当，羌活前胡薄荷防。川芎枳桔净虫蜕，连翘
甘草赤苓姜。

禁　忌

凡麻疹发表之后，红影出于肌表，切戒风寒生冷，如一犯之，则皮
肤密闭，毒气壅滞，遂变浑身青紫，而毒反内攻，烦躁腹痛，气喘闷
乱，诸症作矣。余如鸡鱼炙煿、盐醋五辛之类，直过七七之后，方可食
之，唯宜淡食，不可纵口，致生他疾也。若误食鸡鱼，则终身皮肤粟
起，如鸡皮之状，或遇疫疹流行时，又令重出。误食猪肉，则每岁凡遇
出疹之月，多有下利。误食盐醋，致令咳嗽，则每岁出疹之月，必多咳
嗽。误食五辛之物，则不时多生惊热。此疹家所当慎也。

以上皆麻疹禁忌之常例，然亦不可过于拘泥。凡麻疹收没之后，热
已全退，唯干咳不止者，此宜注意其营养。盖热退阴伤，津液消耗，故
肺虚燥，干咳不已。宜渐给以易消化而含有营养之食物，如牛奶、猪瘦
肉、猪肝等物，俾阴液得复，咳自速愈，并无他患。若固执禁忌，必待
四十日后方许开油，则往往酿成肺病，体力日乏，而常多疾也。

巴蜀名医遗珍系列丛书

麻疹预后

凡麻疹初出，色赤者，毒盛之象也，但大便调，咳嗽多，右手一指脉轻重皆有力，虽势重不碍，当随证调理易愈也。

若咳嗽，右手脉无力，虽三日后收，其浑身疹疮变为紫色，壅结于皮肤之间。若用解利之药，其色渐转红色，嗽多流涕，颇思饮食者生。若投二三剂，难变者难治。

凡出疹二三日，必两鼻俱干，待收完看毒气轻者，清涕即来，就思饮食，此不必服药。若清涕来迟，不思饮食者，须要清肺解毒，必待清涕出，方可不用药。

麻疹吉凶

或热或退，三四日出者轻。身热一二日，疹点一剂涌出者重，五日后出者重，至六七日隐隐皮肤之间，而见点者尤重。

透发三日，而渐没者轻；淡红滋润，头面匀净而多者轻。深红者重，火毒甚也。紫黑炭暗，隐伏不明者重极。火毒伏于脏也，阳部多者轻，阴部多者重。头为诸阳之首，面部为阳中之阳，背为阳，胸为阴，四肢外向为阳，内向为阴，腰亦为阴。凡阳部多而阴部少者顺，反是者逆，必有后患。疹出不至足者亦可虑。咽喉肿痛，不食者重。冒风，不食者重。热移大肠变痢者重。黑暗干枯一出即没者不治。鼻扇口张，眼胞陷，目无神者不治。

附　水痘

凡出水痘，先十数点，一日后其顶尖上有水疱，二三日又出渐多，四日浑身作痒，疮头皆破，微加壮热即收矣。但有此疾，须忌发物，七八日乃痊。水痘亦可有类伤寒之状，身热二三日而出者，或咳嗽面赤，眼光如水，或喷嚏，或流清涕，但与正痘不同，易出而易淹，治以清热解毒为主。

附　名家治痧法程

痧乃天行时气，初起身热，面赤咳嗽，耳后筋红，若青紫者重，眼中水汪汪，总以发表升散为主，如后诸方。如出不快，点子模糊，须用麻黄，唯羌活、柴胡二味忌用。至山楂、枳壳、麦芽三味，痧中必用之药。初起不可用，以其味酸恐收敛也。若点子出到足踝，在所必用。凡寒凉过甚，有冰伏之患，故黄芩一味不用于见点之初，而用于将齐之际。凡胃火不清，不用石膏之故，则发为牙疳口烂、目痛目赤等症。若肺火不清，不用大黄之故，则热入大肠，而为泄泻下痢。痧后之症，皆痧前治不得法也。

辨五液法

凡暗，五液兼见者顺，二三液不见者逆，一液不见者死。

汗为心液，心无液，则发热身燥。

泄为肾液，肾无液，则下痢或大便闭结。

涕为肺液，肺无液，则咳嗽鼻扇。

吐为脾液，脾无液，则牙疳干呕。

泪为肝液，肝无液，则目翳。

五液不足，瘄后必成余毒。

救五液法

心主汗：麻瘄已出未出，鼻扇、面青、气喘，此邪毒犯肺，肺叶张也，急服麻黄取汗。余尝以西药阿司匹林代麻黄发汗而不燥最佳。又以生葱一握，芫荽一握，煎汤洗儿头面，次洗手足，即将渣熨之，但不可太热，恐伤儿肌。又前胡荽酒方最妙。

肝主泪：皂角搐鼻取泪令儿哭。

脾主吐：鲜虾汤、生葱汤发吐。

肺主涕：皂角末搐鼻取嚏。

肾主泄：虾汤、笋汤发泄。

麻疹初发表主方

荆芥　薄荷　粉葛　牛蒡　银花　连翘　蝉衣　桔梗　防风　竹叶　木通　甘草

加减法：已现点，而胸背头面特少者，加升麻。呼吸迫促，鼻息扇动，疹点出不透者，去葛根、荆芥、防风，加麻绒、杏仁、石膏。舌色深绛，大渴引饮者，去粉葛、荆芥、防风、薄荷、虫蜕、木通，加石膏、知母、角参。点子焦紫干枯，去粉葛、荆防，加黄连、羚羊角、葶莠、兜铃。有痰火加花粉、杏仁。

见点二三日方

干葛　荆芥　防风　前胡　桔梗　虫蜕　牛蒡　元参　知母　山楂　枳壳　枯芩　麦芽

加减法：嗽加枇杷叶，舌白有口气加石膏、粳米，舌尖红加黄连、栀子，有食加枳实、萝卜子，有痰火加川贝、花粉、杏仁，气粗加苏子。

见点三四日方

前胡　荆芥　防风　根生　元参　知母　石斛　枳壳　黄芩　麦冬　桑皮　杏仁

见症加减如前。

见点六七日方

昔人出痦子，一日子午两潮，三日已消，不必服药，近今或五六七日不消，身壮热，竟似发斑疹伤寒，一因毒火未净，一因表里未清，宜用后方。

荆芥　防风　薄荷　黄连　知母　元参　生地　连翘　山楂　枳壳　栀子

见症加减如前法。

痦子善后方

痦前以发散出透为主，消后以滋阴清胃为主。

生地　骨皮　甘草　麦冬　桑皮　杏仁　苡仁　荆芥　山楂　枳壳　川贝　知母　石斛　元参

有痰用北沙参、白芥子，有食加萝卜子。

见症加减如前法。

凡瘄前肺火不清，必成泄痢，急用大黄以泻其毒。若难任攻者，用黄连、黄芩以清之。瘄前胃火不清，以致牙疳者，急照前牙疳治法。目赤红者，用大黄以泻之。目痛者，用石膏、黄连。瘄后重感风寒者，仍用表散。瘄后阴虚发热者，仍用滋阴养血药，当归、白芍可用。瘄后食积者，仍用消导。瘄后小儿乳疳难治，只有五谷虫一法，可救万中之一。瘄后余毒，仍用清凉化毒药。瘄后痰壅气喘，仍用化痰清肺药。瘄后脾胃阳虚者，宜用四君、理中之类。盖瘄后阴伤，乃言其常耳。每有因过服寒凉，或素平阳虚，则见神倦体乏、舌白尿清、不思食、喜睡、脉微弱等象，当以补中、六八味等法，以复其阳。滋阴清凉之品，不可再投，不但瘄后宜然，即在瘄前，亦当知变通。兹录冯楚瞻温托一法于后，俾知通权达变之治。

凡麻瘄见点之后，壮热昏沉，喘嗽烦躁，口渴不食，泄泻吐蛔，或头面先没，额热身烙，足冷，脉来微弱无力者，宜速救元气，误凉必死，宜后方。

全真一气汤

人参一钱　白术三钱　附子三钱　五味八分　熟地八钱　麦冬三钱　牛膝二钱

更有患阴虚久嗽，寸强尺弱，麻疹隐伏，但脉宜于地黄汤，而不宜于疏表者，以六味地黄汤微加虫蜕、连翘而愈。

观上二法，可知治无定法，唯贵通权，凡病皆有常有变，治有从治逆治，不可为麻疹专书所限制也。

疫瘄概论

凡小儿正瘄而外，又有疫瘄。疫瘄者，因时疫而发，又谓之时疹。每当春令，瘟疫流行之际，疫瘄最易传染而猖獗，沿门阖户，凡有小儿者，殆难幸免。其疫毒播散空气之中，随呼吸侵入口鼻，鼻通于肺，肺受疫毒，则发瘄。口鼻通于胃，胃受疫毒则发斑。毒之轻者，但发瘄，重则夹瘀疹，再重则夹斑，或夹痘，极重则夹烂喉丹痧。疫瘄之出，往往周身一齐涌出，不分次序，与正瘄由渐次而出者不同。俗医仍执用治瘄套方，一味升散，则火藉风威，变端蜂起，尚不自悟，而曰依法无效，殆命也乎，良堪浩叹。此证在方域不同，名称各异，其实一也，总宜以清营解毒为主。兹附于正瘄之后以示区别。

察疹形

凡疹形松浮，洒于皮面，或红或赤，或紫或黑，此毒之外现者，虽有恶症，不足虑也。若紧束有根，如从皮肤钻出，其色青紫，宛如浮萍之背，多见于胸背，此胃热将烂之征，即宜大清胃热，兼凉其血，以清瘟败毒饮，加紫草、红花、桃仁、归尾，务使松活色淡，方可挽回，稍存疑虑，即不能救。

论疹色

血之体本红，血得其畅则红而活，荣而润，敷布洋溢，是疹之佳象也。淡红有美有疵，色淡而润，此色之上者也。若淡而不荣，或娇而鲜艳，干而滞，血之最热者；深红者较淡红而稍重，亦血热之象，凉其血，即转淡红色。艳如胭脂，此血热之极，较深红而更恶，必大用凉血，始转深红，再凉其血，则转淡红矣。如紫赤类鸡冠花而更艳，较艳红而火更盛，不急凉血，必至变黑，须用清瘟败毒饮加紫草、桃仁。如细碎宛如粟米红者，谓之红痧，白者谓之白痧。疹后多有此证，乃解毒尽透，最美之征。愈后蜕皮，若初病未认是疫，后十日半月而出者，烦躁作渴，大热不退，毒发于颔者，死不治也。

论孕妇疫疹

若妊娠疫疹，母之于胎一气相连，盖胎借母血以养。母病热疫，毒火蕴于中，是母之血即毒血矣，苟不急清其血中之毒，则胎能独无恙乎，须知胎热则动，胎凉则安。母病热疫，胎自热矣，竭力清解以凉血，使母病去而胎可无虞。若不知此，而舍病以保胎，必至子母两不保也。至于产后，以及病中、适逢经至，当以类推。若云产后、经期，禁用凉剂，则误人性命矣。

论治法

凡值疫气传染之际，不论痘疮麻疹之属，如遍身疹痛，有汗烦躁，其脉浮沉皆数，则用清瘟败毒饮加减。若无汗烦躁，遍身疼痛，胸腹胀闷，脉数便结，憎寒壮热，则用防风通圣散加减。若轻症，但寒热、咳嗽、发疹，则用银翘散，或用荆芥花、防风、连翘、牛蒡、桔梗、杏仁、前胡、葛根、甘草之属。审其津液干燥，加生地、丹皮、紫草、花粉、银花之类。相出入，则善矣。总宜察天时、辨证候，随机达变，切勿拘泥于专科之书也。

附 运气之为病

运气总括

运气之学理微茫，主客胜复变不常。

识得主病约而尽，免教临时费思量。

治六淫之病，而不知时令，何运所加，何气盛衰，不可以为工也。然运气之理，极其精微，主客胜复，变态非常，非本编所能详载，兹略举概。所谓运者，五运也，木火土金水也，一运主七十二日有奇。气者，六气也，风火暑湿燥寒也，一气主六十日有奇。五运六气，合作而终一岁，每年从大寒日起，初交木运，二为火运，三为土运，四为金运，五为水运。六气亦从大寒日起，交厥阴风木为初气；春分日起，交少阴君火为二气；小满日起，交少阳相火为三气；大暑日起，交太阴湿土为四气；秋分日起，交阳明燥金为五气；小雪日起，交太阳寒水为终气。此皆主运主气，岁岁皆然，客运客气，则年年更换，医者当先知一定之主气，次审不定之变化，猝然之客气，然后知百千杂合之气，俱莫能逃天时地化之理也。五运六气之为病，虽其名有木火土金水、风火暑湿燥寒之异，其实为病之情状则同。兹将木运与风气之病，火运与暑气之病，土运与湿气之病，金运与燥气之病，水运与寒气之病，总归为一病。俾医者先识得运气一定之病型，然后胸有成竹，而免临时眩惑也。

风木为病歌

　　　　　诸风眩掉属肝木，诸暴强直风所因。

　　　　　肢痛软戾难转侧，里急筋缩两胁疼。

　　在天为风，在地为木，在人为肝，在体为筋，风气通于肝，故诸风为病，皆属于肝木也。掉，摇动也；眩，昏晕也。风主动旋，故病则头身摇动，目昏眩晕也。暴，卒也；强直，筋病强急不柔也。风性劲急，风入于筋，故病则卒然筋急强直也。其四肢拘急疼痛，筋软短缩，乖戾异常，难于转侧，里急胁痛，亦皆风伤其筋，转入里病也。

火热为病歌

　　　　　诸痛痒疮属心火，诸热昏瞀躁谵狂。

　　　　　暴注下迫呕酸苦，膺背彻痛血家殃。

　　在天为热，在地为火，在人为心，在体为脉，热气通于心，暑病即热病类也。凡诸火痛痒疮之病，皆属于心火也。热微，则燥皮作痒，则灼肤作痛。热入经脉与血凝结，浅则为痛，深则为疽。更深入之，则伤脏腑，心藏神，热乘于心，则神不明，故昏瞀不省人事也。心主言，热乘于心，则神不辨，故喑而不能言，或妄言或谵语也。火主动，热乘于身，则身动而不宁，故身燥扰甚则发狂也。暴注者，卒暴水泻，火与水为病也。下迫者，后重与里急，火与气为病也。呕吐酸苦，火病胃也。

膺背彻痛，火伤胸也。血家殃者，热入于脉，则血满腾，不上移，则下泻，而为一切失血之病也。

湿土为病歌

> 诸湿肿满属脾土，霍乱积饮痞闷疼。
> 食少体重肢不举，腹满肠鸣飧泄频。

在天为湿，在地为土，在人为脾，在体为肉。湿气通于脾，故诸湿为病，皆属于脾土也。湿浸内外，故肉肿腹满。饮乱于中，故病霍乱也。脾失健运，故病积饮也。脾气凝结，故病痞硬便闭而痛也。脾主化谷，病则食少也。脾主肌肉，湿盛故身重也。脾主四肢，四肢不举，亦由湿使然也。腹之脏在腹，故腹满肠鸣飧泄也。

燥金为病歌

> 诸气膹郁痿肺金，喘咳痰血气逆生。
> 诸燥涩枯涸干劲，皴揭皮肤肩臂疼。

在天为燥，在地为金，在人为肺，在体为皮，燥气通于肺，故诸燥气为病，皆属于肺金也。膹郁，谓气逆胸满，膹郁不舒也。痿，谓肺痿咳嗽，吐浊痰涎不已也。喘咳气逆、唾痰涎血，皆肺病也。凡涩枯涸干劲，皆燥之化也。干劲，似乎强直，皆筋劲病也。故猝然者，多风入而筋劲也；久之者，多枯燥而筋劲也。皴，肤皱涩也；揭，皮揭起也，此燥之病于外也。臂痛、肩痛也，亦燥之病于筋也。

寒水为病歌

诸寒收引属肾水，吐下腥秽彻清寒。

厥逆禁固骨节痛，癥瘕癫疝腹急坚。

在天为寒，在地为水，在人为肾，在体为骨，寒气通于肾，故诸寒气为病，皆属于肾水也。收，敛也。引，急也。肾属水，其化寒，敛缩拘急，寒之化也。热之化，吐下酸苦；寒之化，吐下腥秽。热之化，水液浑浊；寒之化，则澄彻清冷也。厥逆，四肢冷也。禁固，收引坚劲。寒伤于外，则骨节痛也；寒伤于内，则癥瘕癫疝、腹急坚痛也。

年谱

1889 年农历 10 月 18 日出生于四川省成都市。

1897 年在成都上私塾 10 年，习读文史等古典书籍。清代光绪年间，参加成都"新学"考试名列第三。

1907 年拜师于成都名中医史松樵门下，学习中医、中药，识别和习练炮制中药及配制膏、丹、丸、散等；习读中医古典医籍，并随师侍诊。

1918 年辞别师门，在成都城中巷 3 号悬壶。

1929 年 11 月成立四川医民总公会华西医科学院经济董事会，为该会 10 人成员之一。

1931 年兼任成都中医考试委员会委员。

1932 年与成都名医沈绍九等人，创办"成都国医讲习所"，任教务长。

1933 年兼任成都防疫处治疗所主任。在家设馆办学，为生徒讲授古文及中医药典籍。

1935 年任"成都国医讲习所"副所长；与中医界人士创办《四川医药特刊》，任总编辑。

1943 年夏季，成都地区暴发霍乱，参加中医防疫会组织的义诊，救治患者上千人。

1949 年撰竣《时病纲要》10 卷共 6 册。

1953 年整编《分类生生子医案汇编》手稿 3 册。

1954 年开始长期在成都市卫生工作者协会举办的中医进修班、西医系统学习中医讲座授课。

1955 年兼任成都市中华医学分会理事，任该会中医学系统学习教研组讲师、成都市卫生工作者协会中医研究委员会委员；整理《白云禅师中风论》。

1956 年 3 月在成都西南铁路工程局基地医院工作（1958 年 10 月更名为成都铁路局中心医院，现为成都大学附属医院），任一等二级中医师，为全国铁路系统职工提供诊疗服务。同年参加了四川省中医代表大会。12 月，当选为成都市第二届人民代表大会代表。

1957 年 9 月受成都铁路局委托，在西南铁路工程局基地医院举办中医专修班，学制两年半，兼教务主任。

1958 年主持西南铁路工程局基地医院的中医工作总结，撰写治疗经验 30 余条，参加四川省卫生厅举办的"中西医合作治疗经验交流会"，所撰《杂病论》荣获卫生部授予的"继承发扬祖国医学遗产"奖状及银质奖章。12 月，任成都铁路局中心医院副院长，兼成都铁路局卫生处技术鉴定委员会副主任、成都铁路局中心医院科学技术委员会副主任。同年 5 月，当选为成都市第三届人民代表大会代表。

1959 年受铁道部委托，在成都铁路局中心医院相继举办三期西医医师级学习中医班，学制一年半，培训学员 180 人。

1960 年 4 月在成都铁路局中心医院主讲"关于传染性肝炎的研究及治疗经验"，并载入该院《科学技术资料汇编》。同年被评为成都铁路局机关"五好"干部、先进工作者。

1961 年 10 月被荣邀赴京参加国庆观礼，其间与门生、我国著名中医儿科专家王伯岳相聚，并将其自撰的"治疗经验"相赠，编著《验方集锦》1 册。同年 7 月，当选为成都市第四届人民代表大会代表。

1962 年编著《临床要诀》。

1963 年开始以 1958 年所撰《杂病论》为基础，加以充实完善，于 1965 年撰成《新编杂病论》手稿 4 册。

1964 年任第五届成都市政协常委。

1966 年 6 月"文化大革命"开始，被诬为"反动学术权威"，许多医籍和手稿、字画、藏品等在抄家时损毁、散失，其中包括卫生部授予的奖状和银质奖章，以及所撰《叶案精华》手稿 2 卷。

1972 年由成都铁路局中心医院党委给予彻底平反落实政策，恢复名誉。

1975 年 1 月因病辞世，享年 86 岁。